ƎV reinhardt

Annette Leonhardt (Hrsg.)

Frühes Hören

Hörschädigungen ab dem ersten Lebenstag erkennen und therapieren

Mit Beiträgen von Antje Aschendorff, Gisela Batliner, Uwe Baumann, Claudia Becker, Siegfried Feistle, Ulrike Girardet, Annerose Keilmann, Andrej Kral, Brigitte Lang, Roland Laszig, Thomas Lenarz, Annette Leonhardt, Kirsten Ludwig, Siegrid Meier, Mareike Müller, Katrin Neumann, Robert Schattke, Astrid Siebeck, Christel Skusa, Cornelia Tsirigotis, Arno Vogel, Wolfgang Wirth, Josef Zihl

Mit 56 Abbildungen und 6 Tabellen

Ernst Reinhardt Verlag München Basel

Prof. Dr. *Annette Leonhardt* lehrt Gehörlosen- und Schwerhörigenpädagogik an der Ludwig-Maximilians-Universität München.

Von Prof. Leonhardt außerdem im Ernst Reinhardt Verlag lieferbar:
Einführung in die Hörgeschädigtenpädagogik (ISBN 978-3-8252-2104-1)
Wie perfekt muss der Mensch sein? Behinderung, molekulare Medizin, Ethik (ISBN 978-3-497-01658-7)

Diese Publikation wurde gefördert durch die Leopold-Klinge-Stiftung.

Bibliografische Information der Deutschen Nationalbibliothek

Die Deutsche Nationalbibliothek verzeichnet diese Publikation in der Deutschen Nationalbibliografie; detaillierte bibliografische Daten sind im Internet über <http://dnb.d-nb.de> abrufbar.
ISBN 978-3-497-02288-5 (Print)
ISBN 978-3-497-60066-3 (E-Book)

Printed in Germany
Cover unter Verwendung eines Fotos von © Claire.B – Fotolia.com
Satz: ew print & medien service gmbh, Würzburg

Ernst Reinhardt Verlag, Kemnatenstr. 46, D-80639 München
Net: www.reinhardt-verlag.de E-Mail: info@reinhardt-verlag.de

Inhalt

Vorwort

Die verbindliche Einführung des Neugeborenen-Hörscreenings zum 01.01.2009 hat den Umgang mit angeborener Hörschädigung weiter verändert. Seit Langem ist erwiesen, dass der Zeitpunkt der Diagnose die nachfolgende Entwicklung des Kindes erheblich beeinflusst. Nicht zuletzt haben wissenschaftliche Untersuchungen und die Erfahrungen im Alltag gezeigt, dass das frühe Wissen um eine Hörschädigung nicht, wie im Vorfeld von Einzelnen mitunter spekuliert, die frühe Mutter(Eltern)-Kind-Beziehung belastet, sondern die Eltern von dem Gedanken befreit, etwas nicht bemerkt zu haben, was sie als Eltern hätten erkennen müssen, oder nicht alles für ihr Kind getan zu haben.

Nach der Etablierung des Neugeborenen-Hörscreenings geht es nun darum, die neuen und veränderten Möglichkeiten zum Hörenlernen aufzugreifen und sie für das hörgeschädigte Kind und die Eltern möglichst umfassend dienlich zu machen. Das vorliegende Buch stellt das notwendige Wissen für den Bereich *Hörerziehung/Unterstützung des Hörlernprozesses* zusammen, strukturiert es und erörtert es möglichst umfassend. Dazu ist es in sieben Teile gegliedert, wobei diese durch fachliche Einzelbeiträge ein möglichst umfassendes Bild vermitteln sollen.

Den Einstieg bilden die *Grundlagen des Hörens*. Er umfasst Beiträge zur Physiologie des Hörens, zur Bedeutung von frühen Hörerfahrungen von hörgeschädigten Kindern (der Autor legt hier ein besonderes Augenmerk auf hochgradig hörgeschädigte/gehörlose Kinder) sowie zur Neuropsychologie des Hörens. Damit soll das Wissen um die Bedeutung des Hörvorgangs und die Notwendigkeit frühkindlicher Hörerfahrungen grundgelegt werden.

Im zweiten Teil wird ausgehend vom Neugeborenen-Hörscreening (historische Entwicklung, Einführung und damit verbundene Perspektiven) zunächst die frühe Diagnose von Hörschäden erörtert. Die Diagnose ist die Voraussetzung für eine medizintechnische Versorgung, die in den Beiträgen *Frühe Hörgeräteversorgung*, *Frühe CI-Versorgung* und *Frühe Hirnstammimplantat-Versorgung* beschrieben wird. Während die Hörgeräte- und CI-Versorgung bereits zum Alltag der pädiatrischen Hilfeleistung gehört, steht die Hirnstammimplantat-Versorgung bei Kindern noch am Anfang. Eine Abrundung des Kapitels bietet die Darstellung der Handlungsfelder des Medizinischen Dienstes. Der diesen Teil abschließende Beitrag der gesetzlichen Grundlagen soll dazu beitragen, Verständnis und Einsichten in Möglichkeiten und Grenzen (oder auch Handlungsspielräume) des Medizinischen Dienstes und der Krankenkassen zu vermitteln.

Mit einer frühen Diagnose einer Hörschädigung sind stets auch Erwartungen an eine frühe Hör- und Sprachentwicklung des Kindes verbunden. Wie man Hörerziehung unter den neuen Bedingungen definieren kann und sollte, wird im Eingangsbeitrag des dritten Teils behandelt. Hörerziehung – ursprünglich für den schulischen Bereich entstanden – ist seit Langem wesentlicher Bestandteil der Frühförderung. Nunmehr gilt es sie neu zu überdenken unter dem Aspekt einer sehr frühen Phase des Hörlernprozesses. Ausgebaut wird das im nachfolgenden Beitrag, der sich mit der frühen Sprachförderung befasst.

Der Teil IV wendet sich der frühen Förderung im engeren Sinn zu. Dazu werden zunächst die Aufgaben der Pädagogisch-Audiologischen Beratungsstellen und der Cochlear-Implant-Zentren beschrieben, um nachfolgend aus der Vielzahl der aktuell gängigen Vorgehensweisen in der Frühförderung einen auf Lautsprache und einen auf Gebärdensprache orientierten Ansatz darzustellen. Hörenlernen ist – wie es sich zeigt – Bestandteil einer modernen Frühförderung überhaupt und damit auch der unterschiedlichen Vorgehensweisen. Dass gerade der Elternberatung und -begleitung bei so früher Diagnose ein besonderer Stellenwert zuzuordnen ist, zeigt der letzte Beitrag dieses Teils.

Frühes Hörenlernen findet heute sehr früh, also in den ersten zwei Lebensjahren des Kindes, und mit qualitativ hochwertiger technischer Versorgung statt. Dass heute das Ausnutzen der sensiblen Phase für das Hörenlernen möglich ist, bietet eine gute Voraussetzung, das Hören kontinuierlich auszubauen bzw. auszudifferenzieren. Daher wird mit Teil V neben einer Darstellung der Hör- und Sprachförderung in der Krippe – die heute auch in den alten Bundesländern an Bedeutung gewinnt – und die für hörgeschädigte Kinder immer inklusiv erfolgt (schon allein deshalb, weil es keine Krippen für Hörgeschädigte gibt) ein Ausblick auf das Vorschulalter gegeben. Zugleich wird aufgezeigt, unter welchen Bedingungen und Konstellationen ein Besuch eines allgemeinen, eines integrativen oder eines speziellen Kindergartens angezeigt scheint (letzterer ist zumeist an ein Förderzentrum, Förderschwerpunkt Hören angegliedert). Unabhängig vom Ort, der besucht wird, spielen die Raumakustik und die Bedingungen für das Hören eine tragende Rolle. Dieser Aspekt wird im letzten Beitrag des Teil V dargestellt.

Auf beispielhaft ausgewählte besondere Situationen im Hörlernprozess geht Teil VI ein. Zum einen greift er die Situation von Familien auf, die zu Hause die Sprache ihrer Herkunftsländer sprechen, aber in der Frühförderung, im CI-Zentrum usw. mit der deutschen Sprache (und deutschen Vorgehensweisen und Auffassungen) konfrontiert werden. Anhand von Beispielen werden mögliche Handlungsweisen erörtert. Besondere Hör-Lern-Situationen liegen auch bei Kindern mit mehreren Behinderungen vor. Beispielhaft dargestellt wird das für taubblinde/hörsehbehinderte Kinder und für hörgeschädigte Kinder mit zusätzlicher geistiger Behinderung. Frühe Hörerziehung bedeutet hier das frühestmögliche Einsetzen derselben, wofür oft – zunächst über andere Stimulationswege – die notwendigen Voraussetzungen geschaffen werden müssen. Hörenlernen für Kinder, deren Eltern selbst hörgeschädigt sind, läuft unter anderen Bedingungen als bei hörenden Eltern ab. Neben CODAs (Child of deaf Adults), die hören wie hörende Kinder hörender Eltern, das Hören aber nicht immer problemfrei eher beiläufig erlernen, sind hier besonders die mit Hörgeräten und Implantaten versorgten Kinder hochgradig hörgeschädigter Eltern zu beachten. Aufgrund der langsam, aber kontinuierlich steigenden Zahl der Kinder mit Cochlea Implantat von hochgradig hörgeschädigten Eltern und der hohen Motivation dieser Eltern in Bezug auf den Hör-Lern-Prozess ihrer Kinder liegen inzwischen beeindruckende Ergebnisse von Zweisprachigkeit vor (hier Lautsprache und Gebärdensprache).

Im Schlusswort werden Perspektiven der Gehörlosen- und Schwerhörigenpädagogik aufgezeigt.

Ich möchte es an dieser Stelle nicht versäumen, allen Mitautoren für das Interesse und ihr Mitwirken zu danken. Als ich mein Anliegen und meine Bitte um einen Beitrag vortrug, fand ich viel Bereitschaft, Motivation und ein engagiertes Eingehen auf das vorgeschlagene Konzept. Die Wertschätzung meines Anliegens hat es mir erleichtert, ein recht großes Team von Autorinnen und Autoren, von denen alle engagiert und die meisten beruflich hoch belastet sind, zu koordinieren.

Mein Backoffice, das weite Teile der technischen Bearbeitung des Manuskripts übernahm, war wie schon so oft Frau

Hannelore Raudszus. Dank ihres freundlichen, aber kontinuierlichen Mahnens liegt das Buch nun vor.

Dem Ernst Reinhardt Verlag, ganz besonders der Verlagsleiterin Frau Hildegard Wehler und der für das Buch zuständigen Lektorin, Frau Eva Maria Reiling, danke ich für das Interesse an meinem Vorhaben und für die von mir (und den Mitautoren) nicht wenig strapazierte Geduld bis zur Abgabe des Manuskriptes.

Last but not least danke ich allen meinen Mitarbeiterinnen und Mitarbeitern für ihre stete Aufgeschlossenheit gegenüber meinen Ideen und die Begleitung meiner Vorhaben.

München, im Januar 2012
Annette Leonhardt

I Grundlagen des Hörens

1 Anatomische und physiologische Grundlagen des Ohres

Von Annette Leonhardt

Das Gehör setzt sich zusammen aus:

- peripherem Hör- und Gleichgewichtsorgan (dem Ohr) – zuständig für die Aufnahme akustischer Erscheinungen und Umwandlung in neuronale Signale,
- zentralem Hörsystem – zuständig für akustische Weiterverarbeitung, insbesondere Richtungshören und Schallmustererkennung,
- zentralem vestibulärem System – zuständig für Raumorientierung und Gleichgewichtsfunktion.

1.1 Anatomie des Ohres

peripheres Hör- und Gleichgewichtsorgan

Das, was gewöhnlich als Ohr bezeichnet wird, ist das statoakustische Sinnesorgan (gr. Statikos = auf das Gleichgewicht bezogen; gr. akoustikos = das Gehör betreffend). Wie der Name es bereits ausdrückt, sind hier zwei Sinnesorgane mit verschiedenen Funktionen (Hörorgan, Gleichgewichtsorgan) auf engem Raum kombiniert.

Am Ohr werden drei Abschnitte unterschieden (→ Abb. 1): äußeres Ohr, Mittelohr und Innenohr.

äußeres Ohr (Auris externa)

Zum äußeren Ohr werden Ohrmuschel und Gehörgang gezählt. Die Ohrmuschel besitzt mit Ausnahme des Ohrläppchens ein Gerüst aus elastischem Knorpel. Sie hat die Form eines Schalltrichters, der sich zum äußeren Gehörgang immer mehr verjüngt, d. h., der Anfangsteil des äußeren Gehörganges wird von einer rinnenförmigen Fortsetzung des Ohrmuschelknorpels gebildet, die durch das Bindegewebe zu einem geschlossenen Gang ergänzt wird.

Den Abschluss bildet das schräg in den Gehörgang eingelassene Trommelfell. Das Trommelfell ist eine häutige Membran mit einem Durchmesser von neun bis elf Millimetern. Es ist normalerweise so zart, dass die Gebilde des Mittelohres hindurchschimmern.

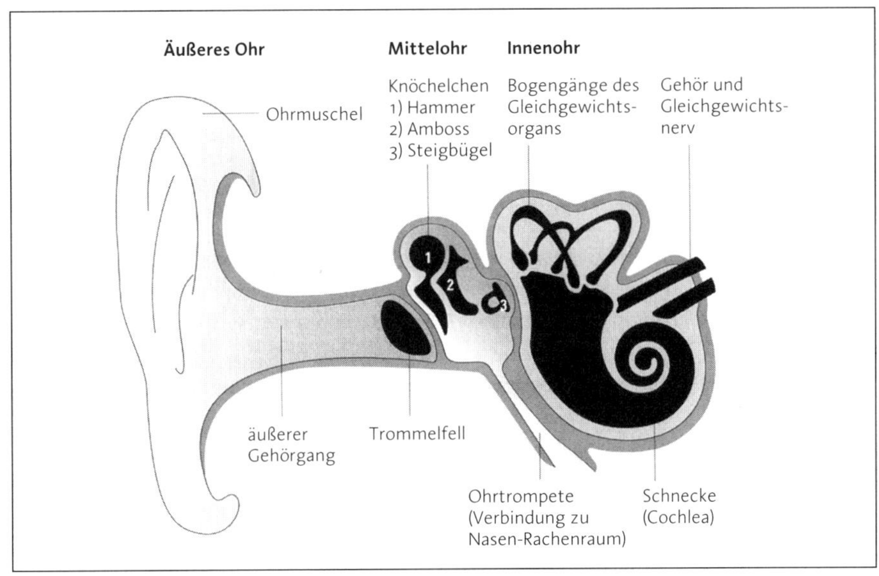

Abb. 1: Aufbau des Ohres (Forum besser HÖREN: moderne HÖRSysteme, 14)

Mittelohr (Auris media)

Hauptbestandteil des Mittelohres (→ Abb. 2) ist die Paukenhöhle, ein spaltförmiger (schmaler hoher) Raum des Felsenbeins. Es wird lateral vom äußeren Ohr (Trommelfell) und medial vom Innenohr begrenzt. Die Paukenhöhle ist mit Schleimhaut ausgekleidet und beim gesunden Menschen mit Luft gefüllt.

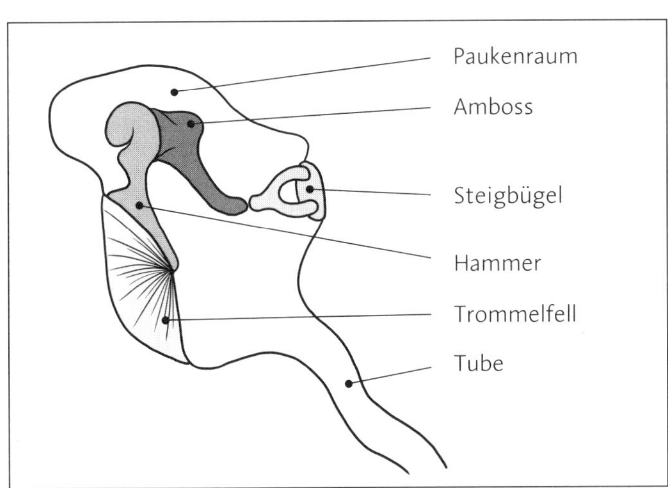

Abb. 2: Querschnitt durch das Mittelohr

Quer durch den oberen Teil der Paukenhöhle zieht vom Trommelfell zur Wand des Innenohrs die gelenkig miteinander verbundene Kette der Gehörknöchelchen: Hammer, Amboss und Steigbügel. Der Hammer ist durch seinen Handgriff mit dem Trommelfell verwachsen. Sein Köpfchen trägt eine Gelenkfläche, an die sich der Ambosskörper anlagert. Der Amboss sieht ähnlich aus wie ein Backenzahn mit zwei Wurzeln. Der längere dieser Ambossschenkel ist gelenkig mit dem Steigbügel verbunden. Die Fußplatte des Steigbügels ist bindegewebig im ovalen Fenster der Vorhofswand befestigt, so dass sie beweglich bleibt.

Zwei Muskeln regulieren die Bewegungen der Gehörknöchelkette: der Hammermuskel, der das Trommelfell spannt, und der Steigbügelmuskel. Beide Muskeln sind Antagonisten. Der Hammermuskel zieht bei Auftreffen eines Schalls das Trommelfell nach innen und drückt das Fußstück des Steigbügels in das Vorhoffenster: Er bewirkt so eine erhöhte Empfindlichkeit der Überleitung. Der Steigbügelmuskel hebelt das Fußstück des Steigbügels aus dem Vorhoffenster heraus und verursacht dadurch eine Dämpfung der Überleitung. Beide Muskeln regulieren also den Spannungszustand des Schallleitungsapparates.

Die Ohrtrompete ist eine drei bis vier Zentimeter lange Röhre, auch Eustachische Röhre genannt. Sie geht von der Vorderwand der Paukenhöhle ab und mündet in den oberen Teil des Nasen-Rachen-Raumes. Bei jedem Schluckakt (oder auch beim Sprechen von K-Lauten und Gähnen) wird durch Muskelzug die Ohrtrompete erweitert (→ Abb. 3), sodass

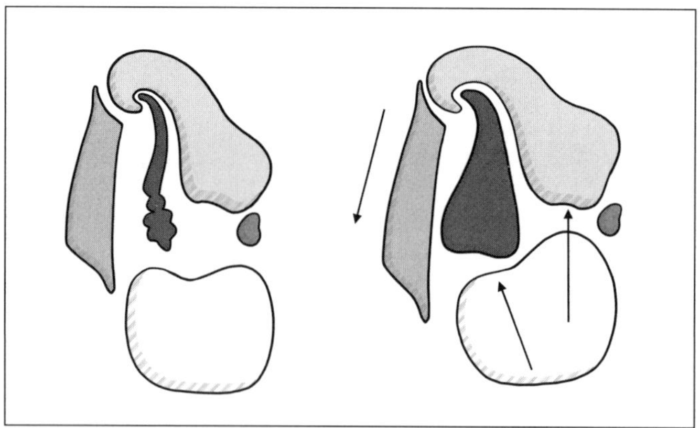

Abb. 3: Öffnung der Tube durch die Muskeln: geschlossene Tube (links), offene Tube (rechts)

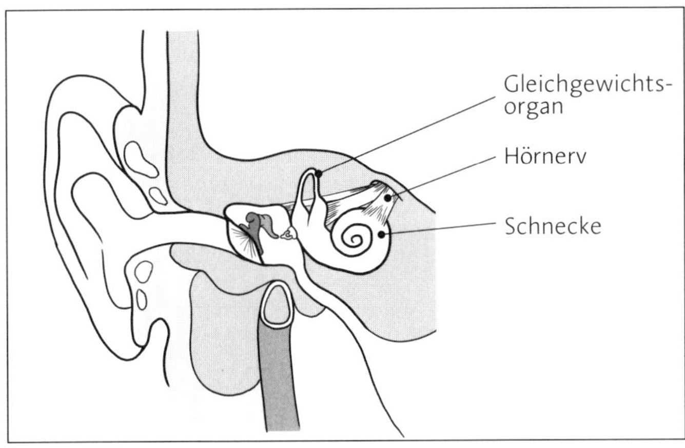

Abb. 4: Das Innenohr

zwischen Mittelohr und Nasen-Rachen-Raum ein ständiger Luftaustausch und somit ein Luftdruckausgleich zwischen Mittelohr und Rachen erfolgen kann.

Innenohr (Auris interna)

Das innere Ohr ist in die Felsenbeinpyramide eingelagert (→ Abb. 4).

Es setzt sich aus mehreren miteinander verbundenen Gängen zusammen, die als Labyrinth bezeichnet werden. Das Innenohr besteht aus zwei Teilen: den Gleichgewichtsorganen (mit Vorhof und den drei Bogengängen) und dem Hörorgan in der Schnecke (Cochlea). Gleichgewichtsorgan und Hörorgan reagieren auf sehr feine Druckänderungen und stehen funktionell in enger Verbindung. Beide Sinnesorgane befinden sich im häutigen Labyrinth.

Das häutige Labyrinth ist ein System von Blasen und Kanälen, das allseitig von einer sehr harten Knochenkapsel (knöchernes Labyrinth) umgeben ist. Das häutige Labyrinth ist mit Endolymphe (visköse bzw. klebrige Flüssigkeit) gefüllt und enthält Sinneszellen (auch Haarzellen genannt). Das knöcherne Labyrinth enthält eine wasserklare Flüssigkeit, die Perilymphe, in der das häutige Labyrinth schwimmt.

Alle Räume des häutigen Labyrinths stehen durch feine Kanäle miteinander in Verbindung. Die Perilymphe und die Endolymphe im häutigen Labyrinth sind nicht miteinander verbunden.

knöchernes Labyrinth

Das knöcherne Labyrinth besteht aus drei Abschnitten, zentrales Mittelstück ist der Vorhof (Vestibulum). Nach vorn geht das Vestibulum in die knöcherne Schnecke (Cochlea) über und an seiner Rückwand münden die knöchernen Bogengänge. Die laterale Wand des Vorhofes entspricht der medialen Wand der Paukenhöhle und enthält zwei Öffnungen: das ovale Fenster und das runde Fenster.

häutiges Labyrinth

Das häutige Labyrinth besteht aus vier Teilen:

- Sacculus
- Utriculus
- die 3 Bogengänge

} gehören zum Gleichgewichtsorgan,

- der häutige Schneckengang gehört zum Hörorgan.

Utriculus und Sacculus sind zwei kleine Säckchen, die gemeinsam im knöchernen Vorhof liegen. Beide enthalten in einem umschriebenen Wandabschnitt Sinnesepithele. Auch in jedem Bogengang liegt jeweils eine quere Leiste mit Sinnesepithelen. Durch Verschieben der Endolymphe werden bei Bewegungen und Lageänderungen des Körpers die Sinneszellen gereizt. Von den Sinneszellen im Vorhof wird die Erregung durch den Vorhofnerv des Gleichgewichts- und Hörnervs (Nervus vestibulocochlearis) zum Gehirn weitergeleitet.

Die häutige Schnecke enthält das Cortische Organ. Das Cortische Organ erstreckt sich spiralförmig von der Basalwindung bis zur Kuppelwindung der Schnecke. Es ist das Sinnesepithel des Hörorgans und besteht ebenfalls aus Sinnes- und Stützzellen.

Schallwellen, die auf das Trommelfell treffen, versetzen dies in Schwingungen. Diese werden durch die Kette der Gehörknöchelchen zum ovalen Fenster geleitet und durch die Steigbügelplatte auf die Endolymphe des Innenohrs übertragen, wodurch die Sinneszellen des Cortischen Organs gereizt werden. Der Schneckennerv des Gleichgewichts- und Hörnervs (Nervus vestibulocochlearis) leitet die Erregung zum Gehirn. Der Gleichgewichts- und Hörnerv hat also – ebenso wie das Ohr – eine doppelte Funktion.

Der Gleichgewichts- und Hörnerv (Nervus vestibulocochlearis) bildet gemeinsam mit elf weiteren Hirnnerven das periphere Nervensystem des Kopfes. Das periphere Nervensystem hat die Aufgabe, die nervösen Erregungen weiterzuleiten.

Periphere Nerven enthalten im Allgemeinen sowohl afferente (sensorische) Nervenfasern, die dem ZNS Informationen aus der Um- und Innenwelt zuleiten, als auch efferente (motorische) Nervenfasern, deren periphere Zielgebiete Drüsen und die Muskulatur sind.

Hörnerv und zentrale Hörbahnen

Die von den Sinneszellen des Cortischen Organs zum Ganglion (Ganglien sind Ansammlungen von Nervenzellen, in denen die Nervenfasern ihren Ursprung haben) spirale ziehenden Fasern geben dort die von ihnen geleiteten Reize auch an andere Nervenzellen weiter. Die Nervenfasern des ersten Neurons (Neuron = Gesamtheit der Zellfortsätze mit der dazugehörigen Ganglienzelle) verlaufen gemeinsam als Hörnerv in das Schädelinnere, wo sie in das Gehirn an dessen Unterseite eintreten. Diesen Vorgang hat der Hörnerv mit den von den Gleichgewichtsorganen kommenden Nervenfasern gemeinsam.

Nach Eintritt in den oberen Anteil des verlängerten Rückenmarks ziehen die Fasern des Hörnervs in ein aus mehreren Teilen bestehendes Ganglion, das als Nucleus cochlearis bezeichnet wird. Hier beginnt das zentrale Hörsystem.

Vom Nucleus cochlearis ziehen nun zentrale Hörbahnen über verschiedene Kerne (Nuclei) zum Zwischenhirn und von hier zur Hirnrinde, wobei der größere Teil der Bahnen auf die andere Hirnseite hinüber wechselt (kreuzt). Ein Prinzip, das bei allen wesentlichen Nervenbahnen zu beobachten ist.

Eine Vorstellung von der Kompliziertheit der Führung der zentralen Hörbahnen im Gehirn vermittelt die vereinfachende Darstellung in Abbildung 5, die zeigt, dass Impulse

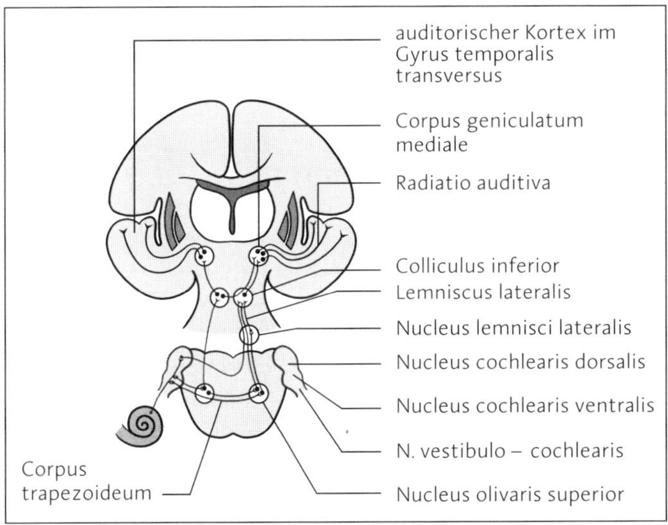

Abb. 5: Schematische Darstellung der zentralen afferenten Hörbahnen

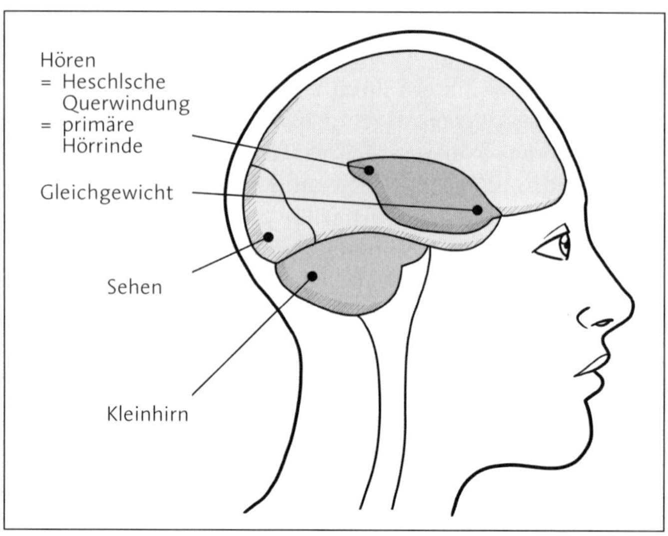

Abb. 6: Die Hörrinde

von einem Ohr zu beiden Hörrindenzentren geleitet werden.

Die Hörrinde liegt anatomisch in einer Querwindung des Schläfenlappens und wird Heschlsche Querwindung genannt. Die gürtelförmig an diese primäre Hörrinde angrenzenden Hirnareale werden als sekundäre Hörrinde bezeichnet.

In der Hörrinde (Abb. 6) findet die bewusste Verarbeitung der Höreindrücke statt.

1.2 Physiologie des Hörens

Unter Physiologie des Hörens versteht man die Lehre von den Hörfunktionen. Diese werden wahrgenommen durch das periphere Gehör- und Gleichgewichtssystem, das zentrale Hörsystem und das zentrale vestibulare System.

äußeres Ohr Die Schallwellen erreichen das Hörorgan hauptsächlich über die Ohrmuschel, die als Schalltrichter dient (Abb. 1). Der Schall wird hier aufgefangen, gebündelt und gelangt durch den Gehörgang zum Trommelfell. Die auftreffenden Schallwellen versetzen das Trommelfell in Schwingungen.

Der Schall versetzt auch den Schädel in Schwingungen, die direkt auf die Hörschnecke übertragen werden (sogenannte Knochenleitung). Sie spielt physiologisch kaum eine

Rolle, doch wird sie zur Diagnose von Hörstörungen herangezogen und kann zur Hörgeräteversorgung genutzt werden.

Das linke und rechte äußere Ohr vermitteln richtungsgetrennte Schallbilder an die beiden Trommelfelle, was das Gehör zur Raumorientierung und zur Ortung einer Schallquelle ausnutzt.

Mittelohr

Die Schwingungen werden über die Gehörknöchelkette weitergegeben (Abb. 2). Der Hammergriff, der mit dem Trommelfell fest verwachsen ist, gibt die Schwingungen an den dahinter liegenden Amboss weiter. Dieser wiederum überträgt die Schwingungen auf den Steigbügel. Der Steigbügel leitet die Schwingungen über die Steigbügelplatte als Druckbewegung an das ovale Fenster weiter. So entsteht eine Druckwelle, die die Perilymphe (Flüssigkeit im knöchernen Labyrinth) des Innenohrs in Schwingung bringt.

Impedanzanpassung

Die Aufgabe der Gehörknöchelkette ist die möglichst verlustarme Übertragung des Schalls von einem Medium mit niedrigem Wellenwiderstand (Luft) zu einem mit hohem Wellenwiderstand (Flüssigkeit). Dieser Schallwellenwiderstand wird Impedanz genannt.

Die Binnenohrmuskeln (Trommelfellspannmuskel und Stapediusreflexmuskel) sind eine Schutzfunktion des Ohres gegen zu laute Höreindrücke. Sie sind in der Lage, die Schallübertragung der Gehörknöchelkette zu verändern. Teils wird die Übertragung leisen Schalls verbessert, teils die Übertragung lauten Schalls gebremst und die Nachschwingungen der Knöchelchen gedämpft. Wenn der eintreffende Schall zu laut und von langer Dauer ist, kontrahieren sich die Binnenohrmuskeln und versteifen die Gehörknöchelkette.

Neben der Impedanzanpassung hat das Mittelohr eine weitere wichtige Funktion: Es muss den sich durch Wetter- und Höhenunterschiede ständig ändernden statischen Luftdruck ausgleichen. Als Gegenreaktion erfolgt ein Druckausgleich zwischen Umgebung und Paukenhöhle.

Innenohr

Das ovale Fenster gerät durch die Druckbewegung, die durch die Schwingungen der Steigbügelplatte entsteht, ebenfalls in Schwingung. Dadurch entsteht eine Wanderwelle in der Schnecke. Tiefe Frequenzen erzeugen nahe der Schneckenspitze Richtung Helicotrema eine Auslenkung, hohe

Frequenzen erzeugen eine Auslenkung nahe der Basis der Cochlea (Richtung ovales Fenster).

Die Schnecke (Cochlea) ist hauptsächlich ein flüssigkeitsgefüllter Schlauch mit einer Membran (Basilarmembran), die der Länge nach mitten durch sie hindurch läuft. Die Flüssigkeit innerhalb der Cochlea wird in wellenartige Bewegungen versetzt, wenn – wie eingangs erwähnt – die Fußplatte des Steigbügels gegen das ovale Fenster an der Basis der Schnecke vibriert.

Diese Wellenbewegung der Flüssigkeit setzt sich der Länge des aufgerollten Schlauches nach fort, um das Ende herum und zurück zur Basis auf der anderen Seite, wo sie vom runden Fenster absorbiert wird.

Durch ihre Bewegung versetzt die Flüssigkeit die Basilarmembran in wellenartige Bewegung. Diese Bewegung beugt die kleinen Sinneshaare, die sich an den Sinneszellen der Schnecke befinden. (Die Sinneszellen der Schnecke werden Corti-Organ oder Hörorgan genannt.) Die Sinneszellen verwandeln die mechanischen Schwingungen der Basilarmembran in neurale Aktivität, indem sie, wenn sie sich beugen, Nervenenden reizen.

Der physikalische Reiz ist nunmehr in einen Nervenreiz transformiert.

Hörtheorien

Zur Erklärung der Umwandlung von Schallwellen in Empfindungen (Hörempfindungen) gibt es verschiedene Hörtheorien. Diese sind aber nicht in der Lage, gleichzeitig alle Einzelheiten des Hörvorgangs zu erklären. Jede erklärt einen Teil des Vorgangs. Die genaue Erforschung ist infolge der geringen Ausmaße des Hörorgans und der Winzigkeit der von ihm verarbeiteten Kräfte schwierig. Eine der bekanntesten Hörtheorien stammt von Georg von Békésy (1899–1972; 1961 Nobelpreis). Seine sogenannte Wanderwellentheorie löste die bis dahin gültige Vorstellung von Hermann von Helmholtz (Resonanzhypothese) ab. Die Wanderwellentheorie von von Békésy gilt inzwischen auch nicht mehr als ausreichend und wird ergänzt durch eine Verstärkertheorie. Diese geht davon aus, dass erst durch den Einfluss der äußeren Haarzellen eine ausreichend hohe Trennschärfe der Frequenzen erreicht werden kann. Ferner ermöglichen die äußeren Haarzellen eine Verstärkung des ansonsten zu geringen Reizes für die inneren Haarzellen bei einem Schalldruck unter 50 (–80) dB (Götte 2010). Daher werden die äußeren Haarzellen als cochleäre Verstärker bezeichnet.

Reizfortleitung und zentrale Schallverarbeitung

Schallintensität, Dauer (Entfernung der Schallquelle), Schallfrequenz(en) und Schallrichtung werden vom Ohr aufgenommen und zur Weiterleitung im Hörnerv kodiert.

Im Verlauf der Hörbahn (Nervenverbindungen zwischen Cortischem Organ [= Hörorgan] in der Cochlea [= Schnecke] des Innenohres und dem Hörzentrum in der Hirnrinde, (Abb. 5)) findet bereits eine komplizierte Verarbeitung der aufgenommenen akustischen Informationen statt. Während die Umformung im Mittelohr- und Innenohrbereich noch als analoge Informationswandlung angesehen werden kann, lässt sich die neuronale Weiterverarbeitung der Signale mit einer digitalen und sogar strukturbildenden vergleichen (Lindner 1992, 89).

wichtige Umschaltstationen der Hörbahnen

Die Nervenimpulse verlassen die Cochlea in einem Faserbündel (= Hörnerv). Diese Fasern haben Schaltstellen (= Synapsen) im Nucleus cochlearis des Gehirnstammes. Von dort aus laufen 60% der eintreffenden Informationen zur gegenüberliegenden Gehirnhälfte, der Rest bleibt auf der ursprünglichen Seite. Auf ihrem Weg zum auditiven Kortex (= Hörrindenzentrum) durchlaufen die auditiven Signale noch eine Reihe weiterer Kerne (= Nuclei).

Bedeutung erste Lebensjahre

Für die Ausreifung des auditorischen Kortex spielen die ersten vier Lebensjahre die entscheidende Rolle. Ein adäquater akustischer Stimulus ist die Voraussetzung für einen Lautspracherwerb (→ Kap. 2). Im auditorischen Kortex entstehen die Schalllokalisation und die Schallbilderkennung. Die Schalllokalisation gelingt durch das zeitlich verzögerte Eintreffen des Schalls und dem Lautstärkeunterschied zwischen beiden Ohren. Die Schallbilderkennung – für das menschliche Gehör ist das wichtigste Schallbild die Lautsprache – ist eine kognitive Großhirnfunktion, die erlernt ist.

Das akustische Hörrindenzentrum liegt im Bereich des Schläfenhirns in unmittelbarer Nachbarschaft zur Körpergefühlssphäre, zum Brocaschen Sprachzentrum und zum akustischen Sprachzentrum.

2 Frühe Hörerfahrung und sensible Phasen

Von Andrej Kral

2.1 Funktionen des Hörsystems

Um ein adäquates Verhalten zu ermöglichen, muss das Gehirn aus den Informationen, die es über die einzelnen Sinnesorgane bekommt, eine zusammenpassende (kohärente) Repräsentation der Welt erzeugen.

Bedeutung der Sinne

Dazu nutzt es alle Sinne: Das Sehen, um uns im Raum zu orientieren, räumliche Details zu erkennen und Landkarten der Umwelt im Gehirn zu erzeugen. Das Hören, um uns vor versteckten Gefahren zu warnen, Änderungen in der Umwelt besser zu erfassen, Ereignisse in der Zeit zu ordnen und wahrzunehmen und um zu kommunizieren – auch dort, wo man den anderen nicht sehen kann. Das Riechen, um alles, was in den Mund kommt, auf Gefahren zu untersuchen und zwischen Essbarem und nicht Essbarem zu unterscheiden – auch auf lange Distanzen; um Partner und Gefahr zu spüren, bevor sie sichtbar werden; um sich in die Gesellschaft von anderen Individuen einzufügen. Das Tasten, um genau greifen zu können. Schmecken, um Gutes von Verdorbenem zu unterscheiden und um das zu finden, was wir für unsere Ernährung brauchen.

Die Sinnesorgane unterwerfen die physikalischen Reize einer elementaren Analyse: Das Licht wird im Auge in seine spektralen Komponenten (rot, blau und grün) zerlegt. Zusätzlich werden Bewegungen des Lichtreizes auf der Netzhaut detektiert, wie auch elementare Formanalysen durchgeführt. Ein so zerlegtes (analysiertes) Bild wird an das Nervensystem weitergeleitet und dort verarbeitet. Wenn einfache Eigenschaften der physikalischen Reize im Gehirn topologisch (also ortsspezifisch) repräsentiert sind, sprechen wir von Merkmalskarten (feature maps).

Merkmalskarten

Das Gehirn ermittelt aus den elementaren Eigenschaften Linienverläufe und Bewegungsrichtungen, um diese in Merkmalskarten in der primären visuellen Hirnrinde zu repräsentieren. In der sekundären und ‚assoziativen' Hirnrinde werden aus spektralen Informationen Farben konstruiert und elementare bis komplexe geometrische Formen erkannt. Das Gehirn erzeugt eine Synthese der Sinnesorgan-Informationen, um Objekte der Umwelt zu erkennen – wir sehen den Fußball, den Baum, die Katze des Nachbarn, das Haus, Bill Clinton oder Jennifer Aniston. Erst erfolgt eine Analyse der physikalischen Parameter in neuronal repräsentierte Merkmale, dann erfolgt ihre Synthese in neuronale Objekte. Ähnlich verhält es sich mit dem Hörsystem (Abb. 1a und b):

Frequenzanalyse des Schalls

Auf der Ebene des Innenohrs werden Schallwellen in ihre spektralen Komponenten zerlegt, der Schall unterläuft einer Frequenzanalyse. Dies ist durch die komplexe anatomische Struktur des Innenohrs möglich. Hohe Töne (Sinusreize mit hoher Frequenz) erzeugen die größte Erregung auf der Basis des Innenohrs. Je niedriger die Schallfrequenz, umso weiter verschiebt sich die Erregung Richtung Spitze (von Békésy 1960). Wir sprechen von einem Ortscode, da die Frequenz in die Lage der erregten Zellen umcodiert wird. Zusätzlich erfolgt auf der Basilarmembran auch eine elementare Analyse der Zeitinformation: An jedem Ort des Innenohrs werden auch die zeitlichen Veränderungen des Signals analysiert. Die Aktionspotenziale, über die Informationen im Nervensystem weitergeleitet werden, werden im festen zeitlichen Bezug zu dem Schalldruck erzeugt – man spricht vom Zeitcode.

Analyse Schallsignal

So entsteht eine Doppel-Analyse des Schallsignals (Evans 1978, 1992). Bei komplexen akustischen Ereignissen zeigt sich anhand des Ortcodes eine Verarbeitung des Frequenzspektrums, anhand des Zeitcodes wird dabei noch die Zeitinformation im Hörsystem verarbeitet (inkl. der Phaseninformation). Jedoch gibt es ein oberes Limit der Verarbeitung der Zeitinformation, das mit den Eigenschaften der Zell-Membran der Haarzellen (Zellen, die mechanische Bewegung in neuronale Erregung umwandeln, Abb. 1a) zusammenhängt: Ab ca. 4 kHz kann nur die Information des Anfangs des Stimulus, nicht jedoch seine Feinstruktur zeitlich codiert werden (Russell/Sellick 1983).

Die Funktion des Innenohrs ist durch seine physikalischen Eigenschaften gegeben und als solche angeboren: Das Innenohr entwickelt sich unabhängig von äußeren Reizen. Auch die basale Fähigkeit der Analyse dieser Informationen im zentralen Nervensystem ist angeboren (Übersicht in: Kral/Pallas 2010, Kral 2007). Dies ist sinnvoll: Warum sollten diese Fertigkeiten des Nervensystems nach der Geburt mühsam erst erlernt werden, wenn über unzählige Generationen (ja sogar Spezies) hinweg sich dieselbe Analyse als

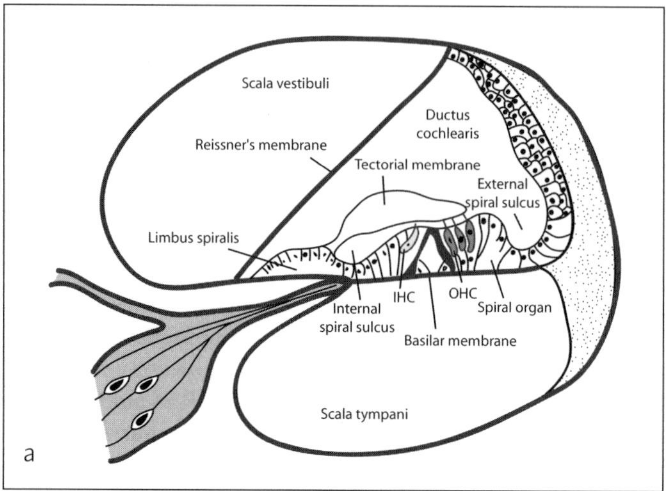

Abb. 1a: Struktur des Ductus cochlearis mit Sinneszellen: Haarzellen wandeln Bewegung der Basilmembran in neuronale Erregung um und leiten sie weiter an den Hörfasernerv. (IHC: innere Haarzellen; OHC: äußere Haarzellen)

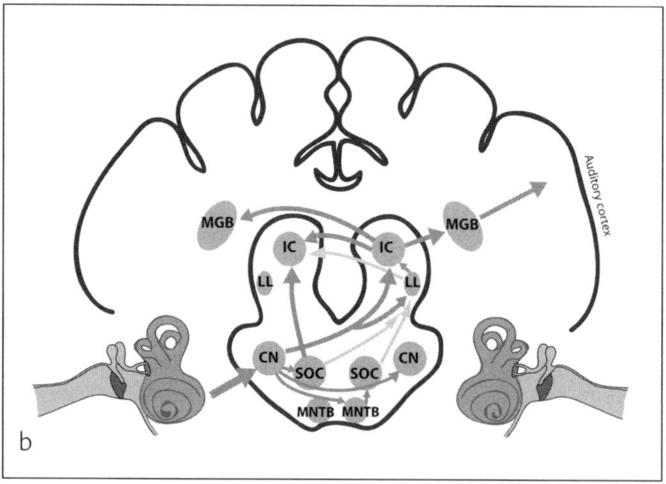

Abb. 1b: Leitung neuronaler Aktivität über mehrere Strukturen bis in die Hirnrinde
(CN=Nucleus cochlearis; MNTB=Nucl. med., corpus trapezoideum, Kern des Trapezkörpers; SOC=Ncll. olivares supp., oberer Olivenkomplex; LL=Lemnuscus lateralis; IC=Colliculus inferior; MGB=Corpus geniculatum med., auditorischer Thalamus)

optimal herausstellte? Es ist viel einfacher – und effizienter – wenn diese Fertigkeiten in den Genen abgelegt werden und das Nervensystem sich automatisch so verschaltet, dass es sie beherrscht. Natürlich kann die Verschaltung durch abnormale Erfahrung dann verändert werden.

Können Neugeborene hören?

So zeigen auch Neugeborene eine fundamentale Fähigkeit zur Unterscheidung unterschiedlicher Reize (z.B. Werker/Tees 1992; Werker/Yeung 2005). Beim Menschen besteht jedoch das Problem der Unterscheidung von angeborenen und erworbenen Eigenschaften des Nervensystems, da sie bereits in der Mitte der intrauterinen Phase schon ein funktionierendes Innenohr besitzen (Granier-Deferre et al. 1985). So können Kinder bereits im Mutterleib die Mutterstimme, die Geräusche vom Körper der Mutter (Herzschlag, Atmung, Darmgeräusche) und laute Geräusche aus der Umwelt im Hörsystem verarbeiten (Sohmer et al. 2001). Dies bedeutet jedoch nicht, dass sie bewusst hören, sondern nur, dass das Hörsystem sich teilweise unter dem Einfluss der Hörreizung entwickelt. Tatsächlich zeigen Kinder schon sehr früh nach der Geburt eine Prägung auf Mutterstimme und Sprache, die durch pränatale Hörerfahrung erklärbar ist (DeCasper/Fifer 1980, Mehler et al. 1988, Dehaene-Lambertz et al. 2002).

Sprachentwicklung

Natürlich ist die Fähigkeit zur Sprache nicht angeboren, sondern muss erlernt werden: Das Sprachverständnis entwickelt sich erst nach der Geburt. Die ersten sprachrelevanten Laute tauchen um den 3. bis 4. Lebensmonat nach der Geburt auf: Das Kind fängt an, Vokale zu produzieren und experimentiert mit ihnen (1. Lallphase). Erwachsene wiederum passen unbewusst ihre Sprache an das noch unreife Hörsystem an, indem sie das Tempo drosseln und einzelne Vokale akustisch auseinanderziehen – sie sprechen die Ammensprache (motherese oder parenthese, Kuhl/Rivera-Gaxiola 2008). Um den 6. bis 8. Lebensmonat postnatal beginnt das Kind Konsonanten und Vokale zu kombinieren (2. Lallphase, Cruttenden 1970). Dabei erlernt es, wie die Artikulationsorgane eine schnelle Abfolge der Phoneme generieren können, indem sie sich schon auf die jeweils nachfolgenden Phoneme artikulatorisch vorbereiten. In dieser Phase entwickeln sich die phonologischen Kategorien. Die 2. Lallphase ist daher von Hörerfahrung abhängig. Es zeigt sich z.B., dass Franzosen am Lallen erkennen können, ob die Kinder in französischen Familien aufwachsen, oder ob sie gerade Chinesisch oder Arabisch als Muttersprache lernen (Oller et al. 1994, Jusczyk 2002, de Boysson-Bardies et al. 1984).

Die Sprachentwicklung schreitet nach der Beendigung

des 1. Lebensjahres weiter: Die ersten Worte werden in der Regel zwischen dem 10. und 15. Lebensmonat gebildet, wobei häufig sogenannte Proto-Wörter produziert werden, die keine Ähnlichkeit mit einem Wort der Muttersprache aufweisen (Bates 1976). Mit 18 Monaten wächst das Vokabular dann auf bis zu 50 Wörter an. Die ersten einfachen Sätze (Zwei-Wortsequenzen mit einer starren Abfolge) werden um den 18. Lebensmonat gebildet (Bloom 1970, Brown 1973). Die syntaktischen und semantischen Eigenschaften verbessern sich ab dem 4. Lebensjahr bis über die Teenager-Jahre hinaus (Übersicht in: Ruben 1997, Goldin-Meadow 2003).

2.2 Angeboren und erworben – Nature and Nurture

Ontogenese des Gehirns

Die Ontogenese des Gehirns, also seine Entwicklung aus zwei vereinigten Zellen, ist eine komplexe konstruktive Folge von progressiven und regressiven Veränderungen (Kral/Pallas 2010). Während dieser entsteht auch das zentrale Hörsystem (Abb. 1b) mit einer rudimentären funktionellen Organisation. Auch manche Merkmalskarten sind angeboren: So ist auf der Ebene der Hörrinde die Organisation nach Frequenzen (Tonotopie) bereits beim Höranfang rudimentär vorhanden. Jedoch kommt es zu einer Verbesserung der Auflösung dieser Repräsentation im Laufe der Entwicklung: Erwachsene Tiere zeigen z. B. eine höhere Frequenzabstimmung der Nervenzellen im Gehirn als juvenile Tiere (Übersicht in: Kral/Pallas 2010). Dies hat ein morphologisches Korrelat: Im Nucleus cochlearis z. B. kommt es in der frühen Entwicklung zu einer Verfeinerung des Projektionsmusters von Hörnerven (Leake et al. 2002). Eine Verfeinerung der Repräsentationen scheint eine allgemeine Regel zu sein: Auch beim räumlichen Hören findet eine Verschärfung der Repräsentation statt (Kandler et al. 2009, Mrsic-Flogel et al. 2003).

Hörentwicklung beim Kind

Ähnliches beobachtet man beim Menschen: Obwohl Verhaltensdaten durch die Entwicklung von Aufmerksamkeit und durch Problematik der Zusammenarbeit bei Kindern belastet sind, zeigen vorhandene Daten auf eine geringere Frequenzunterscheidung bei Kindern unter 3 Jahren, wobei auch die Verarbeitung des Zeitcodes postnatal reift (Übersicht in: Werner 1996). Das Heraushören eines Signal aus einem Rauschen verbessert sich mit steigendem Alter bis zum ca. 10. Lebensjahr (Eisenberg et al. 2000, Elliott et al.

1979, Elliott 1979). Auch die räumliche Orientierung ist unreif: Neugeborene zeigen zwar eine Hinwendung zum akustischen Reiz, diese ist aber erst mit 4 Monaten verlässlich auslösbar (Muir et al. 1979). Die auditorische Lokalisationsfähigkeit verbessert sich bis zum 18. Monat (Morrongiello 1988). All diese Daten müssen aber mit Vorsicht interpretiert werden, da das Wachstum des Kopfes zusätzlich die Lokalisationsdaten verzerrt: Vom Kopfumfang sind interaurale Zeit- und Lautheitsunterschiede abhängig. Auch übt die Anatomie des peripheren und mittleren Ohres (Ohrmuschel, äußerer Ohrkanal, Mittelohr) auf die Lokalisation und die Hörschwellen einen signifikanten Einfluss aus.

Entwicklung kategorialer Wahrnehmung

Unstrittig aber ist die Entwicklung von kategorialer Wahrnehmung: Damit wir die auditorischen Reize unterschiedlichen Ursachen zuordnen und so die auditorischen Objekte konstruieren können, müssen wir von der natürlichen Varianz der Umwelt abstrahieren. Wir müssen die essenziellen Eigenschaften (oder ihre Kombination) erkennen, die ein Objekt von allen anderen unterscheidet, und sie aus dem gegebenen physikalischen Reiz extrahieren. Ein klassisches Beispiel ist die Rose. Es gibt unzählige Rosen, und jede ist anders: Eine kann Dornen tragen, die andere nicht. Eine ist verblüht, die andere in voller Blüte, eine andere wiederum nur eine Knospe. Die eine hat viele Blätter, die andere wenige. Eine ist rot, die andere weiß, die nächste gelb. Eine ist gerade und groß, die andere klein und wächst unregelmäßig. Diese Unterschiede sind aber für uns nicht entscheidend: Wir erkennen an der Rose das Charakteristische, das, was alle Rosen zu einer Rose machen. Wir wissen, wir sehen eine Rose.

Ähnliches passiert im Hörsystem. Jeder Hund bellt anders, aber wir erkennen darin ein Hundebellen. Jeder Schlüsselbund, wenn er auf dem Boden fällt, klingt ein wenig anders (abhängig von seiner Größe und der Beschaffenheit des Bodens). Aber es ist trotzdem ein gefallener Schlüsselbund, und wir hören es heraus. Dies erkennen wir aus einer Vielzahl von physikalischen Merkmalen des Schalls.

Lautheit alleine ist keine entscheidende Eigenschaft, da sie z. B. auch von der Entfernung der Schallquelle abhängig ist. Aber als relative Information im Spektrum des Schalls kann sie durchaus distinktiv sein.

Vokalunterscheidung

Vokale unterscheiden wir nach dem Verhältnis der Frequenzbestandteile, die am lautesten auftreten (Maxima im Spektrum, sogenannte Formanten, Abb. 2a). So kann aus diesen ein virtueller Raum konstruiert werden, in dem die

Verhältnisse des 1. und 2. Formanten für einzelne Vokale dargestellt sind (das sogenannte Cardinal-Vowel-System, CV-System, Abb. 2b).

Bei manchen Vokalen ist zusätzlich eine 3. Dimension für die Unterscheidung notwendig (z.B. der 3. Formant). Bei Konsonanten ist die Unterscheidung komplizierter und wird anhand anderer physikalischer Parameter getroffen.

Phonemerkennung

Innerhalb eines Phonems akzeptieren wir eine beträchtliche Varianz der Schalleigenschaften – auch die Aussprache einzelner Phoneme ist sehr variabel (Peterson/Barney 1952). Dort allerdings, wo die Phoneme im CV-System nahe aneinander liegen (wie für /e/ und /i/), führt schon eine kleine Veränderung eines Parameters zu einer Veränderung der

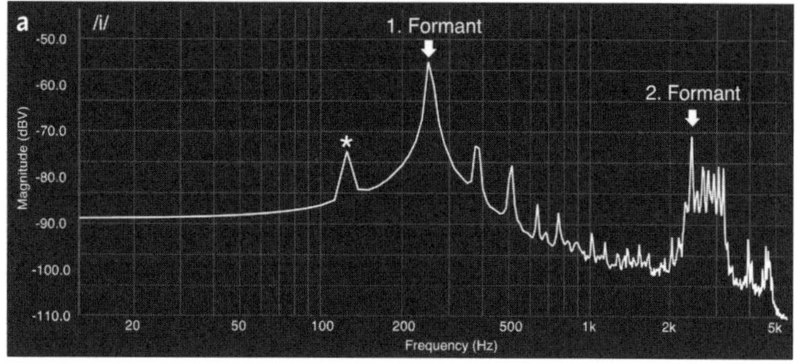

Abb. 2a: Spektrum des Phonems *i*. Das erste Maximum (Stern) ist der 0. Formant und charakterisiert die Stimmlage (in diesem Fall Männerstimme um 130 Hz), der 1. und 2. Formant sind charakteristisch für den Vokal *i*.

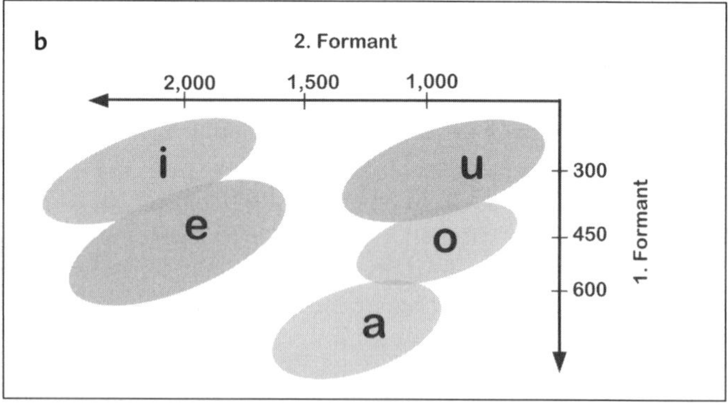

Abb. 2b: Verhältnisse und ungefähre Grenzen der Parametervarianz der 1. und 2. Formanten für fünf Vokale

Wahrnehmung, wobei diese abhängig vom Kontext entweder zum einen oder zum anderen Phonem gehen kann: Die Phoneme habe fließende Grenzen. Häufig ist die Varianz innerhalb eines Phonems in eine Richtung weitaus größer als die Distanz benachbarter Phoneme in eine andere Richtung. Bei manchen Parametern und manchen Richtungen der Veränderung ist unser Gehirn sehr sensibel, bei anderen viel weniger – diese Varianz ignorieren wir. Die Wahrnehmung der Vokale ist jedoch komplexer und auch von dem Verhältnis der Formantfrequenzen abhängig, ausgedrückt in wahrgenommener Tonhöhe. Weitere Phänomene, wie eine Referenz zum Sprecher, spielen eine zusätzliche Rolle.

Hörerfahrung

Dies ist die Folge unserer Hörerfahrung. Jeder Sprechende hat eine andere, leicht variable Aussprache. Trotzdem hören wir immer das Phonem, welches auch ausgesprochen wird. Wir abstrahieren von den vielen möglichen Parametern nur die, die für die Unterscheidung der Phoneme entscheidend sind (distinktive Merkmale) und ignorieren andere physikalische Parameter.

Ähnlich verhält sich das bei nicht sprachlichen Lauten, wobei die Fähigkeiten der akustischen Analyse von Sprachlauten besonders ausgeprägt sind. Wir abstrahieren das, was am Schall wesentlich ist, wir nehmen die Geräusche kategorial wahr. Wir erkennen das auditorische Objekt. Diese Fähigkeit ist nicht angeboren, wir entwickeln sie mit der Erfahrung nach der Geburt (Kral/Eggermont 2007). Das Hörsystem muss in der postnatalen Entwicklung zwei Dinge lernen:

- Die physikalischen Eigenschaften von Schall so extrahieren können, dass alle wesentlichen distinktiven Merkmale für alle relevanten Schallereignisse im Gehirn repräsentiert sind. Dazu muss auch (wie im Fall des räumlichen Hörens) die neuronale Verarbeitung zusätzlich zu der Verarbeitung im Innenohr herangezogen werden (z.B. Detektion von interauralen Unterschieden in der oberen Olive). Manche sprechen von feature representation oder von primärer Verarbeitung (Werner 1996). Erfahrung spielt hier eine Rolle, um die Fähigkeiten zu verfeinern, aber die Fundamente sind angeboren (Tillein et al. 2010).
- Aus diesen Merkmalen werden dann durch Gehirnleistung auditorische Objekte konstruiert (Kral/Eggermont 2007). Diese durch Kategorisierung (Synthese) von Merkmalen erbrachte Leistung ist erworben und an die individuellen Bedürfnisse angepasst. Die auditorischen Objekte entstehen im auditorischen Kortex.

Natürlich sind diese zwei Lernprozesse voneinander abhängig. Nur wenn alle distinktiven Merkmale in den Merkmalskarten repräsentiert sind, können wir diese auch bei der Unterscheidung der Schallereignisse und bei der Kategorisierung als Parameter heranziehen.

2.3 Neurowissenschaftliche Folgen von Gehörlosigkeit

Das Gehirn besteht aus $10*10^{10}$ Nervenzellen (Williams/Herrup 1988), die eine komplexe Anatomie besitzen (Abb. 3): Sie bestehen aus Zellkörper (Soma) und einer komplexen Vielzahl von Verästelungen (vielen Eingangselementen –

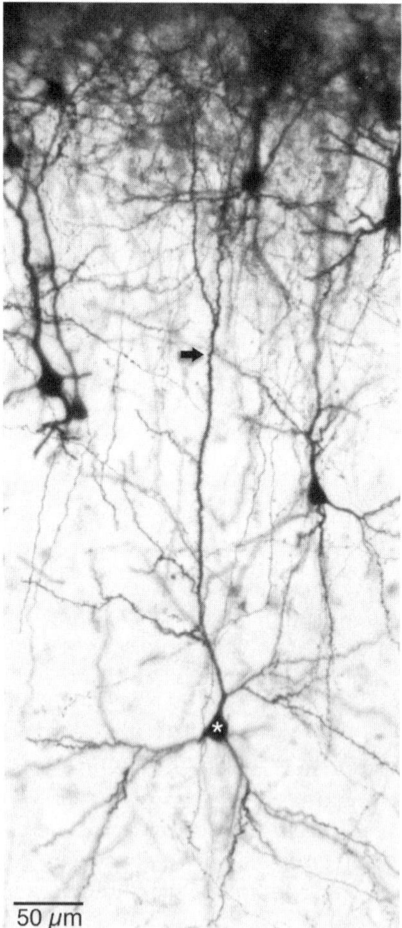

Abb. 3: Pyramidenzelle in der Hirnrinde. Der Zellkörper ist mit einem Stern markiert, von dem aus sich mehrere Dendriten verzweigen, der Pfeil zeigt auf einen Dornfortsatz (histologische Aufbereitung: Dr. S. Heid).

Dendriten – und einem auf histologischen Bildern oft unscheinbaren dünnen Axon, welches das Ausgangselement ist). Auf den Dendriten und dem Soma befinden sich viele Kontaktstellen von Axonen anderer Zellen, sogenannte Synapsen.

Synapsen

Diese Kontaktstellen liegen manchmal an kleinen Ausbuchtungen der Zellmembran, den Dornfortsätzen (Spines; Abb. 3). Sie vermitteln auf chemischem Wege die Information vom Axon einer Nervenzelle auf den Dendriten einer anderen Nervenzelle. Sie sind die Rechenelemente des Gehirns mit variablen (plastischen) Leitfähigkeiten. Auf einer Nervenzelle liegen Tausende, manchmal mehrere Zehntausende solcher Synapsen, sodass die Anzahl der Synapsen im Gehirn um die unglaublichen $2{*}10^{14}$ liegt (vgl. Chklovskii et al. 2004).

Entwicklung Hirnrinde

Die Hirnrinde ist die höchste Instanz des menschlichen Gehirns. Sie ist verantwortlich für die komplexesten Funktionen wie Wahrnehmung, Lernen und bewusstes Handeln. Die Hirnrinde entwickelt sich sehr lange: Bei der Geburt ist sie nicht vollständig funktionsfähig. Obwohl Synapsen außerhalb der Hirnrinde schon intrauterin (im Mutterleib) entstehen und sogar ihre juvenile Funktionalität erlangen, entstehen die meisten synaptischen Kontakte der Hirnrinde in den ersten vier Lebensjahren und reorganisieren sich in den ersten 15 Jahren umfangreich (Übersicht in: Kral 2007, 2009). Im Gehirn findet ein ständiger Umsatz von Synapsen statt: Manche werden abgebaut, andere entstehen (wir sprechen von einem Turnover, Holtmaat/Svoboda 2009). In der frühen Entwicklung ist dieser höher als im Erwachsenenalter.

Plastizität des Gehirns

Zusätzlich verändern sich mit dem Alter auch die Synapsen selbst, sodass ihre Plastizität (Lernfähigkeit) mit dem Alter abnimmt, was bedingt ist durch eine Vielzahl von molekulären, entwicklungsbedingten Änderungen in der synaptischen Übertragung (Übersicht visueller Kortex in: Morishita/Hensch 2008, Tropea et al. 2009).

Konsequenzen bei angeborener Gehörlosigkeit

Falls das Gehirn mit einem angeborenen Programm ausgestattet ist, das es nach bestimmten individuell unterschiedlichen Bedürfnissen umorganisiert, stellt sich naturgemäß die Frage, was die Konsequenzen für dieses Programm sind, wenn man keinerlei Erfahrung machen kann – z. B. bei angeborener Gehörlosigkeit.

Ähnlich wie bei Menschen entstehen die meisten Synapsen im Gehirn von Katzen erst nach der Geburt in den ersten Lebensmonaten (Cragg 1975, Winfield 1983). Mithilfe von moderner Ableittechnik kann die synaptische Aktivität auf der Ebene von Netzwerken untersucht werden, woraufhin dann Schlüsse über die postnatale Entwicklung gezogen werden können. Die synaptische Aktivität steigt bei hörenden Tieren nach der Geburt sukzessive an, erreicht ein Maximum zwischen dem 1. und 2. Lebensmonat, um dann wieder abzufallen (Übersicht in: Kral/O'Donoghue 2010).

Synaptogenese

Bei gehörlosen Tieren ist diese Sequenz signifikant verändert: Die Synaptogenese ist verzögert, der Peak der synaptischen Aktivität verstärkt und die Reduzierung der synaptischen Aktivität ist größer als bei hörenden Kontrolltieren (Abb. 4). Diese Daten zeigten zum ersten Mal, dass die Synaptogenese in der auditorischen Hirnrinde von Hörerfahrung abhängig ist. Die Struktur also, die für die Konstruktion von auditorischen Objekten zuständig ist, ist in ihrer Entwicklung stark von der Erfahrung abhängig.

Ein wesentlicher Befund im Erwachsenenalter bei angeborener Gehörlosigkeit ist die Reduktion der synaptischen Aktivität unter das Niveau der normal hörenden Kontrollen. Dies bedeutet nämlich, dass im gehörlosen auditorischen

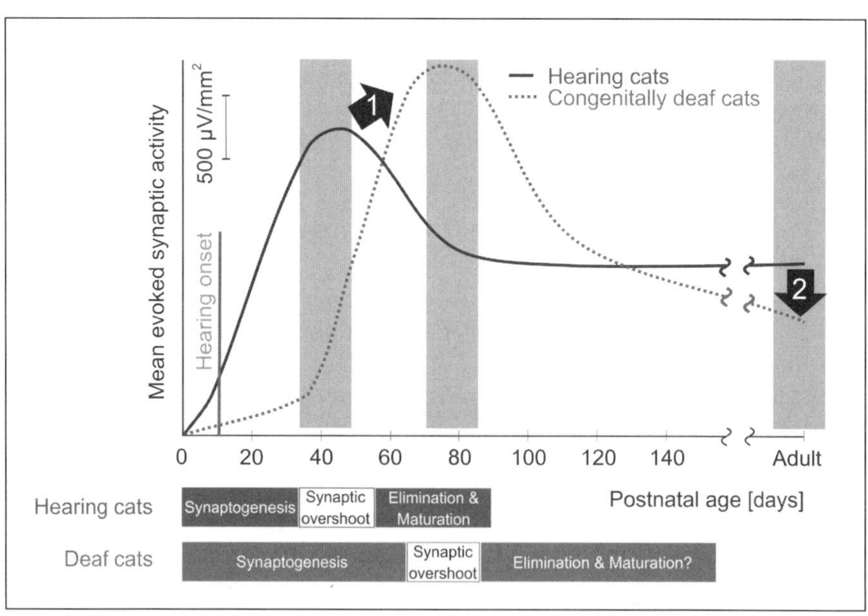

Abb. 4: Synaptische Aktivität in der Entwicklung, Vergleich zwischen hörenden und gehörlosen Katzen. Bereiche von statistischer Signifikanz sind grau unterlegt (modifiziert nach Kral/O'Donoghue 2010).

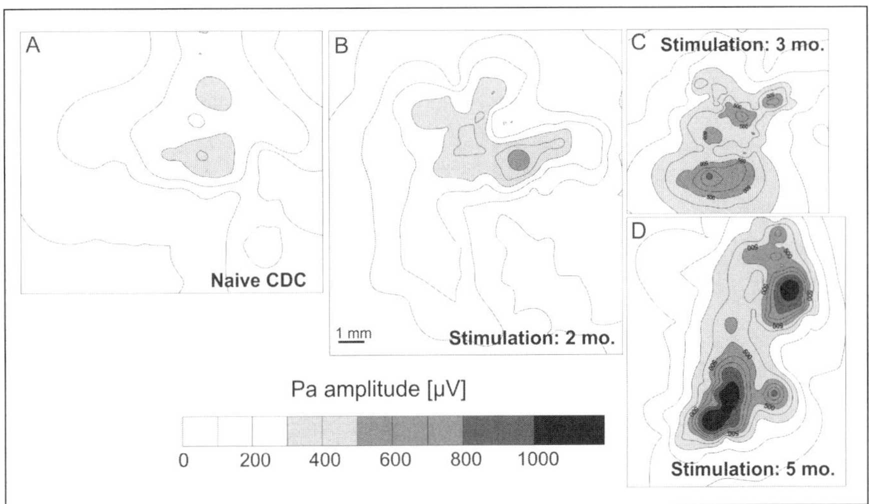

Abb. 5: Effekt der Stimulationsdauer auf das durch ein Cochlea Implantat aktivierte cortikale Gebiet (Kral et al 2006a)

Kortex weniger Rechenelemente an der Verarbeitung der afferenten Aktivität beteiligt sind, und folglich auch weniger Rechenleistung möglich ist. Es hat sich gezeigt, dass chronische Stimulation mit einem Cochlea Implantat, wenn im frühen Alter eingesetzt, diese Defizite beheben kann (Klinke et al. 1999). Zusätzlich wurde klar, dass sich das durch das Implantat aktivierte cortikale Areal mit steigender Stimulationsdauer deutlich vergrößert (Abb. 5) und einzelne Zellen in der Hirnrinde die Fähigkeit gewinnen, differenziert auf auditorische Reize zu reagieren (Kral et al. 2001, Kral et al. 2006b).

Der auditorische Kortex gewinnt also die Fähigkeit zur differenzierten Verarbeitung unterschiedlicher Reize. Durch das Cochlea Implantat kommt es folglich zu einer funktionellen Reifung der Hirnrinde mit verbesserter Merkmalsrepräsentation.

Ein interessanter Effekt zeigte sich, wenn Tiere im unterschiedlichen Alter mit einem Cochlea Implantat ausgestattet wurden. Die Ausmaße der plastischen Anpassung an das Implantat sank mit steigendem Alter; diese Daten zeigten eine sensible Phase in der cortikalen Plastizität (Abb. 6a–c, Kral et al. 2002, 2006b). Abbildung 6b verdeutlicht das aktive Areal (Areal mit Antwortamplituden über 300 µV), das sich mit steigender Stimulationsdauer bei früherer Implantation vergrößert. Schon nach 2 Monaten erreicht der Un-

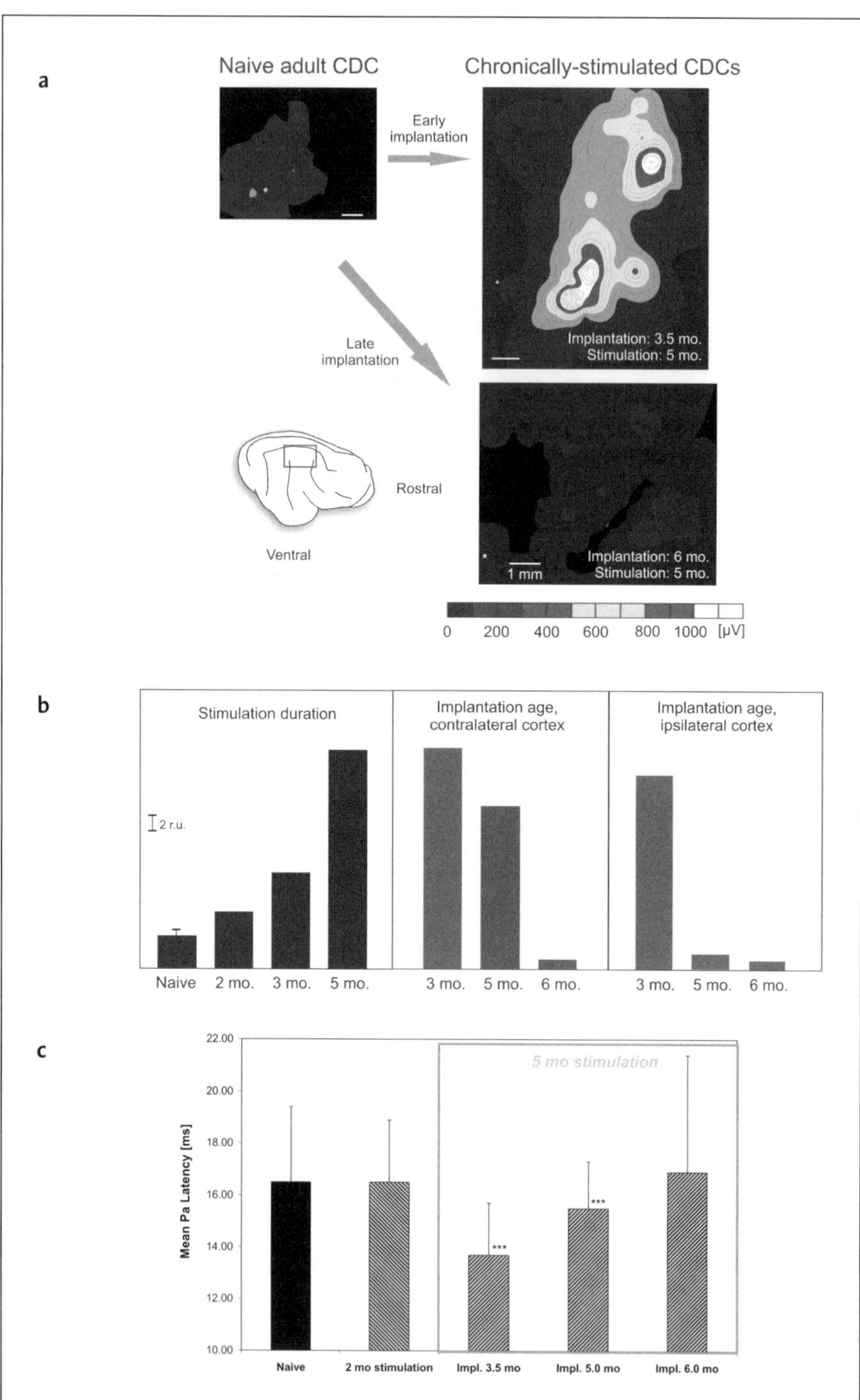
a
Naive adult CDC
Chronically-stimulated CDCs
Early implantation
Late implantation
Implantation: 3.5 mo.
Stimulation: 5 mo.
Rostral
Ventral
1 mm
Implantation: 6 mo.
Stimulation: 5 mo.
0 200 400 600 800 1000 [µV]
b
Stimulation duration
Implantation age, contralateral cortex
Implantation age, ipsilateral cortex
2 r.u.
Naive 2 mo. 3 mo. 5 mo.
3 mo. 5 mo. 6 mo.
3 mo. 5 mo. 6 mo.
c
Mean Pa Latency [ms]
22.00
20.00
18.00
16.00
14.00
12.00
10.00
5 mo stimulation
***
***
Naive
2 mo stimulation
Impl. 3.5 mo
Impl. 5.0 mo
Impl. 6.0 mo

Abb. 6a–6c

terschied die statistische Signifikanz zu gehörlosen Tieren (zweiseitiger Wilcoxon-Mann-Whitney Test, α=5%), nach 5 Monaten ist aber der Unterschied zu 2 Monaten Stimulation noch einmal signifikant angestiegen. Falls man jedoch 5 Monate lang stimuliert, aber im unterschiedlichen Alter implantiert, kommt es zu einem Abfall der Reorganisation mit steigendem Alter. Auch die Antworten auf das unstimulierte Ohr und die andere Hirnhälfte profitieren von der Stimulation (die Areale vergrößern sich), jedoch ist der Abfall mit steigendem Implantationsalter noch stärker als an der trainierten Seite des Gehirns.

CI-Versorgung bei gehörlos geborenen Kindern

Ähnliche Befunde sind auch von Menschen bekannt. Gehörlos geborene Kinder, wenn sie mit einem Cochlea Implantat erst nach dem 2. bis 4. Lebensjahr ausgestattet werden, erreichen ein schlechteres Sprachverständnis als Kinder, die vor dem 2. Lebensjahr implantiert wurden (Svirsky et al. 2004). Nach dem 5. Lebensjahr implantierte Kinder zeigen einen weiteren signifikanten Abfall im Sprachverständnis (Fryauf-Bertschy et al. 1997). Es gibt also eine sensible Phase auch bei Kindern. Ergebnisse elektrophysiologischer Untersuchungen bei diesen Kindern deuten auf ähnliche funktionale Umorganisationsprozesse hin, wie bei Tierexperimenten beschrieben (Ponton/Eggermont 2001, Sharma et al. 2007). Wenn man das Hörsystem mit Silben (z. B. ba) stimuliert, kann man von der Hörrinde sogenannte ereigniskorrelierte Potenziale (EKPs) ableiten. Diese zeigen eine charakteristische Verzögerung zum Moment der Darbietung der Silbe, die Latenz. Die Latenz spiegelt die neuronale Weiterleitung vom Innenohr bis in die Hirnrinde wider, wie auch die sukzessive Verarbeitung des Reizes in unterschiedlichen auditorischen Arealen der Hirnrinde. Die Latenzen zeigen bei hörenden Kindern eine typische Entwicklungsveränderung: Sie verkürzen sich. Die Weiterleitung der Erregung wird mit steigendem Alter effizienter. Sie spiegelt die

---

◁ **Abb. 6a:** Beweis der sensiblen Phase in der cortikalen Plastizität. Cortikale Aktivierungskarten zeigen unterschiedliche Plastizität bei späterer Implantation (Kral et al 2002, 2006b)

◁ **Abb. 6b:** Quantitative Auswertung, aktives Areal vergrößert sich mit steigender Stimulationsdauer bei früherer Implantation

◁ **Abb. 6c:** Zeitpunkt des Auftretens des Maximums der Amplitude der Feldpotenziale verkürzt sich signifikant erst nach 5 Monaten Stimulation

Entwicklung des Gehirns wider. Bei gehörlosen Kindern ist die Latenz nach der Cochlea Implantation gegenüber altersgleichen normal hörenden Kindern verzögert. Durch Hörerfahrung mit dem Cochlea Implantat verkürzt sie sich jedoch und erreicht innerhalb von wenigen Monaten Werte von normal hörenden Kindern (Sharma et al. 2005, 2007). Dies ist jedoch nur dann möglich, wenn die Implantation vor dem 4. Lebensjahr erfolgt. Bei Implantationen nach dem 7. Lebensjahr findet eine Normalisierung der Latenz nicht mehr statt, obwohl eine Verkürzung in den ersten Monaten zu verzeichnen ist.

Abbildung 6c veranschaulicht den Zeitpunkt des Auftretens des Maximums der Amplitude der Feldpotenziale (die Latenz). Diese verkürzt sich signifikant erst nach 5 Monaten Stimulation. Hier spielt auch das Implantationsalter eine Rolle: Je später die Implantation, desto geringer die Latenzverkürzung.

2.4 Vielzahl von sensiblen Phasen

Phasen höherer Sensitivität

Unterschiedliche sensible Phasen, also Phasen von höherer Sensitivität gegenüber Erfahrungen, sind in der Entwicklung wohlbekannt. Wie schon angesprochen, ist für das Erlernen von Fremdsprachen eine solche Phase innerhalb der ersten acht Monate nach der Geburt ausschlaggebend – nur in diesen Monaten kann die Phonetik einer Fremdsprache optimal erlernt werden. Auch sind Fallgeschichten von Kindern bekannt, die in Isolation aufgewachsen sind (sogenannte Wolfskinder). Berühmte Beispiele sind Romulus und Remus, Kaspar Hauser oder die wissenschaftlich am genauesten untersuchte Genie. Diese Kinder sind ohne Kontakt zur menschlichen Sprache aufgewachsen. Eine Metaanalyse der Daten dieser Kinder zeigt, dass das Erlernen der Muttersprache nach Rückkehr in die Gesellschaft nur dann möglich ist, wenn diese in dem 1. Lebensjahrzehnt erfolgt (vgl. Skuse 1993).

Kennard-Effect

Verletzungen des Gehirns nach der Geburt werden auch besser kompensiert als im Erwachsenenalter. Dieser Effekt wird nach der Erstbeschreibung auch Kennard-Effect genannt (Kennard 1938).

Folglich ist eine Vielzahl von sensiblen Phasen in der Hörentwicklung bekannt (z. B. sensible Phasen für phonetische, phonologische, syntaktische Entwicklung, Übersicht in: Ruben 1997).

Im Prinzip können drei Gruppen von sensiblen Phasen unterschieden werden (Lewis/Maurer 2005):

Gruppen sensibler Phasen

- **Sensitive Phase für Entwicklung:** In dieser Phase sind Sinneseindrücke für eine normale Entwicklung unerlässlich. Falls sie fehlen, werden essenzielle Entwicklungsschritte verpasst und können nicht mehr nachgeholt werden. Ein Beispiel ist Blindheit auf beiden Augen von Geburt an oder angeborene Gehörlosigkeit.
- **Sensitive Phase für Vulnerabilität:** In diesem Abschnitt kann eine abnormale Erfahrung langfristige Auswirkungen für die Funktion haben. Manche Funktionen können auch nach der Ausreifung geschädigt werden, wenn die Sinneserfahrung stark abnormal ist. Ein Beispiel ist eine einseitige Blindheit oder ein teilweiser Verlust des Sehvermögens auf einem Auge, der in Kindheit auch nach der Etablierung der kortikalen Verarbeitung noch andere Folgen haben kann als im Erwachsenenalter.
- **Sensitive Phase für Therapie:** Dies sind Zeitfenster, in denen man durch Sinnesreize eine vorherige Störung funktional beheben kann. Diese Phasen sind üblicherweise nicht identisch mit der Gruppe 1, da manche verpasste Entwicklungsschritte durch spätere Erfahrungen nachgeholt werden können.

2.5 Mechanismen von sensiblen Phasen

Um sensible Phasen zu verstehen und eventuell ausdehnen zu können, ist es notwendig, ihre Mechanismen zu verstehen.

Erforschung sensibler Phasen

Viel Forschungsaufwand ist betrieben worden, um die sensible Phase für Vulnerabilität bei monokulärer (einseitiger) Blindheit aufzuklären (Übersicht in: Daw 1994, Morishita/Hensch 2008). Hierbei ist jedoch zu betonen, dass gerade in den letzten Jahren die Forschung sich hauptsächlich auf Mäuse und Ratten konzentriert (Morishita/Hensch 2008), diese aber das Sehen, vor allem das binokuläre, nur sehr eingeschränkt nutzen, da ihre Sehschärfe recht gering ist und sie nicht akkommodieren und keine räumliche Tiefe sehen können. Das Fehlen des Tiefensehens (Schiffman et al. 1970) ist für die Übertragbarkeit dieser Experimente auf Menschen ein Problem (Morishita/Hensch 2008).

Trotz dieser Überlegungen kann festgestellt werden, dass das Modell der monokulären Deprivation wesentliche Erkenntnisse über molekuläre Mechanismen von Plastizität gebracht hat. Wir wissen, dass in der umfangreichen Maschinerie der synaptischen Plastizität manche Prozesse nur in der frühen Entwicklung möglich sind, und dass dadurch die synaptische Plastizität im juvenilen Alter sehr hoch ist (Abb. 6a–c). So kann sich das juvenile Gehirn sehr gut an seine Umgebung anpassen. Um jedoch den kritischen Charakter der sensiblen Phasen zu erklären, d.h. die scheinbare Unmöglichkeit des Erreichens der gleichen Hörleistung nach später Implantation, reicht es nicht aus. Die Kinder, die spät implantiert wurden, zeigten gewisse plastische Veränderungen in der Hirnaktivität (Übersicht in: Sharma et al. 2007), diese führte jedoch nicht zum erwünschten Erfolg. Die kritische Natur der sensiblen Phase bei Gehörlosigkeit basiert also nicht auf einem kompletten Verlust der Plastizität: Sie muss zusätzliche Ursachen haben.

Wir haben vorgeschlagen, dass die sensible Phase auch die Konsequenz der Organisation des gehörlosen Gehirns ist (Kral et al. 2006b, Kral/Eggermont 2007): Bei Untersuchungen an gehörlosen Tieren konnte festgestellt werden, dass die cortikalen Strukturen, die für die Interaktion unterschiedlicher auditorischer Felder im Kortex verantwortlich sind (die Einflüsse von hierarchisch übergeordneten auf hierarchisch untergeordnete Areale, die sogenannten Top-down-Interaktionen), bei gehörlosen Tieren weniger aktiv sind (Kral et al. 2001, 2006b). Der Funktionalität des auditorischen Kortex fehlt ein wesentlicher Aspekt: eine Interaktion mit anderen Arealen. Diese ist z.B. dann notwendig, wenn Informationen auf unterschiedlichen Beschreibungs- und Repräsentationsebenen notwendig sind, wie beispielsweise dann, wenn das auditorische Objekt Einfluss auf die Merkmalskarten ausüben muss.

Filling-in-Phänomene

Ein praktisches Beispiel sind die Filling-in-Phänomene: Wenn man ein Phonem in einem Satz durch Rauschen ersetzt, hören wir statt des Rauschens das ursprüngliche Phonem (Warren 1970; für ähnliche, aber komplexere Filling-in-Phänomene s. Davis/Johnsrude 2007). Dies ist die Folge eines perzeptuellen Einfügens des fehlenden Phonems aufgrund von Wortrepräsentation, da das Gehirn aus Erfahrung weiß, dass nur dieses Phonem in das Wort (oder in den Satz) passt. Satz-, Wort- und Phonemrepräsentation müssen dafür mit der Wahrnehmung der physikalischen Merkmale interagieren.

Dies betrifft nicht nur Sprachsignale, sondern auditorische Signale im Allgemeinen, die sich in den Kontext der Situation, des Verhaltens und der akustischen Umgebung einfügen müssen. Aufgrund der neurophysiologischen Erkenntnisse scheint dies aber bei gehörlosen erwachsenen Tieren nicht mehr möglich (Kral/Eggermont 2007).

Top-down-Interaktion

So ist eine Top-down-Interaktion im primären cortikalen Areal (genannt A1) entkoppelt, und die Erfahrung kann die Merkmalskarten nicht effektiv beeinflussen (Kral/Eggermont 2007). Zusätzlich ist eine Kontrolle über plastische Reorganisation der Merkmalskarten, die diese Top-down-Interaktion auch erfüllt, nicht gegeben, und das Gehirn kann die Plastizität nicht nach den Bedürfnissen der Kategorisation steuern. Die Reorganisation in der Hirnrinde wird zielblind und führt nicht zu adaptivem Verhalten (Kral/Eggermont 2007).

Warum ist aber diese Top-down-Interaktion so verändert? Einerseits entwickelt sich eine solche Interaktion sehr spät. Bei Katzen findet man die neurophysiologischen Korrelate (Aktivität in tiefen cortikalen Schichten V und VI) erst um den 3. Lebensmonat (Kral et al. 2005). Aber es gibt einen weiteren Grund: Die Untersuchung visueller Funktionen bei gehörlosen Katzen zeigte, dass diese Tiere supranormale Fähigkeiten in visueller Bewegungsdetektion und visueller Lokalisation haben (Lomber et al. 2010). Die neuronale Grundlage der supranormalen visuellen Fähigkeiten ist eine differenzierte Übernahme einiger auditorischer Areale durch das visuelle System (Lomber et al. 2010). So nimmt das visuelle System dem auditorischen System einige Ressourcen und zerstört die funktionelle Einheit des auditorischen Kortex, indem es unterschiedliche Areale mit unterschiedlichen Funktionen besetzt. Dies könnte eine Ursache der Entkopplung auditorischer Areale voneinander sein.

Veränderung der Merkmalskarten

Ein letzter klassischer Mechanismus darf aber auch nicht in Vergessenheit geraten: eine Veränderung der Merkmalskarten im auditorischen Kortex. Bei gehörlosen Tieren ist die cortikale Sensitivität auf auditorische Merkmale deutlich reduziert, wie am Beispiel von interauralen Informationen (Tillein et al. 2010), Aktivitätskarten (Kral et al. 2009) wie auch cochleotoper Organisation (Fallon et al. 2009) festgestellt wurde. So sind die Möglichkeiten der Unterscheidung von Reizen auch deutlich herabgesetzt. Dies ist die Folge von unkontrollierter Synaptogenese und Elimination nach der Geburt, die normalerweise von Hörerfahrung abhängt (Kral et al. 2005).

2.6 Kognitive Folgen von Gehörlosigkeit

Die Effekte der Gehörlosigkeit an der Hörrinde haben auch weitere Folgen auf die Kognition (Übersicht in: Kral/O'Donoghue 2010). Viele kognitive Funktionen sind mit den Sinnessystemen gekoppelt und werden von diesen beeinflusst. Manche davon nutzen eine Referenz zu den Sinnessystemen, um Informationen in deren Format zu speichern.

Hören und cortikale Funktionen

Durch die Entkopplung des Höreingangs von cortikalen Funktionen ist es nicht möglich, durch Referenz auf das auditorische System Informationen zu repräsentieren. So werden auch sprachliche Informationen nicht im Bezug auf das Hören (das ja nicht da ist), sondern auf das Sehen (Gebärdensprache) repräsentiert, die jedoch mehr Speicher benötigen. In der Folge haben Gehörlose eine verringerte Kapazität des Kurzzeitgedächtnisses (Koo et al. 2008, Bavelier et al. 2006). Auch ist die motorische Entwicklung beeinflusst (Horn et al. 2006), möglicherweise weil sowohl die Motorik als auch das Hören für Verarbeitung von neuronaler Aktivität in der Zeit zuständig sind und miteinander interagieren.

visuelle Aufmerksamkeit

Zusätzlich wurde beobachtet, dass bei gehörlosen Kindern die Aufmerksamkeit mehr auf die visuelle Peripherie gerichtet ist (wahrscheinlich, weil sie die Umgebung visuell abscannen, um das Fehlen der Warnfunktion des Gehörs zu kompensieren), zuungunsten der Fähigkeit, die Konzentration auf ein Objekt länger zu halten (sustained attention, Barker et al. 2009, Dye et al. 2009). Dieser Effekt reduziert sich zwar im Erwachsenenalter, aber gerade in der Kindheit kann er das Erlernen von Fertigkeiten behindern, die durch Beobachtung von Eltern erworben werden. Ein weiteres Problem stellt das Lesen dar: Da die Gehörlosen keinerlei Referenz auf die phonologischen Repräsentationen ziehen können, haben sie meistens umfangreiche Schwierigkeiten beim Lesen und sind in ihrer Entwicklung um Jahre verzögert (Traxler 2000).

2.7 Fazit

Das ‚gehörlose Gehirn' ist nicht einfach ein hörendes Gehirn ohne ein funktionierendes Innenohr: Das gehörlose Gehirn passt sich der Gehörlosigkeit optimal an, reorganisiert so, dass es bestmöglich den Sinnesausfall kompensieren kann. Diese Kompensation ist aber nicht vollständig. Sie kann es nicht sein, denn die Sinnesorgane sind nicht austauschbar. Das Gehör erreicht nicht die räumliche Auflösung des Sehens, das Sehen aber kann nicht mit der zeitlichen Auflösung des Hörens mithalten. Die Natur ist sehr effizient: Wir haben fünf Sinne, weil wir fünf Sinne brauchen, um uns in der Welt optimal zurechtzufinden. So kann der Ausfall eines Sinnessystems (des Gehörs) auch niemals von den anderen Sinnen vollständig ersetzt werden.

Bedeutung sensibler Phasen

Im Laufe der Entwicklung existieren sensible Phasen, innerhalb welcher das Gehirn den auditorischen Eingang erwartet und sich dem Sinneseingang sowohl auf der Ebene der verbesserten Analysefähigkeiten, vor allem aber bei der Kategorisierung der sensorischen Eingänge in auditorische Objekte optimal anpasst. Wenn im Laufe dieser Phasen auditorische Reizung nicht erfolgen kann, reorganisiert sich das System und passt sich der gegebenen Situation optimal an. Die Integrität der auditorischen Areale in der Hirnrinde wird zerstört und einzelne Areale werden mit neuen, unterschiedlichen Funktionen belegt. Das hat einen Vorteil für die Gehörlosen: Sie entwickeln supranormale visuelle Fähigkeiten. Gleichzeitig werden aber die verbleibenden auditorischen Merkmalskarten abnormal strukturiert, essenzielle Synapsen gehen verloren. Die Phase der hohen synaptischen Plastizität klingt ab.

Therapiebeginn

Die späte Cochlea Implantation trifft dann auf ein verändertes Terrain im Gehirn: veränderte Merkmalskarten, fehlende Synapsen, umgewidmete auditorische Areale, umstrukturierte neuronale Netzwerke. Durch Fehlen von Top-down-Interaktionen ist das auditorische Lernen nach einer Cochlea Implantation unkontrolliert und nicht von individuellen Bedürfnissen gesteuert. Eine erfolgreiche Therapie des Hörverlustes ist nur möglich, wenn man durch frühe Behebung des Hörverlustes diese Prozesse verhindert. Beim Menschen erstreckt sich diese sensible Phase über die ersten zwei Lebensjahre.

Forschungsauftrag

Heute haben wir noch keine Möglichkeit des Wiedereröffnens von sensiblen Phasen. Molekularbiologen arbeiten intensiv daran, die molekulären Determinanten der synaptischen Plastizität zu definieren, um die Rückkehr in den juvenilen Zustand der synaptischen Plastizität zu ermöglichen. Systembiologen untersuchen Möglichkeiten der gezielten Restrukturierung cortikaler neuronaler Netzwerke, die die negativen Folgen der Deprivation rückgängig machen würden. Möglicherweise kann man sogar den visuellen Eingang in die Hörareale in der Zukunft therapeutisch nutzen.

All diese Möglichkeiten sind aber von der klinischen Anwendung noch Jahre entfernt. Die optimale Lösung des Problems der sensiblen Phasen ist heute die frühzeitige Diagnose von angeborener Gehörlosigkeit, wie sie durch das Neugeborenen-Screening möglich wurde. Verbesserte Nachsorge nach einer Cochlea Implantation mit Augenmerk auf die Kontrolle der Aufmerksamkeit, des Sehsystems und auf die Folgen für das neu gewonnene Hören während der auditorischen Rehabilitation könnte auch kurzfristig weitere therapeutische Erfolge bringen.

3 Neuropsychologie des frühen Hörens und seiner Störungen

Von Wolfgang Wirth und Josef Zihl

Hörwahrnehmung umfasst das Entdecken, Lokalisieren, Unterscheiden und Erkennen von akustischen Reizen. Die neurobiologische Grundlage für diese auditiven Wahrnehmungsfähigkeiten bilden die Strukturen und Funktionen des peripheren und zentralen Hörsystems. Lernprozesse (auditive Wahrnehmungserfahrung), Aufmerksamkeit und auditives Gedächtnis spielen jedoch eine entscheidende Rolle für die verschiedenen Komponenten des Hörvermögens und können auch interindividuelle Leistungsunterschiede erklären, z.B. im Unterscheiden und Erkennen bzw. Wiedererkennen von Geräuschen, Klängen, Stimmen und Musik (Chartrand/Peretz/Belin 2008, Shinn-Cunningham/Best 2008, Goldstein 2008, Wright/Zhang 2009).

Bedeutung Hörsystem

Das Hörsystem hat für uns Menschen eine besondere Bedeutung dadurch erlangt, dass wir zur Kommunikation in der Regel die gesprochene Sprache einsetzen. Berichte über entwicklungsbedingte zentrale Hörstörungen konzentrieren sich deshalb meist auf ihre Auswirkungen auf die verbale Wahrnehmung, d.h. die Sprachentwicklung, während entwicklungsbedingte Störungen der auditiven Lokalisation – des Unterscheidens und Erkennens von Geräuschen –, der Stimme (Prosodie) und der Musikwahrnehmung deutlich weniger Berücksichtigung finden. Während die auditive Lokalisation sowie das Unterscheiden und Erkennen von Geräuschen für die menschliche Verhaltenssteuerung wichtig sind, stellt die Musik neben der Sprache ein zweites, für Menschen spezifisches lautliches Kommunikationssystem dar, das der sozialen Bindung dient und Gefühle hervorruft (Altenmüller 2006).

3.1 Psychophysische und neurobiologische Grundlagen

Beim Hören werden Schallwellen durch unser Hörsystem aufgenommen und in sinnvolle Informationen umgewandelt. Dies ist ein äußerst komplexer und raffinierter Prozess, dessen einzelne Teile bis heute noch nicht vollständig verstanden sind.

Schall

Schall ist die wellenförmige Ausbreitung von Druckschwankungen, die von einer Schallquelle ausgesandt werden. Diese minimalen Druckschwankungen pendeln um den Ruhedruck des jeweiligen Mediums. Gemessen wird der Schalldruck in Pascal. Beim Menschen werden dabei Werte zwischen 10^{-5} Pa (Hörschwelle) und 10^{2} Pa (Schmerzschwelle) erreicht. Um besser mit dieser riesigen Bandbreite rechnen zu können, wird eine Transformation des Schalldruckpegels S in das logarithmische Maß Dezibel vorgenommen (Fastl/Zwicker 2007). Dies erfolgt über die Gleichung

$$S = 10\log_{10}\left(\frac{p}{p_0}\right)^2 \text{dB} = 20\log_{10}\left(\frac{p}{p_0}\right)\text{dB}$$

(S = Schalldruckpegel, p = Effektivwert des Schalldrucks in Pascal $p_0 = 2\cdot 10^{-5}$ Pascal = vereinbarter Bezugswert bei 1.000 Hz und gut hörenden 17-Jährigen)

Die Schallausbreitung kann über ein Gas wie die Luft, eine Flüssigkeit wie das Wasser, aber auch über andere Medien erfolgen. Für das menschliche Hören ist Luftschall am wichtigsten. Schall hat je nach Medium unterschiedliche Ausbreitungsgeschwindigkeiten.

Schallenergie

Die Energie des Schalls wird von der Schallquelle geliefert. Die Schallenergie wird vom Ausbreitungsmedium durch den Druck der Schallquelle auf das Medium und die darauf folgende Verdichtung des Mediums aufgenommen. Wenn beispielsweise eine Lautsprechermembran schwingt, stößt sie die umgebenden Luftmoleküle mit einem bestimmten Druck an, was zu einer Verdichtung der Luftmoleküle führt. Beim Zurückschwingen der Membran kommt es zu einer Verdünnung der Luft, da der durch die Rückschwingung verursachte Unterdruck die Moleküle gewissermaßen wieder zurückzieht. Durch das Hin- und Herschwingen der Schallquelle entstehen Muster unterschiedlicher Luftdichte.

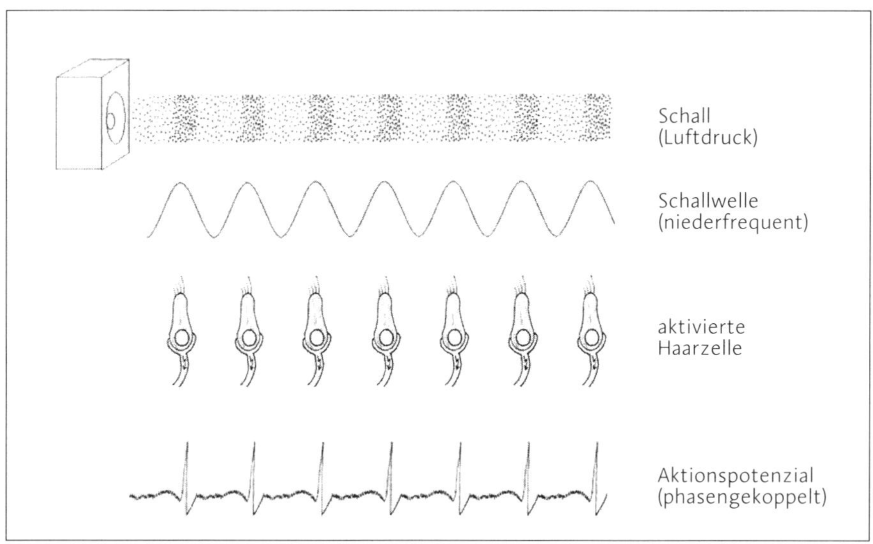

Abb. 1: Der Weg des Schalls von der Schallquelle bis zum neuronalen Impuls

Bei niederfrequenten Schallen kann die Antwort einer Nervenzelle gekoppelt mit der Phase des Schallsignals erfolgen (Abb. 1).

Schallwellenfortbewegung

Diese Muster pflanzen sich als Schallwellen über das Anstoßen angrenzender Luftmoleküle in von der Schallquelle weiter entfernte Regionen fort. Dabei geht mit zunehmender Entfernung immer mehr von der Schallenergie verloren, bis der Schall verebbt. Schall lässt sich in *reine Töne* klassifizieren, wie Sinustöne, in *Klänge*, die sich aus Grundtönen (Grundfrequenzen) und Obertönen zusammensetzen, und in *Geräusche*, die Mischtöne aus Klängen und unsystematischem Rauschen sind. Reine Sinustöne kommen außerhalb von Labors selten vor. Klänge oder Geräusche sind Überlagerungen verschiedener einfacher Sinustöne oder Sinuswellen. Dabei sind die Überlagerungen ganzzahlige Vielfache der Grundfrequenz. Diese lassen sich auch wieder in die zugrunde liegenden einzelnen Sinustöne zerlegen. Diese Zerlegung in Sinustöne wird Fourieranalyse genannt. Das menschliche Hörsystem leistet im Grunde eine Fourieranalyse des Schalls.

Frequenz Schallsignal

Die Frequenz eines Schallsignals bezeichnet die Häufigkeit der Schwingungen pro Sekunde. Die Lautstärke eines Schallsignals wird über die Amplitude, d.h. den maximalen Ausschlag einer Sinuswelle, klassifiziert. Die tatsächliche

Lautstärke eines Tones umfasst allerdings eine ganze Reihe von Sinusmaxima, da der Ton anschwillt und wieder verebbt. Diese Vielzahl von ansteigenden und abfallenden Sinusmaxima lässt sich mit einer alle Sinuswellen umfassenden Hüllkurve beschreiben, welche die tatsächliche Lautstärke darstellt.

Lautstärke/Lautheit

Die subjektiv empfundene Lautheit kann sich von der gemessenen Lautstärke je nach Frequenz erheblich unterscheiden (→ Kap. 4).

3.2 Hören

Die Schallwellen erfahren in der Luft nur einen geringen Widerstand. Dieser Schallwellenwiderstand ist in Flüssigkeiten viel höher. Der Luftschall würde bei einem einfachen Aufprallen auf eine Flüssigkeit fast vollständig verloren gehen.

Schallumwandlung

Im Ohr wird daher eine Umwandlung des eintreffenden Schalls aus der Luft in Flüssigkeit bewirkt, um ihn für die Weiterverarbeitung in der flüssigen Lymphe des Innenohres verfügbar zu halten. Der Schall trifft zunächst auf die Ohrmuschel, die wie ein Trichter fungiert. Durch die Flächenverkleinerung vom Trommelfell zum ovalen Fenster sowie die Hebelwirkungen der Mittelohrknöchelchen Hammer, Amboss und Steigbügel wird der Schall gewissermaßen verdichtet und konzentriert und gelangt so zum ovalen Fenster. Durch die Cochlea zieht sich die Basilarmembran, auf der das Corti-Organ als das eigentliche Hörorgan aufsitzt. Im Corti-Organ befinden sich drei Reihen äußere Haarzellen und eine Reihe innere Haarzellen (Abb. 2).

Diese werden durch gegenläufiges Verschieben der Basilarmembran zu der darüber befindlichen starren Tektorialmembran bewegt. Die Haarzellen werden dadurch erregt und leiten diese Erregung über den Hörnerv und eine Reihe neuronaler Verschaltungskerne an den auditorischen Kortex weiter. Dabei haben nur die inneren Haarzellen Afferenzen, d. h., nur sie leiten den höheren Verarbeitungsstufen zu. Wir hören also eigentlich nur mit den inneren Haarzellen. Die äußeren Haarzellen sind efferent verschaltet. Das bedeutet, dass sie von den höheren Funktionseinheiten des Hörsystems aus gesteuert werden. Sie sind vermutlich bei der Verstärkung und Feinabstimmung zielgerichteten Hörens von Bedeutung.

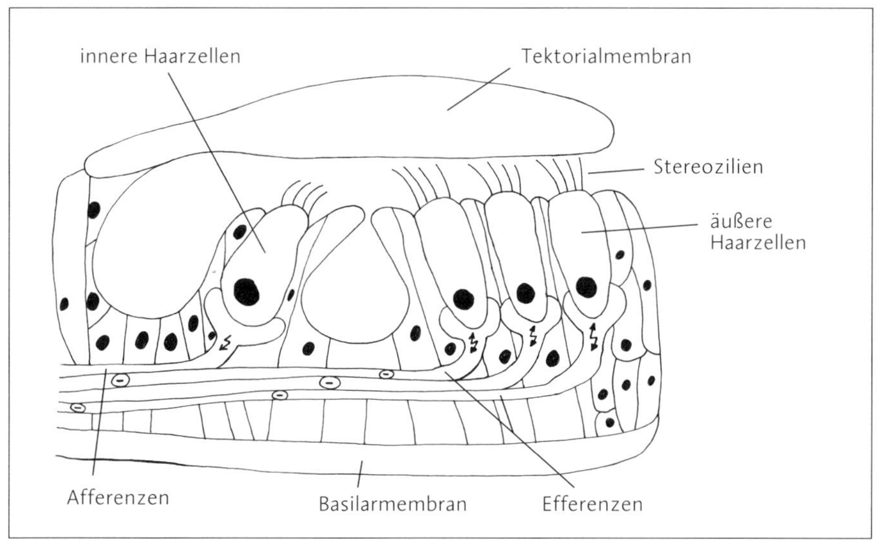

Abb. 2: Äußere Haarzellen, deren Stereozilien durch Gegenbewegung zur Tektorialmembran ausgelenkt werden. Aktivierung der inneren Haarzellen durch Flüssigkeitsbewegungen

Räumliche Kodierung der Schallinformation

In der Cochlea wird durch die eintreffende Schallwelle eine Wanderwelle ausgelöst (Békésy 1956), die ihr Energiemaximum an jeweils einer frequenzspezifischen Position hat.

Ortsfrequenztheorie

Diese Zuordnung von Frequenz und räumlicher Position in der Cochlea wird Ortsfrequenztheorie oder auch tonotope Organisation des Hörens genannt. Die Zuordnung von Ort und Frequenz bleibt in der Nervweiterleitung im ganzen Hörsystem bis in den akustischen Kortex erhalten. Der eintreffende Klang wird in seinen Grundton und seine Obertöne zerlegt. Jeder der Teiltöne bringt jeweils andere Positionen der Basilarmembran zum Schwingen. Durch Kontraktionen der äußeren Haarzellen (Zenner 1986) tragen diese selbst zu einer Verstärkung der frequenzspezifischen Schwingung der Basilarmembran bei.

Zeitliche Kodierung der Schallinformation

Parallel zu dieser Frequenzanalyse erfolgt im Hörsystem eine Verarbeitung zeitlicher Aspekte des Schallsignals. Gruppen von Nervenfasern arbeiten in enger Kopplung und entladen sich synchron zur Phase eines Schallsignals. Der sich wiederholende zeitliche Abstand zwischen zwei eintreffenden Schallwellen entspricht einer Periode, die genaue räumliche Position innerhalb des periodischen Verlaufes entspricht seiner Phase.

phasengekoppelte Auswertung

Abhängig von der ankommenden Frequenz erfolgt eine phasengekoppelte Auswertung des Schallsignals (phaselocked). Bei einem bestimmten Phasenwinkel feuert eine Zelle. Bei niederfrequenten Schallen kann jeweils eine Zelle in Analogie zur jeweiligen Schallwelle feuern (Abb. 1). Da bei höheren Tönen die Basilarmembran sehr viele Schwingungen in einer kurzen Zeiteinheit vollführt, kann die Zelle ab einer bestimmten Frequenz aufgrund der notwendigen Erholungszeit (Refraktärzeit) nicht mehr so schnell feuern, wie die Schwingungen eintreffen. Diese Einschränkung wird dadurch umgangen, dass eine zweite Zelle diese Aufgabe übernimmt und zur nächsten Periode feuert und, falls erforderlich, auch noch eine dritte oder weitere Zelle zur jeweils nächsten Periode bzw. zur genauen Phasenposition Aktionspotenziale generiert, bis in einem ganzen Verbund von Zellen die im Schallsignal vorliegende Schwingungshäufigkeit der Basilarmembran in ein zeitliches Salvenmuster übersetzt wird. Dabei feuern Gruppen von Haarzellen gleichzeitig mit der Schwingung der Basilarmembran, also mit ihrer Phase. Dieses gruppierte Zellenaktivierungsmuster wird von übergeordneten Nervenzellen aufgenommen und in Frequenzinformation überführt. Die zeitliche Kodierung der Frequenz ist vor allem für tiefere Frequenzen geeignet und gelingt für Töne über ca. 4 kHz nicht mehr, da hierbei aufgrund der hohen Schwingungsrate zu viele Nervenzellen benötigt würden (Oxenham/Wojtszak 2010). Auch verschwindet die zeitliche Struktur mit aufsteigender neuronaler Verarbeitungshöhe und tritt hinter die tonotope Verarbeitungsstruktur zurück.

Neuronale Schallweiterleitung

Die akustischen Reize gelangen über Strukturen im Hirnstamm (z.B. Nucleus cochlearis), im Mittelhirn (Colliculus inferior) und Zwischenhirn (Nucleus geniculatus medialis) zum primären auditiven Kortex.

auditiver Kortex

Der auditive Kortex umfasst ein primäres Areal für die Verarbeitung von einfachen Reizmustern und mehrere sekundäre Areale für die Verarbeitung komplexer akustischer

Reizmuster; die auditiven Areale liegen im Temporallappen. Das auditorische Gehirn ist ebenso wie die anderen Wahrnehmungssysteme funktionell spezialisiert. Diese Spezialisierung bildet die Grundlage für die verschiedenen auditiven Teilleistungen bezüglich Orts- und Objektinformationen. Wie im visuellen System werden die zugehörigen Verarbeitungsrouten als WO- und WAS-Pfade bezeichnet. Die dorsale oder WO-Route ist für die Lokalisation von akustischen Reizen im Raum zuständig, die ventrale oder WAS-Route für deren Identifikation (Alain et al. 2001). Die in den verschiedenen Strukturen des WAS-Pfades verarbeiteten akustischen Reizmuster lassen sich zwei Hauptkategorien zuordnen: nicht sprachliche (z.B. Umweltgeräusche, Musik) und sprachliche Informationen. Umweltgeräusche werden in den mittleren temporalen Regionen beider Hemisphären verarbeitet, verbale Informationen vornehmlich in temporalen Regionen der linken Hemisphäre, Musik und Prosodie vorwiegend in temporalen und frontalen Strukturen der rechten Hemisphäre (Altenmüller 2006, Wang et al. 2008).

3.3 Entwicklung der Hörwahrnehmung

pränatales Stadium

Hörfunktionen lassen sich bereits im pränatalen Stadium auf der Grundlage von motorischen (Gliedmaßen- und Rumpfbewegungen) und vegetativen Reaktionen (z.B. Erhöhung der Herzrate) unter Verwendung einfacher akustischer Reize, von Musik oder Sprachreizen (z.B. Silben) nachweisen. Pränatale Hörerfahrung spielt eine wichtige Rolle für auditives Lernen (Unterscheiden und Wiedererkennen; Habituation) und bildet die Grundlage für auditorische Präferenzen, z.B. für die menschliche Stimme (Stimme der Bezugsperson, in der Regel die der Mutter), Sprechsequenzen, melodische Muster, Musiksequenzen und Muttersprache (Lecanuet 1998).

Geburt und erste Lebensmonate

Zum Zeitpunkt der Geburt ist das Hörsystem bereits gut entwickelt, aber noch nicht vollständig ausgereift. Die Fähigkeit zur auditiven Lokalisation bildet sich etwa um den 3. bis 4. Lebensmonat aus, und zeigt sich in gerichteten Blickbewegungen zur Schallquelle. Die Identifikation bzw. das Wiedererkennen menschlicher Stimmen gelingt hingegen sofort sehr früh. Die Stimme der Mutter scheint eine besondere Rolle zu spielen, da sie das Neugeborene bereits nach der Geburt zuverlässig wiedererkennen kann. Vermutlich handelt es sich dabei um pränatale Wahrnehmungserfahrungen (Übertragung der Stimme der Mutter über deren Knochenleitung). Interessant ist weiterhin die Beobachtung, dass sich Neugeborene durch die Stimme (meist der Bezugsperson) beruhigen lassen.

fötales Hören

Bereits vor 80 bis 90 Jahren begannen Kinderärzte, Hinweise auf das Hören von Föten zu untersuchen, besonders als Reaktion auf laute Umgebungsgeräusche wie Autohupen (Peiper 1925), Theaterapplaus (Forbes/Forbes 1927), Zusammenschlagen von Holzplatten (Ray 1932) oder Experimente mit Türklingeln (Sonntag/Wallace 1935). Zu dieser Zeit waren Hypothesen im Umlauf, dass Babys aufgrund der mit Fruchtwasser gefüllten Ohren zunächst taub seien und erst einige Zeit nach der Geburt hören könnten (z.B. Gaupp 1912).

Seit ungefähr 1980 wurden verschiedene Methoden zur Einschätzung des fötalen Hörens angewendet, bei denen der Herzschlag des Fötus oder fötale Bewegungen als Reaktion auf akustische Inputs registriert wurden (Gelman et al. 1982, Luz 1985, DeCasper/Sigafoos 1983). Birnholz/Benacerraf (1983) untersuchten bei Föten zwischen der 16. und 32. Gestationswoche z.B. mittels hochauflösender Ultraschallbildgebung den Blinzel-Schreck-Reflex (Blink-Startle-Reflex, BSR) auf eine Reihe von 110 dB-Tönen zwischen 250 Hz und 850 Hz, deren dämpfungsbereinigte Schallstärke mit 15 dB berechnet wurde. Die ersten Blinzel-Reaktionen zeigten sich bei Föten in der 24. und 25. Gestationswoche. Nach der 28. Gestationswoche waren die Reaktionen bei allen 236 Föten beobachtbar gewesen.

Was hört der Fötus?

Die wichtigsten Höreindrücke für den Fötus sind vermutlich die Stimme, der Herzschlag, die Verdauungsgeräusche und die Bewegungen seiner Mutter. Diese Geräusche werden besonders über die Knochenleitung bis zu den Beckenknochen weitergeleitet. Die Beckenknochen fungieren dabei wie eine Art Schallschüssel für den Fötus (Spitzer 2008). Dabei besteht für den Fötus ein ständiger Grundgeräuschpegel von 28 dB der z.B. bei lautem Singen der Mutter bis 84 dB ansteigen kann (Querleu et al. 1988, 1989, Brezinka et al. 1997).

Reaktion des Fötus auf Höreindrücke

Kisilevsky et al. (2003) fanden heraus, dass der Fötus bereits in der 38. Woche seinen eigenen Herzschlag als Reaktion auf die mütterliche Stimme beschleunigt und seinen

Herzschlag als Reaktion auf die Stimme eines Fremden verlangsamt, woraus sich schließen lässt, dass diese Stimmen verarbeitet und bereits unterschieden werden.

Von außen kommender Schall wird allerdings sehr stark gedämpft. Gerhardt/Abrams (1996) führten mit Unterwassermikrophonen Schallmessungen im Uterus trächtiger Schafe durch.

Wenn Schall auf weiche Körper auftrifft, wie bei der Schallweiterleitung im Mutterleib, werden besonders hohe Frequenzen zwischen 125 und 4.000 Hz wie von einem Tiefpassfilter mit ca. 6 dB pro Oktave weggefiltert (Gerhardt/Abrams 1996). Besonders Schallsignale unter 500 Hz wurden um weniger als 5 dB abgeschwächt, wohingegen höhere Frequenzen um 20 dB bis 30 dB abgeschwächt wurden. Die spezifische Schallenergie im Uterus regt beim Fötus eher ein Hören über Knochenschall als über das äußere und innere Ohr an.

Gerhardt/Abrams (1996) schließen aus ihren umfangreichen Untersuchungen, dass der Fötus besonders Sprache und Musik unter 500 Hz und über 60 dB hören kann. Der Frequenzbereich der von außen durchdringenden und hörbaren Geräusche liegt im Uterus nach Messungen von Lecanuet im unteren Bereich zwischen 50 und 700 Hz (Lecanuet 1996).

Was hört das Neugeborene?

Schnullerparadigma

DeCaspar/Fifer (1980) führten Untersuchungen mit dem Schnullerparadigma bei Neugeborenen durch, die jünger als drei Tage waren. Die Babys konnten durch die Geschwindigkeit ihrer Saugrate an einem speziellen Schnuller Geschichten auswählen, die (auf Band aufgenommen) entweder von ihrer Mutter oder einer anderen Frau vorgelesen wurden. Die Neugeborenen steuerten dabei ihre Saugrate so, dass sie die Stimme ihrer Mutter hören konnten.

Hörpräferenzen

Die Säuglinge bevorzugten auch Geschichten, die sie während der letzten Wochen der Schwangerschaft gehört hatten, im Gegensatz zu ebenfalls von der Mutter vorgelesenen ihnen unbekannten Geschichten (DeCasper/Spence 1986). Ebenso wurde die Muttersprache (Englisch) gegenüber einer anderen Sprache (Spanisch) bevorzugt (Moon et al. 1993).

Keine Präferenz zeigte sich gegenüber der väterlichen Stimme, auch wenn die Kinder nach der Geburt explizit der

Vaterstimme ausgesetzt wurden (DeCasper/Prescott 1984). Dies deutet darauf hin, dass die beobachteten Hörpräferenzen bereits im Mutterleib erworben worden waren.

Hörschwellen Doch ist das Hören Neugeborener noch bei Weitem nicht so gut wie bei Erwachsenen. Bei der Ton-Entdeckung (tone-detection) zeigten sich Hörschwellen, die 30 dB bis 70 dB über denen Erwachsener liegen (Mattock et al. 2010). Die Hörempfindlichkeit nimmt allerdings in den ersten Lebensmonaten so stark zu, dass die Hörschwellen für hochfrequente Töne bereits mit 6 Lebensmonaten nur noch ungefähr 10 dB über denen der Erwachsener zu liegen scheinen und bereits nach dem 2. Lebensjahr ausgereift sind (Mattock et al. 2010). Bei der tieffrequenten Tonwahrnehmung scheint sich allerdings erst ab dem 10. Lebensjahr der Reifegrad Erwachsener zu entwickeln (Mattock et al. 2010).

Eimas et al. (1971) konnten bei einen Monat alten Säuglingen bereits kategoriale Wahrnehmungen feststellen und zwar die Unterscheidung zwischen *ba* und *pa*.

Hörenlernen (auditory learning)

Wahrnehmungslernen ist nach Gibson (2003) die Hauptaufgabe eines Neugeborenen und besteht in der zunehmenden Differenzierung von Reizen sowie der Verbindung vorgefundener Reize zu sinnvollen Einheiten. Die bisher aufgeführten Untersuchungen weisen darauf hin, dass das Hörenlernen bereits sehr früh im Mutterleib beginnt und mit der Geburt bei Weitem noch nicht abgeschlossen ist.

Reifung Hörsystem Neuere Untersuchungen weisen darauf hin, dass das Hörsystem erst mit 40 Jahren vollständig ausgereift ist (Poulsen et al. 2007). Um diese Ausreifung erreichen zu können, benötigt das Hörsystem konstant akustische Reize, welche durch ständig veränderte und aktualisierte synaptische Verschaltungen und Gewichtungen im Hörsystem ihren Niederschlag finden. Klinke (1998) konnte eindrucksvoll die Ausbildung neuronaler Verschaltungen durch akustische Inputs im Tierexperiment nachweisen.

Wichtige Schritte in der Hörentwicklung werden auch durch neuronale Reifungsprozesse wie die Ausbildung von Markscheiden ausgelöst. Durch die Markscheidenbildung ist eine schnellere Übermittlung neuronaler Impulse möglich. Ebenso nimmt die Vernetzung und Differenzierung verschiedener Analysen mit zunehmender Ausreifung und zahlreichen Lerndurchgängen zu.

Theorie der umgekehrten Hierarchie

Auch beim auditiven Lernen kann daher in Analogie zum visuellen Lernen eine Theorie der umgekehrten Hierarchie postuliert werden (Ahissar/Hochstein 2004, Mattock et al. 2010). In dieser Theorie wird angenommen, dass das Lernen auf kortikal späteren Ebenen mit einer niedrigen Wahrnehmungsauflösung beginnt und zu den mehr basalen Ebenen fortschreitet, wenn die repräsentierte Auflösung für die jeweilige Wahrnehmungsaufgabe unzureichend ist. Das heißt, die Wahrnehmung differenziert sich je nach Notwendigkeit weiter aus.

Methodische Probleme

Schwierig bei allen Experimenten zur frühen Hörwahrnehmung ist stets die Konfundierung der reinen sensorischen Faktoren mit anderen kognitiven Faktoren wie Aufmerksamkeit und Gedächtnis, aber auch mit motivationalen Faktoren und mit der Komplianz.

aktives/passives Hören

Dabei erscheint es äußerst wichtig, zwischen aktivem Hören (engl. Listening, im Deutschen auch Lauschen genannt) und dem passiven Hören (engl. Hearing, dt. Hören) zu unterscheiden. Die Messung frühen Lernens ist auch aus anderen Gründen nicht so einfach, da bereits die Messung selbst einen Trainingseffekt induzieren kann (Amitay et al. 2006, Mattock et al. 2010). Selbst das Trainieren unmöglicher Aufgaben (Vergleichen von Sinustönen gleicher Frequenz) erbrachte statistisch signifikante Lerneffekte hinsichtlich der Unterscheidungsfähigkeit von Frequenzunterschieden (Amitay et al. 2007, Mattock et al. 2010).

3.4 Zentrale Hörstörungen

Unter diesem Begriff werden Hörstörungen zusammengefasst, die durch eine Schädigung subkortikaler und (vor allem) kortikaler Strukturen und ihrer Verbindungen verursacht sind. Im Einzelfall kann die zuverlässige differentialdiagnostische Abgrenzung zwischen peripheren und zentralen Hörstörungen schwierig sein, da z.B. die Entwicklung der zentralen Anteile des Hörsystems durch eine pränatale sensorische Deprivation aufgrund einer Schädigung bzw. Entwicklungsstörung des peripheren Hörsystems beeinträchtigt werden kann. Dieser Umstand kann auch erklären, warum es vergleichsweise wenige Veröffentlichungen über entwicklungsbedingte zentrale Hörstörungen gibt.

kognitive Funktionsstörungen

Hinzu kommt, dass kognitive Funktionsstörungen vor allem im Bereich Aufmerksamkeit die Hörwahrnehmung und ihre Entwicklung indirekt behindern bzw. beeinträchtigen können. Ein Kind, das über keine ausreichende (auditive) Aufmerksamkeit verfügt, wird Schwierigkeiten haben, akustische Reize zu entdecken, zu lokalisieren und zu identifizieren, wenn diese Reize entweder eine zu niedrige Intensität (z.B. Lautstärke) aufweisen oder in einer auditiven Szenerie enthalten sind und deshalb erst aktiv herausgefiltert werden müssen.

zentrale Störungen der Hörwahrnehmung

Entwicklungsbedingte zentrale Störungen der Entdeckung von auditorischen Reizen imponieren meist als Schwerhörigkeit. Auditorische bzw. auditive Verarbeitungsstörungen (Auditory Processing Disorder, APD) umfassen sehr heterogene Störungen einer oder mehrerer Teilleistungen der Hörwahrnehmung (Entdecken, Lokalisieren, Unterscheiden und Erkennen von akustischen Reizen und Mustern). Die Verwendung des Begriffs Schwerhörigkeit erfordert deshalb immer eine Präzisierung im Sinne eines positiven und negativen Leistungsbildes und damit einer entsprechend differenzierten Diagnostik, die u.a. auch die Aufmerksamkeit einschließt (Dawes/Bishop 2009).

Schwere zentrale Störungen der Hörwahrnehmung (Congenital Auditory Imperception) sind durch ein Störungsmuster gekennzeichnet, das praktisch alle auditiven Teilleistungen umfasst (Spreen et al. 1995). Häufige Ursachen sind perinatale oder postnatale traumatische und zerebrovaskuläre Schädigungen des Hörsystems sowie demyelinisierende und degenerative Erkrankungen des Zentralnervensystems.

Reine Störungen

Sogenannte reine Störungen der auditiven Lokalisation sind bisher bei Kindern nicht beschrieben worden; dies bedeutet jedoch nicht, dass diese Störungen nicht vorkommen. Bei Erwachsenen sind Störungen der auditiven Lokalisation, z.B. nach traumatischer Schädigung frontaler Strukturen, beschrieben worden (Bergemalm et al. 2009). Clarke et al. (2002) und Adriani et al. (2003) fanden dissoziative Störungsmuster nach erworbener Hirnschädigung, d.h. Störungen der auditiven Lokalisation bei Erhalt der auditiven Identifikation und umgekehrt. Als Ursache fand sich eine Schädigung im WO- bzw. im WAS-Pfad. Bei Kleinkindern könnte eine reduzierte oder fehlende Lokalisation von auditiven Reizen als Schwerhörigkeit imponieren (was es in der Tat auch sein kann). Weisen Kinder jedoch gleichzeitig ein deutlich besseres auditives Entdecken bzw. Erkennen auf, so liegt der Verdacht nahe, dass es sich um eine spezifische Störung der auditiven Lokalisation handelt.

auditive Agnosie

Störungen des auditiven Erkennens werden als auditive Agnosie bezeichnet. Für das Kindesalter lassen sich zwei Formen unterschieden: eine angeborene und eine in früher Kindheit erworbene Variante. Im zweiten Fall hat bis zum Zeitpunkt der Hirnschädigung eine normale Hörentwicklung stattgefunden. Kinder mit angeborener auditiver Agnosie fallen typischerweise dadurch auf, dass sie Phoneme schlecht unterscheiden und erkennen können. Dieses Störungsbild wird als verbale Agnosie oder Entwicklungsaphasie bezeichnet. Als Korrelate dieser Funktionsstörung finden sich sowohl veränderte EEG-Muster und elektrophysiologische Reizantworten als auch eine verminderte Perfusion vor allem in temporalen kortikalen Regionen (Klein et al. 1995, O'Tuama et al. 1992).

Erworbene auditive Agnosien im Kindesalter sind z.B. nach Herpes-Enzephalitis berichtet worden. Tritt diese Hirnerkrankung vor dem Spracherwerb auf, so kann trotz intensiver Therapie eine schwere, chronische Sprachentwicklungsstörung bei normaler Intelligenzentwicklung die Folge sein (Kaga et al. 2000).

Eine fehlende Entwicklung des (Wieder-)Erkennens vertrauter Stimmen ist bei zu früh geborenen Babys (vor der 32. Schwangerschaftswoche) und bei Babys beobachtet worden, deren Mütter während der Schwangerschaft unter Bluthochdruck litten, was zu einer Verzögerung der Reifung des auditiven Systems bzw. des auditiven Gedächtnisses führen kann (Therien et al. 2004, Lee et al. 2007).

Vergleichbare Störungen können auch nach erworbener Schädigung links- und rechtsseitiger temporaler Strukturen auftreten (sogenannte Phonagnosie; van Lancker et al. 1989).

auditive (Teil-) Leistungsstörungen

Störungen auditiver (Teil-)Leistungen können die Entwicklung des Sprachverständnisses nachhaltig beeinträchtigen. Allerdings weisen nicht alle Kinder mit Sprachentwicklungsstörungen auch nicht verbale auditive Verarbeitungsstörungen auf (Bailey/Snowling 2002). Dies gilt auch für Kinder mit dem sogenannten Landau-Kleffner-Syndrom. Sie können phonologische Informationen nicht mit der relevanten Bedeutung verbinden, die den semantischen Kontext enthält, sodass das auditorische Sprachverständnis fehlt oder zumindest deutlich erschwert ist. Die auditive Verarbeitung und damit die Hörwahrnehmung selbst scheinen jedoch nicht betroffen zu sein; deshalb wird dieses Syndrom auch als auditiv-verbale Agnosie bezeichnet (Temple 1998).

Das korrekte Verständnis von gesprochener Sprache setzt u.a. eine hohe zeitliche Auflösung voraus, sodass eine zuverlässige serielle Verarbeitung phonologischer (und damit verbaler) Informationen möglich ist. Eine periventrikuläre Hirnschädigung, wie sie z.B. bei zu früh (vor der 30. Schwangerschaftswoche) geborenen Kindern auftreten kann, ist häufig mit einem Defizit in der sicheren zeitlichen Verarbeitung von Phonemen verbunden (Downie et al. 2002).

Worttaubheit

Fälle mit sogenannter reiner Worttaubheit sind wiederholt beschrieben worden. Pinard et al. (2002) fanden 62 Fälle in der Literatur. Allerdings konnten nur in fünf Fällen unauffällige non-verbale Funktionen nachgewiesen werden. Dies deutet darauf hin, dass selektive zentrale Hörstörungen, die nur auf eine Teilleistung beschränkt sind, eher die Ausnahme darstellen. In einer ausführlichen Einzelfallstudie haben Hattiangadi et al. (2005) gefunden, dass die zeitliche auditorische Verarbeitung, das Verstehen gesprochener Sprache sowie die Wahrnehmung von Musik und Prosodie gestört waren. Das Unterscheiden und (Wieder-)Erkennen von Stimmen, Umweltgeräuschen und Tierlauten sowie das Verstehen geschriebener Sprache (Lesesinnverständnis), die Sprachproduktion und die tonaudiometrischen Untersuchungsergebnisse waren hingegen nicht betroffen. Ein konsistentes und systematisches negatives Leistungsbild ist somit nicht in jedem Fall zu erwarten.

Die nach erworbener Hirnschädigung bei Erwachsenen gefundenen Dissoziationen auditiver Störungen, z.B. erhaltene Sprachwahrnehmung bei gestörter Geräuschwahrnehmung, erhaltene Geräuschwahrnehmung bei gestörter Musikwahrnehmung, erhaltene Sprachwahrnehmung bei gestörter Musikwahrnehmung usw., weisen auf eine funktionelle Spezialisierung innerhalb des zentralen auditiven Systems hin (Polster/Rose 1998, Vignolo 2003).

Die Entwicklung dieser funktionellen Spezialisierung findet vermutlich in der frühen Kindheit statt. Es ist deshalb zu erwarten, dass bei Kindern mit zentralen Störungen der Hörwahrnehmung ähnliche Dissoziationen festzustellen sind. Für diese Annahme spricht auch die Existenz der sogenannten kongenitalen Amusie, die durch ausgeprägte Schwierigkeiten im Unterscheiden (z.B. von Tonleiter und Rhythmus) und Erkennen bzw. Wiedererkennen von Musik sowie durch die Unfähigkeit, Musikwahrnehmung durch Übung zu erwerben, gekennzeichnet ist (Peretz/Hyde 2003).

avisierter diagnostischer Standard

Auch wenn sich in der Literatur für das frühe Hören selektive Störungen nicht in der Häufigkeit und Reinheit finden lassen wie bei Erwachsenen, so ist aufgrund der bekannten funktionellen Spezialisierung des zentralen Hörsystems doch davon auszugehen, dass die auditiven Teilleistungen auch isoliert beeinträchtigt sein können. Dies kann entweder auf eine Entwicklungsstörung oder eine erworbene Schädigung des Hörsystems zurückgeführt werden. Die Regel ist aber wohl eine Kombination aus verschiedenen Teilleistungsstörungen, wobei allgemeine zentrale Störungen der Hörwahrnehmung und Störungen der auditiven Sprachentwicklung zweifellos am auffälligsten sind und deshalb kaum übersehen werden. Eine detaillierte Untersuchung aller auditiven Leistungen und die zuverlässige Klassifikation der gestörten Teilleistungen in primäre und sekundäre Funktionsstörungen (z.B. eine durch auditive Verarbeitungsstörungen verursachte auditive Entwicklungsstörung) unter Berücksichtigung der beteiligten kognitiven Funktionssysteme (auditive Aufmerksamkeit, supramodale Aufmerksamkeit; auditives bzw. verbales Arbeits- und Langzeitgedächtnis) sollte deshalb den diagnostischen Standard darstellen (vgl. Böhme 2006).

4 Psychoakustik und Wahrnehmungsgrundgrößen

Von Uwe Baumann

Gegenstand der Psychoakustik

Aufgabenfeld der Psychoakustik ist die Beschreibung von Zusammenhängen zwischen physikalischen Reizen und den durch diese Reize beim Menschen hervorgerufenen Empfindungen (vgl. Moore 2003). Empfindungen, welche Versuchspersonen normalerweise nur recht ungenau mit Worten beschreiben, werden durch verschiedene Verfahren der Größenschätzung quantitativ erfasst und durch Gleichungen oder Funktionen graphischer Art dargestellt. Als Grundgrößen unterschiedlich intensiver Schalle werden angesehen:

- die entsprechende **Lautheit**,
- die Umsetzung verschiedener Frequenzen in **Tonhöhenempfindungen**,
- die Verarbeitung von Intensitäten, Ton- und Pausendauern zu subjektiv empfundenen **Zeitmustern**,
- die Zuordnung von **Klängen** zu spektralen Eigenschaften eines akustischen Reizmusters.

Im Folgenden werden die wichtigsten Größen betrachtet.

Psychoakustik
Psychoakustik als Teilgebiet der Psychophysik befasst sich mit den Zusammenhängen der menschlichen Empfindung von Schall als Hörereignis und mit dessen physikalischen Schallfeldgrößen als Schallereignis.

4.1 Intensitätsabbildung und Intensitätsauflösung

Intensitätsempfindung

Empfindungsgrößen, die anwachsen können, werden als Intensitätsempfindung bezeichnet. Diese sind zu unterscheiden von Positionsempfindungen, welche mit dem Ort zusammenhängen, an dem sie wahrgenommen werden. Die Lautstärkeempfindung ist eine typische Intensitätsempfindung: Wenn ein Ton lauter wird, spricht man von der Intensivierung der Empfindung.

Positionsempfindung

Bei einer Tonhöhenempfindung hingegen spricht man von einer Positionsempfindung, da ein in seiner Höhe zunehmender Ton nicht als stärker, sondern als höher wahrgenommen wird. Außerdem ist aus der Physiologie des Innenohres bekannt, dass verschiedene Tonhöhen an unterschiedlichen Orten der Basilarmembran abgebildet werden – auch aus diesem Grund ist die Tonhöhenempfindung eine Positionsempfindung.

Ruhehörschwelle

Die Ruhehörschwelle ist eine Funktion des gerade eben zu einer Hörwahrnehmung führenden Schalldruckpegels über der Frequenz. Abbildung 1 zeigt eine aus der Messung von 100 Normalhörenden ermittelte Normalkurve. Man erkennt, dass für tiefe Frequenzen sehr hohe Schallpegel für die Wahrnehmbarkeit der Töne erforderlich sind. Hieraus ergibt sich, dass das Ohr in diesem Bereich relativ unempfindlich ist. In einem mittleren Frequenzbereich zwischen 1.000 und 4.000 Hz genügt ein viel geringerer Pegel zur Wahrnehmung des Testtones. Im Frequenzbereich oberhalb 10 kHz nimmt dann die Empfindlichkeit des durchschnittlichen Gehörs wieder ab.

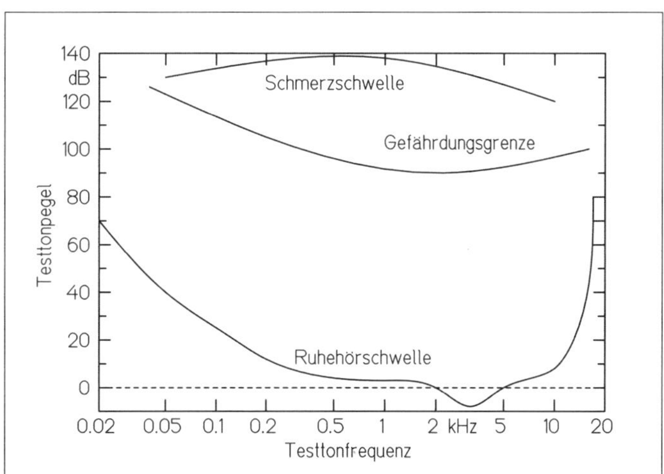

Abb. 1: Ruhehörschwelle, Gefährdungsgrenze und Unbehaglichkeitsschwelle

Isophone und Hörfläche

Isophone Abbildung 2 stellt Kurven gleicher Lautstärke (Isophone) dar. Ihren Verlauf gewinnt man folgenderweise: Der Proband hört einen Ton mit fest vorgegebenem Schallpegel und einer Frequenz von 1.000 Hz abwechselnd mit einem weiteren Ton bei einer anderen Frequenz, z. B. 500 Hz. Nun wird der 500 Hz-Ton so lange in seinem Pegel verändert, bis der Zuhörer ihn als gleich laut (wie den 1 kHz-Ton) empfindet. Ebenso verfährt man mit anderen Frequenzen. Im Bild ist deutlich zu erkennen, dass alle Kurven bezüglich ihrer Hörempfindlichkeit über der Frequenz ähnlich verlaufen (die oberen Kurven sind nur etwas flacher).

Für den Verlauf der Lautstärke längs einer Isophone hat man den Begriff Pegellautstärke und die Maßeinheit phon eingeführt. Eine Angabe von z. B. 30 phon bedeutet daher sehr unterschiedliche Schallpegelwerte in Abhängigkeit von der Frequenz. Nur bei 1 kHz stimmen Schallpegelangabe (in dB SPL, Sound Pressure Level) und phon-Angabe überein.

Schmerzschwelle Isophone oberhalb 120 phon kennzeichnen den Bereich der Schmerzschwelle. Damit soll ausgedrückt werden, dass Schalle dieser Intensität bereits schmerzhaft laut sind. Neben dem Schmerzempfinden kann auch eine Schädigung der Haarzellen eintreten, die deshalb besonders gravierend ist,

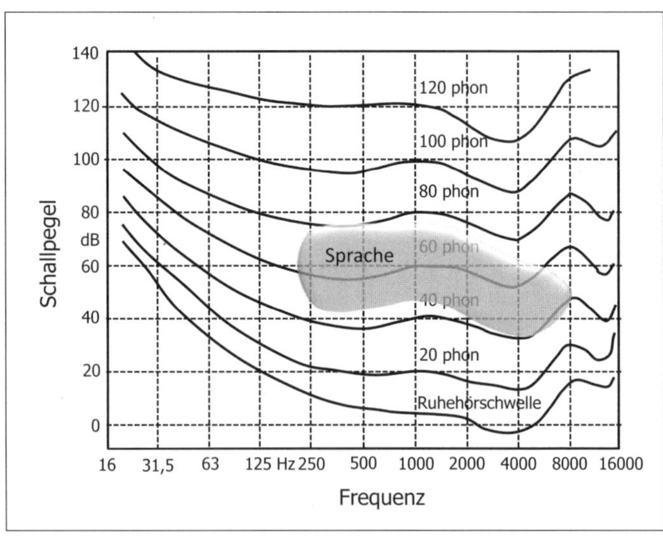

Abb. 2: Kurven gleicher Lautheit (Isophon-Kurven) und Haupt-Sprachbereich

weil sich geschädigte Haarzellen nicht mehr regenerieren können. Treten die lauten Schalle daher über eine längere Zeit auf, so wird der Mensch unwiderruflich schwerhörig. Eine Dauerlärmbelästigung oberhalb 85 dB (A) innerhalb einer Arbeitswoche kann bereits zu Hörschäden führen. Schallpegel an der Schmerzschwelle treten durchaus in der Praxis auf – beispielsweise dann, wenn man sich in einer Diskothek in die Nähe der Lautsprecher begibt.

Hörfläche

Den gesamten Bereich zwischen Hör- und Schmerzschwelle bzw. im Frequenzumfang zwischen 20 Hz und ca. 16 kHz bezeichnet man als Hörfläche; in dieser spielt sich also das gesamte Hörgeschehen ab. Der Frequenzbereich von Sprache ist jedoch wesentlich abgesteckter; er ist in Abbildung 2 hervorgehoben. Allerdings gibt es keine scharfe Begrenzung: Sprache reicht von etwa 60 Hz bis weit über 8 kHz (Zischlaute), in den Extrembereichen ist der Pegel aber außerordentlich niedrig. Man kann daher den Frequenzumfang der Sprache auf etwa 300 bis 3.400 Hz begrenzen, ohne dass die Sprachverständlichkeit darunter leidet. Bei Fernsprechanlagen mit geringer Bandbreite wird genau dieser Frequenzumfang verwendet. Für eine qualitativ hochwertige und damit natürliche Sprachwiedergabe sollte man aber den vorher genannten Bereich vorsehen.

Lautheit

Die Empfindungsgröße der zur Schallstärke gehörenden Intensitätsempfindung ist die Lautheit. Die Lautheitsfunktion kann durch die Beantwortung der Frage, wievielmal lauter oder leiser ein zu messender Schall im Vergleich zu einem Standardschall ist, bestimmt werden.

Verhältnislautheit/ sone

Diese sogenannte Verhältnislautheit erhält die Bezeichnung sone, wenn als Standardschall ein 1 kHz-Ton mit einem Schallpegel von 40 dB festgelegt wird. Diesem Ton wird im ebenen Schallfeld die Lautheit 1 sone zugeordnet. Zur Bestimmung der Lautheitsfunktion wurden Hörversuche durchgeführt, bei denen die Probanden einen Schallpegel einstellen sollten, der doppelt so laut wie ein Referenzton wirkte. Zur Verdopplung des Lautheitseindruckes wurden oberhalb eines Schallpegels von 40 dB des Referenztones im Mittel 10 dB von den Probanden eingestellt. Daraus folgt, dass ein 50 dB lauter Ton eine Lautheit von 2 sone besitzt, ein 60 dB lauter Ton erhält 4 sone. Die Lautheit von 100 sone entspricht einem Schallpegel von 105 dB.

Die Lautheitsfunktion wird durch die nach Stevens benannte Potenzfunktion dargestellt (Stevens/Tulving 1957):

$$N\,[\mathrm{sone}] = \left(\frac{I}{I_0}\right)^{\alpha}$$

Mit N wird die Lautheit in der Einheit sone, mit I die Intensität des Testtones und mit I_0 die Intensität des Referenz-Sinustones bei 1 kHz mit einem Pegel von 40 dB SPL bezeichnet, der definitionsgemäß der Lautheit 1 sone entspricht. Der Exponent α liegt abhängig von den experimentellen Bedingungen bei etwa 0,3. Eine Erhöhung der Schallintensität um 10 dB bedeutet somit ungefähr einen Anstieg der Lautheit um den Faktor 2 (da 10 dB eine Verzehnfachung der Intensität bedeutet und $10^{0,2} \cong 2$ ist).

Unter Zuhilfenahme der Lautheitsfunktion kann eine Aussage darüber gemacht werden, um welchen Faktor ein Schall B lauter als ein Schall A ist. Der Schalldruckpegel oder die Pegellautstärke geben nur die Richtung an, d.h., sie machen eine Aussage darüber, ob ein Schall lauter oder leiser ist. Aussagen über quantitative Relationen der Lautheiten sind durch Angabe von Pegellautstärken nicht möglich.

Lautheit

Die Lautheit in sone gibt jedoch direkt Auskunft darüber, um wievielmal lauter ein Schall im Vergleich zu einem 40 dB starken 1 kHz-Ton ist. Wenn ein Schall beispielsweise mit einer Lautheit von 10 sone angegeben wird, bedeutet dies, dass dieser Schall zehnmal lauter empfunden wird als ein Ton mit einem Pegel von 40 dB bei einer Frequenz von 1 kHz.

Da zur Gewinnung der Lautheitsfunktion in Abbildung 3, wie bei der Ermittlung der Pegellautstärke, ein 1 kHz-Ton verwendet wurde, kann die Abszisse anstelle des Schallpegels (in dB) auch in der Pegellautstärke (in phon) beziffert werden. Ist von einem beliebigen Schall die Pegellautstärke in phon bekannt, so kann mit der Lautheitsfunktion nach Abbildung 3 die zugehörige Lautheit bestimmt werden.

Viele Empfindungsgrößen stehen mit den auslösenden Reizen in einem logarithmischen Zusammenhang. Man kann beobachten, dass die eben wahrnehmbare Änderung des Reizes dann abhängig von der Ausgangsstärke des Reizes selbst ist. Die Psychologen Weber und Fechner konnten nachweisen, dass dieses Verhältnis für alle Werte von I annähernd konstant ist und mit dem eben wahrnehmbaren Empfindungsunterschied verknüpft ist:

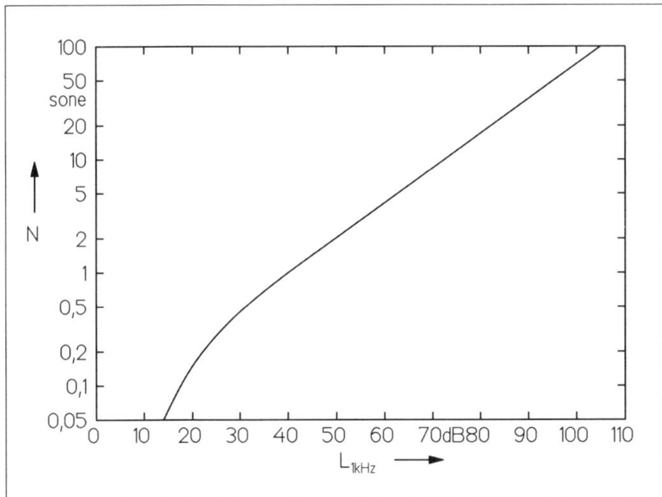

Abb. 3: Lautheitfunktion für einen 1 kHz-Reinton

$$\Delta E = k \cdot \frac{\Delta I}{I}$$

Die Beziehung zwischen der Reizgröße *I* und der Empfindungsgröße kann durch Aneinanderreihung von eben wahrnehmbaren, kleinen Unterschieden hergeleitet werden (mathematische Entsprechung: Integration):

$$E = k' \cdot \ln \frac{I}{I_0}$$

Weber-Fechnersches Gesetz

Bei dieser als Weber-Fechnersches Gesetz bezeichneten Beziehung entspricht der Größe die absolute Reizschwelle, ab welcher der Reiz zu einer Empfindung führt (das Gesetz wurde benannt nach seinen Entdeckern Ernst Heinrich Weber (1795–1878) und Gustav Theodor Fechner (1801–1887), den Begründern der Psychophysik; vgl. auch Terhardt 2010). Die Konstante *k*' wird durch Randbedingungen festgelegt.

Für die Rechnung mit Schallpegeln oder -intensitäten wird nicht mehr der natürliche Logarithmus, sondern der dekadische Logarithmus benutzt. Mit der Regel

$$\log_c(\chi) = \frac{\log_b(\chi)}{\log_b(c)}$$

kann eine Umformung in

$$E = k'' \cdot \log_{10} I + k'''$$

erreicht werden.

Eine Änderung der Schallintensität wird ab einem Pegelunterschied von etwa 1 dB wahrnehmbar.

Frequenzgruppe

Unter dem Begriff Frequenzgruppe versteht man anschaulich eine Bandbreite des Gehörs, innerhalb welcher Reizmuster zusammengefasst und gemeinsam zu einem Erregungspegel verarbeitet werden. Die Stärke des Erregungspegels ist die Grundlage für die wahrgenommene Lautheit eines Signals. Verteilt sich die Schallenergie über einen Frequenzbereich, der mehr als eine Frequenzgruppe breit ist, so ergibt sich die Lautheitsempfindung aus einer Summation der einzelnen Teil-Lautheiten aus den durch den breitbandigen Schall aktivierten Frequenzgruppen. Ändert sich umgekehrt nur die Bandbreite eines schmalbandigen Signals innerhalb einer Frequenzgruppe, so ist keine Lautstärkeänderung wahrnehmbar. Oberhalb 500 Hz ist die Breite einer Frequenzgruppe proportional zur Frequenz mit dem Faktor 0,2, unterhalb 500 Hz liegt diese konstant bei 100 Hz.

Subjektive Skalierung der Hörfläche

Anders als bei der im vorangegangenen Abschnitt beschriebenen Gewinnung von Verhältnislautheiten benutzen Skalierungsverfahren keinen Standardschall. Vielmehr gehen diese Methoden von einer erworbenen Zuordnung von Schallpegeln auf entsprechende Empfindungen aus, d. h., auch ohne Standardschall kann die Lautstärke eines Tones oder Geräusches relativ zuverlässig abgeschätzt werden.

kategoriale Skalierung

Einige Verfahren benutzen verbale Beschreibungen der Lautstärke-Empfindung, die von *sehr leise* über *mittel* bis *zu laut* reichen; man spricht dann von kategorialen Skalierungen, da der Empfindungsbereich durch verbale Kategorien aufgeteilt wird. Abbildung 4 verdeutlicht dies an einem Beispiel. An der Abszisse ist der Wiedergabepegel eines Schmalbandrauschens aufgetragen, die linke Ordinate wird durch Kategorien gekennzeichnet.

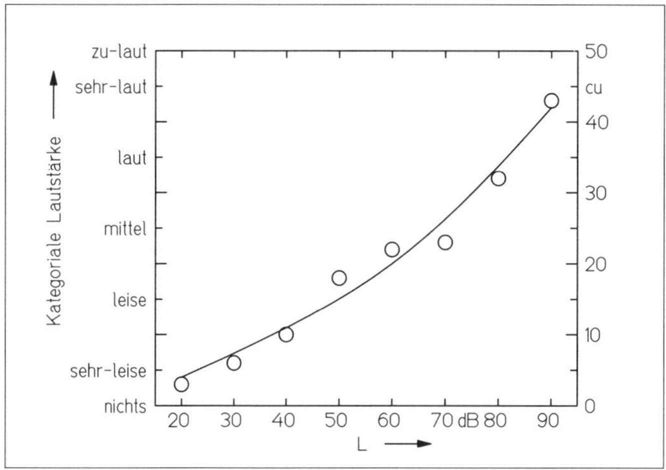

Abb. 4: Beispiel für eine subjektive Lautheitsskalierung (Normalhörender, 1 kHz Schmalbandrauschen), linke Achse kategoriale Lautheitsbezeichnungen, rechte Achse Skala Categorial Units

Mittlerweile ist es üblich, den Empfindungsbereich zwischen *nichts gehört* und *zu laut,* wie in Abbildung 4 an der rechten Ordinate, mit dem Zahlenbereich von 0 bis 50 zu versehen (Einheit cu: Categorial Unit). Dadurch lassen sich auch Empfindungs-Zwischengrößen erfassen, die zwischen zwei Verbalkategorien liegen. Durch Versuchsreihen an vielen normal hörenden Probanden wurden Bezugskurven gewonnen, mit denen man die individuelle Hörfläche einer hörgeschädigten Person vergleichen kann. Auf diese Weise lassen sich nicht nur Aussagen zum überschwelligen Lautheitsanstieg gewinnen, sondern auch die Einstellung von Hörgeräten oder Cochlea-Implantat-Sprachprozessoren kontrollieren.

4.2 Verdeckung

Ein weiteres, sehr wichtiges Hörphänomen ist der sogenannte Verdeckungseffekt. Er bewirkt, dass ein Schallereignis ein anderes Schallereignis akustisch so verdeckt, dass letzteres nicht mehr zu hören ist. Man unterscheidet die *zeitliche und die spektrale Verdeckung.*

zeitliche Verdeckung

Eine zeitliche Verdeckung tritt dann auf, wenn z. B. auf eine laute Musikpassage (fortissimo) eine sehr leise folgt.

Das Ohr hat sich dann auf große Lautstärken adaptiert, sich also unempfindlich geschaltet, und benötigt dann eine gewisse Zeit, um eine Neuadaption auf niedrige Musikpegel vorzunehmen.

spektrale Verdeckung

Eine spektrale Verdeckung erfolgt immer dann, wenn mehrere Schallquellen mit ähnlicher Frequenz-Zusammensetzung gleichzeitig klingen.

Abbildung 5 zeigt als Beispiel die von einem Schmalbandrauschen mit 1 kHz Mittenfrequenz und 200 Hz Bandbreite hervorgerufene spektrale Verdeckung. Nicht allein im direkten Bereich des Rauschsignals, also zwischen 900 Hz und 1.100 Hz, ist die Hörbarkeit eines zusätzlichen Testtones beeinträchtigt. Besonders bei hohen Darbietungspegeln wird im Frequenzbereich oberhalb des Rauschsignals das Hören des Testtones behindert. Bei 100 dB Anregungspegel des Rauschens kann ein zusätzlicher 5.000 Hz-Ton erst ab 40 dB Schallpegel wahrgenommen (mitgehört) werden. Deshalb bezeichnet man die Ergebnisse solcher Hörversuche zur Ermittlung von Verdeckungskurven auch als Mithörschwellenmuster.

Die in Abbildung 5 dargestellten Zusammenhänge gelten nur für lang dauernden Testschall und für lang dauernden Maskierer, d.h. für den eingeschwungenen Zustand. Bei der Übertragung von Information durch Sprachschall ist jedoch die zeitliche Struktur maßgeblich. Es wechseln sich

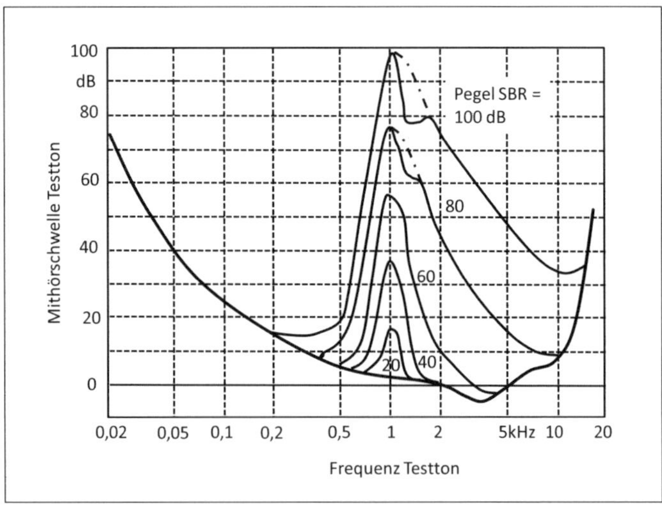

Abb. 5: Sinuston-Mithörschwellen über der Normal-Ruhehörschwelle. 1 kHz Schmalbandrauschen, Parameter Schallpegel

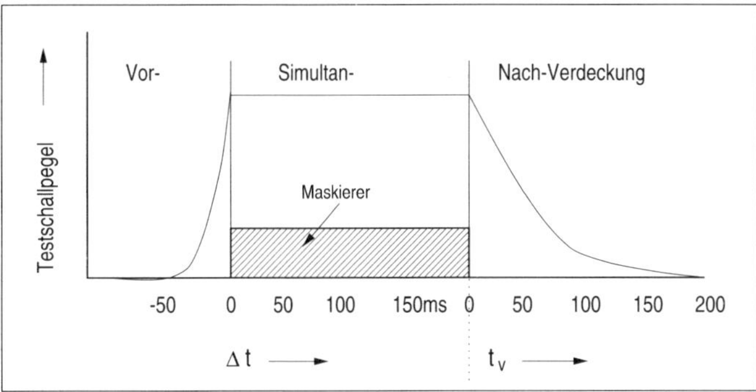

Abb. 6: Bereiche der zeitlichen Verdeckung (schematisch)

in schneller Folge laute, energiereiche Vokale mit leiseren Schallen (Konsonanten) ab. Es ist daher von Interesse, in welchem Maße kurze Maskierer nachfolgende oder vorangehende Testschalle verdecken.

Das zugehörige Schema ist in Abbildung 6 aufgezeigt.

Ein Maskierer von 200 ms Dauer verdeckt einen kurzen Tonimpuls, dessen Dauer im Vergleich zur Dauer des Maskierers vernachlässigbar klein bleibt. Zweckmäßigerweise werden zwei Zeitskalen benutzt. Die Größe Δt bezeichnet den Zeitpunkt nach dem Beginn des Maskierers, wobei auch negative Zeiten, d.h. Zeiten vor dem Beginn des Maskierers, auftreten. Die zweite Zeitskala beginnt am Ende des Maskierers und bezeichnet die Verzögerungszeit des Testtonimpulses nach Ende des Maskierers. Es werden neben der bereits erläuterten simultanen Verdeckung zwei weitere Zeitbereiche der Verdeckung unterschieden: *Nach- und Vorverdeckung*.

Nachverdeckung

Nach dem Ende des Maskiererpulses gibt es eine Nachverdeckung. Bei ihr ist physikalisch der Maskierer nicht mehr vorhanden, trotzdem wirkt er auf den Testschall. Zur Nachverdeckung gehört die zweite Zeitskale mit der Verzögerungszeit. Die Nachverdeckung ist kein überraschender Effekt und wird mehr oder weniger erwartet. Nachverdeckungseffekte sind bis zu 200 ms nach dem Verklingen des vorangegangenen Signals nachweisbar.

Vorverdeckung

Überraschend ist dagegen die Vorverdeckung, welche in einem Zeitbereich stattfindet, bevor der Maskierer eingeschaltet wird. Für diese Verdeckung gelten negative Werte der Zeitachse Δt. Dies bedeutet aber nicht, dass das Gehör ‚in die Zukunft hören könnte'. Vielmehr hängt die Vorverdeckung damit zusammen, dass die Empfindungen nicht sofort auftreten, sondern Verarbeitungszeiten notwendig sind, um sie zu erzeugen. Wenn ein lauter Schall in einer schnelleren Zeit verarbeitet werden kann als ein leiserer, so wird verständlich, dass es eine Vorverdeckung geben muss. Der Zeitbereich, in dem eine Vorverdeckung erfolgt, liegt bei etwa 10–20 ms.

4.3 Tonhöhenempfindung

Wie bereits im Vorangegangenen erläutert, kann die Tonhöhenempfindung als eine Positionsempfindung angesehen werden. Ursache hierfür ist die im Innenohr stattfindende Frequenz-Orts-Transformation. Verschiedene Frequenzen werden an verschiedenen Stellen abgebildet, d.h. an verschiedenen Orten auf der Basilarmembran. Da insgesamt ca. 3.600 innere Haarzellen längs der Basilarmembran angeordnet sind und der Frequenzbereich des Hörvermögens etwa 20.000 Hz umfasst, können sehr kleine Frequenzänderungen nicht mehr wahrgenommen werden. Die eben wahrnehmbare Frequenzänderung ist abhängig von der Tonhöhe des in der Frequenz geänderten Tones. Dieser Zusammenhang wird in Abbildung 7 verdeutlicht.

Bei tiefen Frequenzen ist die eben wahrnehmbare Frequenzänderung etwa konstant und beträgt 3,6 Hz. Oberhalb von 500 Hz wächst sie proportional mit der Frequenz

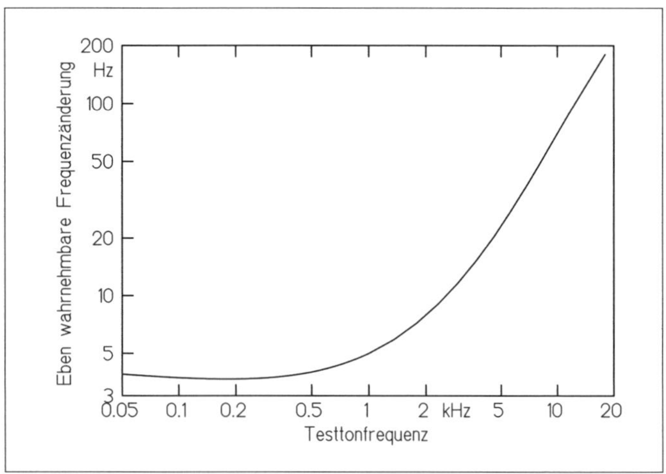

Abb. 7: Eben wahrnehmbarer Frequenzunterschied abhängig von der Testtonfrequenz

an und hat dort einen relativ konstanten Wert von 0,7%. Daraus folgt, dass tiefe Sinustöne im Vergleich zu höheren deutlich schlechter hinsichtlich ihrer Tönhöhe unterscheidbar sind. Bei 100 Hz ist bereits die Unterscheidungsfähigkeit mit 3,6% auf annähernd einen musikalischen Halbtonschritt (6%) abgesunken. Da jedoch musikalische Töne aus vielen harmonischen Teiltönen bestehen, wird die Frequenzänderung solcher Töne an der Änderung der hohen harmonischen Teiltöne erkannt.

4.4 Räumliches Hören durch binaurale Interaktion

Die beidohrige Verarbeitung von Schallsignalen ist von besonderer Bedeutung bei

- der Hallunterdrückung,
- der Ortung (Lokalisation) von Schallquellen,
- der Unterdrückung von Störgeräuschen.

Abbildung 8 führt die Effekte auf, die ein Schalleinfall aus unterschiedlichen Richtungen bewirkt: interaurale Zeitverzögerung, interauraler Intensitätsunterschied, interauraler Klangunterschied.

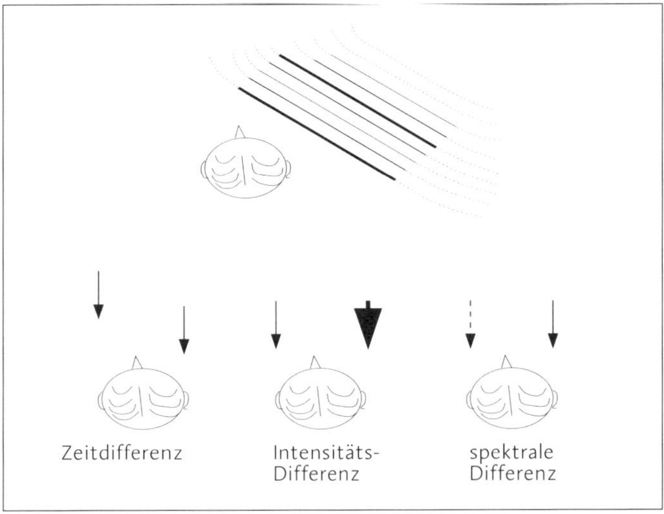

Abb. 8: Räumliches Hören durch binaurale Interaktion. Auswertung von sehr geringen Laufzeitunterschieden (max. 600 μs), interauralen Pegeldifferenzen und Klangunterschieden

Ortung von Schallsignalen

Mithilfe der Verarbeitung dieser akustischen Merkmale ist der hörgesunde Mensch in der Lage, unter günstigen Bedingungen breitbandige Schallsignale mit einer Genauigkeit von weniger als einem Winkelgrad in der Horizontalebene zu orten. Allerdings ist eine Verwechslung zwischen vorn und hinten nur zu vermeiden, wenn Differenzen in der Klangfarbe zwischen den an den Ohren anliegenden Schalldruck-Signalen vorliegen. Weiterhin konnte man aus Kopfhörerexperimenten entnehmen, dass die binaurale Zeitdifferenz hauptsächlich bei Frequenzen unterhalb 1.500 Hz ausgewertet wird, während die Intensitätsdifferenz hauptsächlich oberhalb von 1.500 Hz zur Gewinnung der Richtungsinformation herangezogen wird (Blauert 1997).

4.5 Reiz, Empfindung und Wahrnehmung

Der eigentliche Hörreiz sowie die physiologischen Verarbeitungsschritte des induzierten Erregungsmusters sind streng von den Empfindungen zu trennen, die dieser Reiz erzeugt. Die Wissenschaft der Psychoakustik ordnet Hörreizen eine Reihe von Basis-Empfindungen zu. In Abbildung 9 werden die vier Ebenen von Reiz, Empfindung und Wahrnehmung unterteilt in

- Physik,
- Physiologie,
- Psychoakustik,
- Psychologie.

Man ordnet beispielsweise dem physikalischen Reiz einer Sinusschwingung mit definiertem Reizpegel, festgelegter Reizfrequenz und Dauer nach der physiologischen Umsetzung in ein neuronales Aktionsmuster die psychoakustischen Empfindungsgrößen Tonheit (Tonhöhe, Einheit mel), Lautheit (Einheit sone) und eine subjektive Dauer zu. Amplitudenmodulierte Sinusschwingungen erzeugen weitere Empfindungen wie Rauigkeit (Einheit asper) oder Schwankungsstärke. Noch komplexere Signale können hinsichtlich Klangfarbe (Schärfe, Einheit accum) oder Wohlklang charakterisiert werden.

auditorische Separation

Hörprozesse, die eine zeitliche Abfolge von Hörreizen verarbeiten, ermöglichen die auditorische Separation: Die Hörleistung des Heraushörens oder Verfolgens einer bestimmten Schallquelle oder eines bestimmten Sprachsignals

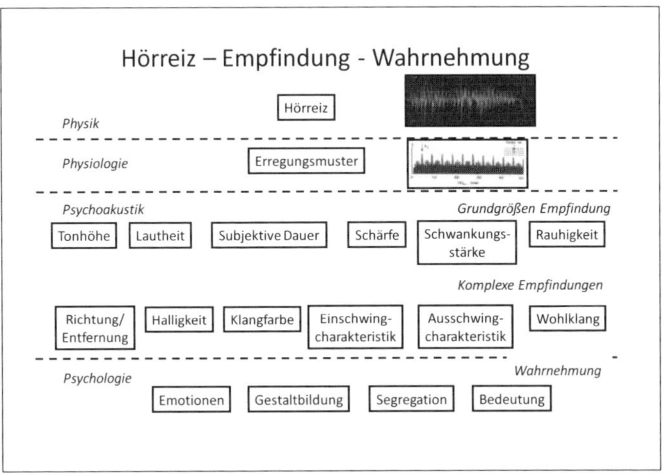

Abb. 9: Vom Hörreiz über neuronale Erregungsmuster zu Empfindung und Wahrnehmung. Trennung der Ebenen Physik, Physiologie, Psychoakustik und Psychologie

im Störgeräusch. Eine Sequenz von schnell aufeinanderfolgenden Reizen wechselnder Frequenz oder Klangfarbe führt zum Streaming, der Integration von sequenziellen Reizen in benachbarter Frequenz oder ähnlicher Klangfarbe. Bereits bekannte oder ähnliche erlernte Hörempfindungen beeinflussen die Bewertung von Schallereignissen und führen zu einer psychologisch-emotionalen Klassifikation. So kann das Geräusch einer zugeschlagenen Autotür als mehr oder weniger angenehm empfunden werden und damit eine mögliche Kaufentscheidung beeinflussen.

Das Gehör hat weder die Aufgabe eines Frequenzanalysators noch eines Schallpegelmessers, sondern es ist als eine ‚Bedeutungsmaschine' anzusehen. Grundsätzlich sind Ohrsignale zunächst unbestimmt.

Bedeutung von Wissen

Um eine akustische Struktur oder einen einzelnen Sprecher im Reizfeuerwerk der Hörnervenfasern herausfiltern zu können, muss erlerntes oder angeborenes Wissen über die akustischen Quellen angewendet werden. Regeln des Zusammenwirkens von Reizgrößen sind lange bekannt und wurden zunächst ausgiebig für das Sehsystem beschrieben. So formulierte der Frankfurter Psychologe Wolfgang Metzger (1936/1975) bereits in den 1930er Jahren Regeln für die visuelle Wahrnehmung.

Regel der Geschlossenheit

Abbildung 10 soll die Regel der Geschlossenheit darstellen (Baumann 1995).

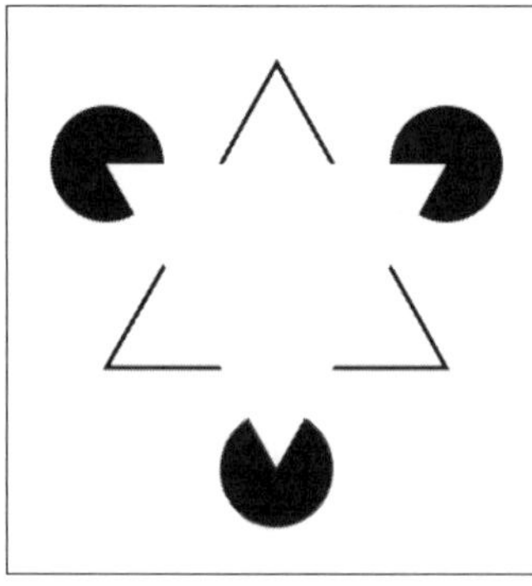

Abb. 10: Beispiel zur visuellen Gruppierung; Andeutung der Formkontur eines weißen Dreiecks

Für die Interpretation von Hörreizen lassen sich einige Analogien zu visuellen Gruppierungsstrategien finden (Tab. 1).

Die spektrale Darstellung des Schallsignals zeigt einen Sinuston der Frequenz 900 Hz, welcher durch mehrere Einwürfe eines harmonischen Klanges der Grundfrequenz mit etwa 250 Hz unterbrochen wird. Es kommt bei der Dar-

Tab. 1: Gestaltgesetze und der Vergleich der Gruppierungsmechanismen in visueller und auditorischer Wahrnehmung

Gestaltgesetz	Visuelle Gruppierung durch	Auditorische Gruppierung durch
gemeinsames Schicksal	gleichzeitiges Erscheinen, Verschwinden, gleichsinnige Bewegungen	gleichzeitigen Einsatz Verklingen, gleichsinnige Modulation
Geschlossenheit	glatte Verbindung von Unterbrechungen	Kontinuitätseffekt
Nähe	nahe beieinander (räumlich, farblich) liegende Objekte	Nachbarschaft konsekutiver Teiltöne in Frequenz und Pegel
Ähnlichkeit	ähnliche Objekte	ähnliche Klangfarbe
gute Fortsetzung	Objekte, die sich in einer erwarteten Position befinden	erwartete Frequenzänderung Harmonizität

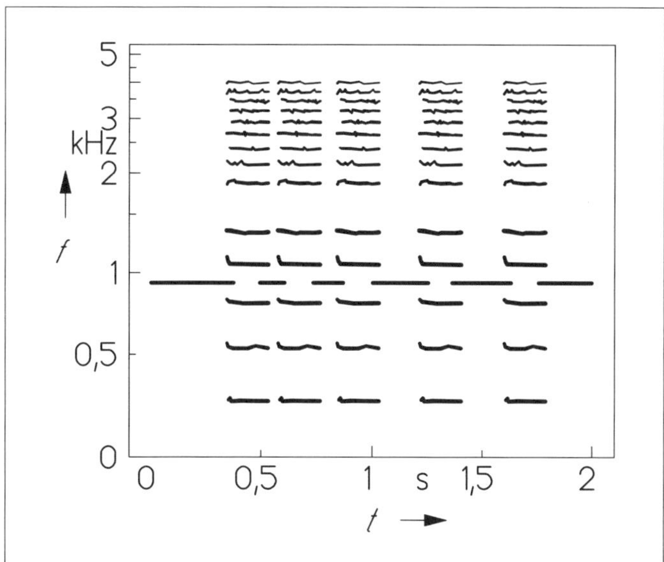

Abb. 11: Beispiel für den Kontinuitätseffekt: Ein unterbrochener Sinuston (900 Hz) wird als kontinuierlich klingend empfunden, wenn in den zeitlichen Lücken ein Störschall vorhanden ist

bietung des Schallsignals zum sogenannten Continuity Effect. Obwohl die Sinustonfolge für sich allein dargeboten unterbrochen klingt, ist in der mit dem zugesetzten Klang präsentierten Version keine Unterbrechung wahrnehmbar, sondern ein kontinuierlicher Sinuston. Die Hörempfindung ist hierbei völlig autonom, auch durch Erhöhung der Aufmerksamkeit ist keine Veränderung der Wahrnehmung erzielbar. Ähnlich wie in Abbildung 11 wird eine scheinbare Form oder virtuelle Empfindung durch die besondere Beschaffenheit der Reizmuster erzeugt.

Die abschließende Tabelle 2 gibt einen zusammenfassenden Überblick über die Kenndaten des menschlichen Gehörs.

Tab. 2: Kenndaten des menschlichen Gehörs

niedrigste hörbare Frequenz	20 Hz
höchste hörbare Frequenz	20 kHz
Schallpegel an der Hörschwelle	-10 dB SPL
Schallpegel an der Schmerzgrenze	130 dB SPL
Tonhöhenunterscheidung oberhalb 1.000 Hz	0,7%
Tonhöhenunterscheidung unterhalb 500 Hz	3,6 Hz
Ende der Wirkung der Nachverdeckung	200 ms
Beginn von Vorverdeckungseffekten	20 ms
Zeitauflösung	2 ms
Frequenzgruppenbreite < 500 Hz > 500 Hz	 100 Hz Faktor 0,2
Richtungshören Horizontalebene seitlich/Elevation	 1 grad 5 grad

II Früherkennung und Frühversorgung

5 Neugeborenen-Hörscreening

Von Katrin Neumann

Ein Neugeborenen-Hörscreening ist ein Siebtest, der möglichst zuverlässig Hinweise auf eine neonatale Hörstörung geben soll. Es liefert ein dichotomes Ergebnis: unauffällig (PASS) oder auffällig (REFER). Ein auffälliges Ergebnis bedeutet in den meisten Fällen nicht eine Hörstörung, sondern lediglich einen kontrollbedürftigen Befund, der auch durch fehlerhaftes Vorgehen oder unzureichende Messbedingungen zustande kommen kann.

5.1 Notwendigkeit eines universellen Neugeborenen-Hörscreenings

Prävalenz

Weltweit werden 0,5 bis 5/1.000 Kinder mit einer behandlungsbedürftigen permanenten Schwerhörigkeit geboren oder erwerben sie in der Neonatalphase (World Health Organization 2010). In Deutschland liegt die Prävalenzrate bei 2 bis 3/1.000 (Neumann et al. 2006). Knapp zwei Drittel dieser Hörstörungen betreffen beide Ohren, ein Drittel besteht nur monaural. Mit Hörgeräten, Cochlea Implantaten oder hörverbessernden Operationen können neonatale Hörstörungen in den ersten Lebensmonaten hochwirksam behandelt werden. Ohne ein universelles Neugeborenen-Hörscreening werden sie allerdings zu spät für ein optimales Therapieergebnis identifiziert.

Bedeutung Neugeborenen-Hörscreening

So wurden in Deutschland vor der Einführung eines Neugeborenen-Hörscreenings im Jahre 2009 frühkindliche Hörstörungen erst im Alter von zwei bis drei Jahren erkannt.

Ausdifferenzierung der Cochlea und Nervenzellteilung im zentralen Hörsystem sind bereits vor der Geburt abgeschlossen. Die anschließenden Reifungsprozesse der Hörbahn bzw. des zentralen Hörsystems wie Axonaussprossung, Dendriten- und Synaptogenese, die anschließende Rückbildung überschießend angelegter Dendriten und Synapsen sowie die Markscheidenreifung zur Erhöhung der Leitungsgeschwindigkeit vollziehen sich jedoch nur dann regelrecht, wenn eine Stabilisierung der sinnvollen neuronalen Verbindungen durch Schallreize in den ersten Lebensmonaten stattfindet. Diese Reifungsvorgänge laufen in vorgegebenen Zeitrahmen ab, den sensiblen Perioden. So ist die Dendritenentwicklung etwa nach 40 Lebenswochen abgeschlossen, die Markscheidenreifung etwa im 3. bis 4. Lebensjahr. Damit besteht ein eng umrissenes Zeitfenster für die Entwicklung des Hörsystems und somit auch der Behandlung neonataler Schwerhörigkeiten. Hör- und Sprachentwicklung bleiben defizitär, wenn erhebliche Hörschäden bis zum Ende der sensiblen Hauptphase der Hörbahnreifung nicht ausgeglichen wurden. Elektrophysiologische und klinische Studien belegen zudem, dass die Therapieergebnisse bei neonatalen Hörschäden umso besser sind, je früher die Versorgung erfolgt.

Folgen spätversorgter Hörstörungen

Mögliche Folgen einer erst spätversorgten kindlichen Hörstörung sind gravierende Defizite in der Hör- und Sprachentwicklung sowie der kognitiven, sozialen, emotionalen, schulischen und späteren beruflichen Entwicklung mit erheblichen Auswirkungen auf die Familien der Betroffenen. So wurde für US-amerikanische Verhältnisse (Preisniveau von 1990) der lebenslange Einkommensverlust durch das Vorliegen einer angeborenen Hörstörung auf 300.000 bis 500.000 Dollar beziffert (Northern/Downs 2002). Sprachliche Fähigkeiten und Lernvermögen schwerhöriger Kinder korrelieren mit dem Zeitpunkt des Therapiebeginns, und frühversorgte Kinder weisen bessere sprachliche Fähigkeiten auf als spätversorgte (Yoshinaga-Itano et al. 1998).

Risikofaktoren

Bei Kindern mit Risikofaktoren für neonatale Hörstörungen liegt die Prävalenz bei 1 bis 3%. Risikofaktoren umfassen genetische Defekte, seit der Kindheit bestehende Hörstörungen bei Familienmitgliedern; intrauterine Infektionen wie Zytomegalie, Röteln, Herpes oder Toxoplasmose; Hinweise auf Syndrome, die Hörstörungen beinhalten können; kraniofaziale Fehlbildungen, die morphologische Abnormitäten vom äußeren Ohr und Gehörgang einschließen können; Krankheiten oder Bedingungen, die den Aufenthalt auf einer neonatologischen Intensivstation von mindestens 48 Stunden notwendig machen; Frühgeburtlichkeit, insbesondere mit niedrigem Geburtsgewicht (< 1.500 g); Apgar-Werte von 0 bis 4 nach 1 min oder 0 bis 6 nach 5 min; eine kritische Hyperbilirubinämie; der Einsatz ototoxischer Medikamente; postnatale Infektionen, die Hörstörungen hervorrufen, wie bakterielle Meningitis, und die Notwendigkeit einer apparativen Beatmung für mehrere Tage bzw.

respiratorischer Disstress. Da mit einem auf Risikoträger beschränkten Neugeborenen-Hörscreening, wie es für Deutschland auch erwogen worden war, nur etwa die Hälfte der vorliegenden Hörstörungen aufgefunden werden würden, wurde dieser Weg zugunsten eines universellen Neugeborenen-Hörscreenings verlassen.

Kriterien für Screenings

Siebtests wie ein Neugeborenen-Hörscreening sind nach WHO-Kriterien dann sinnvoll, wenn eine zu vermeidende Gesundheitsstörung angemessen häufig auftritt, eine zuverlässige Vorbeugung bzw. Behandlung der Krankheit möglich ist, der Siebtest kein unvertretbares Risiko beinhaltet, ein gutes Aufwand- zu Nutzen-Verhältnis aufweist und schnell, sicher, effektiv, einfach und kostengünstig durchführbar ist.

Kosten

Seit Ende der 1980er Jahre stehen ständig weiterentwickelte, objektive Untersuchungstechniken zur Verfügung, mit denen ein Hörscreening einfach durchführbar ist. Aktuelle deutsche Kostenevaluationen veranschlagen 17 bis 21 EUR für das Screening eines Neugeborenen einschließlich der Overheadkosten des Programms (Böttcher et al. 2009). Das Screening kann von geschultem Pflegepersonal oder Hebammen durchgeführt werden. Durch eine Frühtherapie wird den betroffenen Kindern ein Weg in eine gute Hör- und Sprachentwicklung geebnet. Bei einer steigenden Zahl solcher Kinder wird der spätere Besuch von allgemeinen vorschulischen und schulischen Einrichtungen möglich sein sowie eine anspruchsvolle Berufsausbildung und umfassende Teilhabe am gesellschaftlichen Leben. Somit sind die Kriterien erfüllt, die ein Screening auf frühkindliche Hörstörungen rechtfertigen.

5.2 Internationale und nationale Entwicklungen

Positionspapiere

Bereits 1995 forderte die WHO ein universelles Neugeborenen-Hörscreening. Richtlinien dafür sind in einer Reihe internationaler Positionspapiere festgehalten: American Academy of Pediatrics, Task Force on Newborn and Infant Hearing (1999), American Academy of Pediatrics, Joint Committee on Infant Hearing (2007), European Consensus Statement on Neonatal Hearing Screening (Grandori 1998), Joint Committee on Infant Hearing (1994, 2000), National Institutes of Health (1993), World Health Organization (2010).

Neugeborenen-Hörscreening weltweit

Weltweit sind vielfach Neugeborenen-Hörscreening-Programme bereits eingeführt worden, auch zunehmend in

Entwicklungsländern. In etwa der Hälfte aller europäischen Länder, darunter auch in Deutschland, sind universelle Neugeborenen-Hörscreening- und Frührehabilitationsprogramme für kindliche Hörstörungen inzwischen gesetzlich verankert, in den verbleibenden Ländern sind sie empfohlen und werden regional (30%) oder zumindest lokal (20%) durchgeführt.

Neugeborenen-Hörscreening in Deutschland

Auch in Deutschland entstanden Ende der 1990er Jahre die ersten regionalen und später landesweiten Hörscreening-Programme, z.B. in Hessen, Hamburg, Mecklenburg-Vorpommern, dem Saarland und Teilen Bayerns. Empfehlungen für ein universelles Neugeborenen-Hörscreening in Deutschland wurden erarbeitet. Nachdem das Institut für Qualität und Wirtschaftlichkeit im Gesundheitswesen dessen Nutzen positiv bewertet hatte, erließ der Gemeinsame Bundesausschuss (G-BA) einen Beschluss, der jedem Neugeborenen in Deutschland ab 2009 einen Anspruch auf ein von Krankenkassen finanziertes Neugeborenen-Hörscreening zugesteht (Bundesministerium für Gesundheit 2008).

5.3 Neugeborenen-Hörscreening-Verfahren

verhaltensbasierte Verfahren

Verhaltensbasierte Techniken bewerten durch akustische Stimuli ausgelöste Verhaltens- oder physiologische Reaktionen wie Schreckreaktionen, Halsbewegungen, Änderungen von Herzrhythmus, Atmung, Puls oder Stillverhalten. Solche Reaktionen können entweder direkt beobachtet oder apparativ registriert werden, z.B. als Crib-O-Gram oder mithilfe des Auditory Response Cradle. Dabei registrierten Sensoren Kopfdrehungen, Schreckreaktionen, Körperbewegungen und/oder Atemveränderungen.

Die in den Kindervorsorgeuntersuchungen eingesetzten Beobachtungen von akustiko-palpebralen Reflexen oder auditorischen Ablenkreaktionen sind stark untersucherabhängig und wenig zuverlässig, wie eine Studie von Baumann und Schorn (2001) zeigte, in der je ca. 40% der untersuchten normalhörigen Kinder damit fälschlich als schwerhörig eingestuft und schwerhörige Kinder als solche erkannt wurden.

objektive Hörscreening-Verfahren

Objektive Hörscreening-Verfahren weisen in der Neonatalperiode eine wesentlich höhere Validität auf als Verhaltensbeobachtungen und sind daher die Methoden der Wahl. Zwei Screening-Verfahren haben sich etabliert, allein oder in Kombination: die Messung der transitorisch evozierten otoakustischen Emissionen (TEOAE) und der akustisch evozierten Hirnstammpotenziale (Automated Auditory Brainstem Response, AABR).

TEOAE geben Auskunft über die Funktion des Innenohres, konkret der äußeren Haarzellen, AABR über die Strecke vom Innenohr bis zum Hirnstamm.

TEOAE TEOAE sind Aussendungen von Schallenergie der äußeren Haarzellen des Innenohrs als Antwort auf Schallreize in einem Frequenzbereich oberhalb 1.500 Hz, die bei 98% der Normalhörenden nachweisbar sind (Hoth/Neumann 2006). Sie sind Nebenprodukt der nicht linearen aktiven Verstärkung des Schallsignals durch die äußeren Haarzellen, die die Fähigkeit zur aktiven Kontraktion besitzen. Für ihre Erzeugung wird ein kurzer akustischer Klickreiz von etwa 80 dB SPL (Sound Pressure Level) über eine im Gehörgang platzierte Sonde appliziert. Die Schallschwingungen werden über Trommelfell und Gehörknöchelchenkette auf das ovale Fenster, die Verbindung zwischen dem luftgefüllten Mittelohr und der flüssigkeitsgefüllten Cochlea, übertragen. Der an dieser Membran erzeugte Schalldruck versetzt die Flüssigkeit in den drei Gängen der Cochlea in Schwingung und regt insbesondere den Träger des Cortischen Organs mit seinen Haarzellen – die im mittleren Gang befindliche Basilarmembran – zu einer von der Schneckenbasis zur -spitze laufenden wellenartigen Bewegung an, der (passiven) anterograden Wanderwelle.

In Abhängigkeit von der anregenden Frequenz (wahrgenommen als Tonhöhe) entsteht das Wellenmaximum der Basilarmembran an unterschiedlichen Orten. Äußere Haarzellen verfügen über quasi-motorische, kontraktile Eigenschaften. Bei adäquater Ablenkung ihrer reizaufnehmenden Fortsätze (Stereovilli) wird die mechanische Energie des Schallreizes in elektrische Energie umgewandelt, die zur Entstehung von Aktionspotenzialen auf dem Hörnerv führt. Gleichzeitig verkürzen sich die Haarzellen impulsartig an den Stellen des Wellenmaximums und erhöhen und verschmälern dieses. Dieser Impuls löst eine retrograde Wellenbewegung der Basilarmembran aus, die wiederum zu Schwingungen am ovalen Fenster führt. Diese werden von den Gehörknöchelchen zum Trommelfell übertragen und erzeugen einen Schall im Gehörgang, der mit einem empfindlichen Mikrofon in der Sonde gemessen werden kann.

Innenohrbedingte Hörstörungen machen das Gros der permanenten Hörstörungen aus. Die Funktion der äußeren Haarzellen ist bei fast allen Funktionsstörungen des Innenohres beeinträchtigt, was sich am Ausbleiben der TEOAE widerspiegelt. TEOAE können auch aus anderen Gründen ausbleiben, nämlich wenn Schallleitungsstörungen bestehen, die Sonde nicht ausreichend gut im äußeren Gehörgang platziert ist oder die Emissionen am Sondenmikrofon von Umgebungsgeräuschen überlagert werden. Beim Nachweis von TEOAE ist eine Schallleitungs- und/oder cochleäre Hörstörung von mehr als 30 dB weitgehend ausgeschlossen.

Als Nachteil der Methode gilt allerdings, dass auditorische Neuro- und Synaptopathien nicht erfasst werden (Prävalenz maximal 1/10.000), da hier die äußeren Haarzellen regelrecht funktionieren.

TEOAE sind bei reif geborenen Neugeborenen prinzipiell vom ersten Lebenstag an nachweisbar. Da sie jedoch sehr empfindlich gegen anfängliche Verlegungen von Mittelohren und/oder äußerem Gehörgang durch Fruchtwasser, Detritus oder Vernix caseosa sind, fehlen sie am ersten oder zweiten Lebenstag des Öfteren. Die für das Neugeborenen-Hörscreening verwendeten Geräte arbeiten mit einem automatischen Auswertealgorithmus und der Ausgabe einer PASS- oder REFER-Meldung, wodurch das screenende Personal auch juristisch gegen Fehlinterpretationen abgesichert ist. Die Messzeit beträgt bei modernen Screening-Messgeräten unter günstigen Messbedingungen wenige Sekunden.

AABR

AABR sind Ausdruck der elektrischen Summenaktivität von Hörnerv und auditorischen Hirnstammregionen als Antwort auf einen akustischen Stimulus. Auch hier wird ein Klickreiz über eine Sonde im äußeren Gehörgang oder über Schalenkopfhörer appliziert. Über den Trommelfell-Gehörknöchelchen-Apparat des Mittelohrs wird der Schall in die Cochlea übertragen und dort in elektrische Signale verwandelt, die als Aktionspotenziale über den Hörnerv in Richtung Hörrinde weitergeleitet werden. Dabei durchlaufen sie eine Vielzahl von Kerngebieten, Schaltstationen der Hörbahn, in denen die codierte akustische Information gefiltert, verarbeitet und mit anderen Informationen verglichen wird.

Diese Nuklei und ihre Fasergebiete sind der Entstehungsort synchroner Entladungen vieler Zellen, die zur Entstehung elektrischer Fernfelder führen, welche am Schädel über Oberflächenelektroden als Potenzialschwankungen abgeleitet werden können. Für das Neugeborenen-Hörscreening spielt der Nachweis des größten dieser frühen akustisch evozierten Potenziale, der Welle V nach Jewett, die ausschlaggebende Rolle (Jewett, Williston 1971). Das Ausbleiben der Reizantworten weist auf eine Störung im Außen-, Mittel-

oder Innenohr, im Hörnerv oder den auditorischen Hirnstammgebieten hin. Damit decken AABR einen größeren Teil des Hörsystems ab als TEOAE und detektieren auch auditorische Neuropathien. Allerdings liegen die Ursachen der meisten behandelbaren kindlichen Hörstörungen im peripheren Hörorgan und sind überwiegend schon über die TEOAE erfassbar. Moderne AABR-Messgeräte verwenden einen Reizpegel von 35 dB HL (Hearing Level) und weisen Hörstörungen oberhalb 35 dB HL nach. Ein Analyseprogramm unterscheidet zwischen PASS und REFER bei einer vorgegebenen Detektionsschwelle (i.d.R. 35 dB HL).

AABR-Screenings benötigen länger als TEOAE-basierte. Nach Entfettung der Haut werden drei Einmalelektroden am Kopf aufgeklebt oder Permanentelektroden an den Ableitstellen aufgesetzt. Bei modernen Messgeräten liegt die Messzeit für AABR zwischen 30 Sekunden und 2 Minuten (Böttcher/Bogner 2010).

zweistufige Protokolle

Zweistufige TEOAE-AABR-Protokolle sind weitverbreitet und kostengünstig. Hier werden zunächst TEOAE gemessen und nur wenn diese nicht nachweisbar sind, werden über dieselbe Gehörgangssonde AABR-Messungen angeschlossen, die eine höhere Spezifität (s.u.) aufweisen. Dabei galt bislang der Nachweis von AABR bei auffälligen TEOAE-Ergebnissen immer als bestandenes Screening. Neuere Studien mit Nachverfolgung von Kindern mit fehlenden TEOAE und regelrechten AABR über einen mehrmonatigen Zeitraum belegen allerdings sensorineurale gering- oder mittelgradige Hörverluste bei 23% (Johnson et al. 2005) dieser Kinder bzw. eine solche Screening-Konstellation bei 9,9% der hörgestörten Kinder (Böttcher et al. 2010). Diese Diskrepanz erklärt sich aus der etwas empfindlicheren Detektionsschwelle für Hörstörungen von TEOAE gegenüber AABR. Daher erscheint es sinnvoll, auffälligen TEOAE-Screening-Ergebnissen auch dann nachzugehen, wenn regelrechte AABR abgeleitet werden können. Kürzere Messzeiten, einfachere Untersuchungen ohne Verbrauchsmaterialien und empfindlichere Identifikationsschwellen der TEOAE einerseits, und die Auffindung auditorischer Neuropathien und höhere Spezifität der AABR andererseits belegen den komplementären Charakter beider Verfahren.

5.4 Screening-Durchführung

Messbedingungen

Gute Messbedingungen sind Voraussetzung für ein erfolgreiches Screening. Zu diesen zählen: Messung am schlafenden oder ruhigen Kind, idealerweise im postprandialen Schlaf oder beim Stillen (Messungen an wachen, unruhigen Kindern führen zu längerer Messdauer, Messabbrüchen und unter Umständen auch zu einem kontrollbedürftigen Ergebnis), ruhige Umgebung, gute Ableitbedingungen bei AABR (Hautpräparation), sichere Sondenplatzierung, Funktionstüchtigkeit des Equipments (saubere Sonden, gute Elektrodenbedingungen, Kalibrierung).

5.5 Qualitätskriterien

Die Qualität des Screening-Programms (Strukturqualität) ist für die Effizienz des Screenings ebenso maßgeblich wie die der Screening-Technik (Prozessqualität; Neumann et al. 2009).

Qualitätsstandards

Folgende international etablierte Strukturqualitätsstandards sollte ein Neugeborenen-Hörscreening-Programm unbedingt erfüllen (Wiesner et al. 2009):

- Erfassung von mindestens 95% aller Neugeborenen einer Einrichtung oder Region mit dem Screening
- Rate der Testauffälligen in einem Primär-Screening < 4%
- Mindestens 95% der im Screening auffälligen Babys sollen eine pädaudiologische Abklärungsdiagnostik erhalten (Follow-up). Dazu müssen die betreffenden Eltern eine Adressenliste qualifizierter regionaler Einrichtungen erhalten. Der Abschluss der Diagnostik soll innerhalb von drei Monaten erfolgen, die Therapieeinleitung innerhalb von sechs Monaten.
- Weitere Qualitätssicherung durch Tracking (Nachverfolgung im Screening auffälliger Kinder, die nicht zu einem Follow-up vorgestellt wurden), zentrale Datenerfassung und Schulung des screenenden Personals

Wie wichtig die Einrichtung eines qualitätsgesicherten Screening-Programms ist, belegt u. a. die Tatsache, dass ohne ein Tracking Lost-to-Follow-up-Raten (Anteil der testauffälligen Kinder, die nicht zu einem Follow-up vorgestellt werden) von 25 bis 50% zu erwarten sind. Die Effektivität eines universellen Hörscreenings bemisst sich am Nachweis einer Vorverlegung des mittleren Versorgungsalters neonataler Hörstörungen und nachfolgend am Grad der Integration Hörgestörter in allgemeinen Einrichtungen, ihrer späteren beruflichen Entwicklung sowie der erreichten Lebensqualität, aber auch an den gesamtgesellschaftlich erwünschten Kosteneinsparungen durch eine Frühversorgung.

5.6 Gütebewertung

Ergebnisparameter

Die Güte eines (Hör-)Screenings wird üblicherweise an einer Reihe von Ergebnis(Outcome)-Parametern bemessen.

Dafür müssen die Raten auffälliger (= Recall-Rate) und unauffälliger Screeningbefunde, weiterhin die Raten falsch und richtig positiver (= auffälliger) sowie falsch und richtig negativer (= unauffälliger) Befunde erhoben werden (→ Tab. 1).

Letztere ergeben sich aus dem Vergleich des Screeningergebnisses mit einem Goldstandard, der besten derzeit verfügbaren Diagnostik-Methode, mit der bestimmt werden kann, ob tatsächlich eine Hörstörung vorliegt. Als Goldstandard gilt die – möglichst frequenzspezifische – Messung früher akustisch evozierter Potenziale (FAEP), (Synonyme: Hirnstammaudiometrie, Brainstem Evoked Response Audiometry – BERA, Auditory Brainstem Response – ABR). Mit (derzeit noch verfahrensbedingten) Einschränkungen zählen weiterhin Messungen von Auditory Steady State Responses (ASSR) zu den Goldstandards und vom zweiten Lebenshalbjahr an auch die visuelle Verstärkungsaudiometrie (Visual Response Audiometry, VRA). Aus den genann-

Tab. 1: Übereinstimmung zwischen Hörscreening- und Diagnostik-Ergebnis

	Ergebnis	**Diagnostik**		
		Hörstörung	keine Hörstörung	gesamt
Screening	auffällig	**A richtig positiv**	B falsch positiv	A+B
	unauffällig	**C falsch positiv**	D richtig positiv	C+D
	gesamt	A+C	B+D	A+B+C+D

ten Parametern werden weitere Gütekriterien des Screenings errechnet.

Spezifität/ Sensitivität

Unter diesen sind insbesondere Spezifität (Maß für die Fähigkeit des Screenings, tatsächlich gesunde Kinder zu detektieren) und Sensitivität (Maß für die Fähigkeit des Screenings, tatsächlich hörgestörte Kinder zu identifizieren) entscheidend. Diese können einerseits für die Screeningverfahren (= interne Sensitivität und Spezifität, berücksichtigen

Tab. 2: Validitätsparameter eines Neugeborenen-Hörscreenings

Parameter	Bedeutung
Erfassungsrate (%)	Anteil der gescreenten Kinder an den Lebendgeborenen für eine Klinik, eine Region oder ein Programm
PASS-Rate (%) C+D	Anteil unauffälliger Screeningbefunde
REFER (=Recall)-Rate (%) A+B	Anteil auffälliger Screeningbefunde
Spezifität (%) D/D+B	Anteil der vom Screening korrekt als unauffällig identifizierten Kinder (richtig negativ) an allen tatsächlich hörgesunden Kindern
Sensitivität (%) A/A+C	Anteil der vom Screening korrekt als auffällig identifizierten Kinder (richtig positiv) an allen tatsächlich hörgestörten Kindern
Rate falsch Positiver (%) B	Anteil der durch das Screening fälschlich als auffällig klassifizierten Kinder
Rate falsch Negativer (%) C	Anteil der hörgestörten, durch das Screening fälschlich als unauffällig klassifizierten Kinder
positiver Vorhersagewert (%) PV+=A/A+B	Wahrscheinlichkeit, im Falle eines auffälligen Screenings wirklich eine Hörstörung zu haben
negativer Vorhersagewert (%) PV-=D/C+D	Wahrscheinlichkeit, im Falle eines bestandenen Screenings wirklich hörgesund zu sein
Effizienz (%) (A+D)/(A+B+C+D)	Anteil der richtigen Entscheidungen im Screening
Youden-Index (%)	Maß für Trennung zwischen unauffällig/auffällig Y = Sensitivität+Spezifität-100
positiver Likelihood-quotient (%)	besagt, wie sich Chance auf Erkrankung bei positivem Testergebnis verändert LR_{pos} = Sensitivität/(1-Spezifität)
negativer Likelihood-quotient (%)	besagt, wie sich Chance auf Erkrankung bei negativem Testergebnis verändert LR_{neg} = (1-Sensitivität)/Spezifität

nur die mit *auffällig* oder *unauffällig* beendeten Screenings) oder für die Screeningprogramme (externe Sensitivität und Spezifität berücksichtigen außerdem die nicht oder ohne Ergebnis durchgeführten Screenings, z.B. Kinder, die vom Screening nicht erfasst wurden oder bei denen das Screening wegen Unruhe abgebrochen werden musste) berechnet werden. Die Spezifitäten für moderne TEOAE-Verfahren liegen bei 95 bis 96%, die für moderne AABR-Verfahren bei 98 bis 99%. Die Verfahrenssensitivitäten liegen bei 99,5 bis 99,9% für beide Methoden.

Die genannten und weitere Gütekriterien finden sich in Tabelle 2.

Weiterhin müssen Lost-to-Follow-up-Rate, Rate der Kinder, die ein Follow-up erhalten, Rate der als hörgestört diagnostizierten Kinder, Art, Seite und Ausmaß der Hörstörung, Zahl der therapiebedürftigen und Zahl der therapierten Kinder, Diagnose- und Therapiezeitpunkt und die Rate der sich über einen Zeitraum von Wochen bis Monaten normalisierenden Befunde erhoben werden.

5.7 Inhalte des Beschlusses des Gemeinsamen Bundesausschusses zum Neugeborenen-Hörscreening in Deutschland

Laut G-BA-Beschluss dient das Neugeborenen-Hörscreening der Erkennung von Hörstörungen ab einem Hörverlust von 35 dB. Da das Screening beidohrig erfolgen soll, erfasst es auch einseitige Hörstörungen, die ebenfalls frühzeitig versorgt werden sollten.

Die durch das Screening identifizierten Hörstörungen sollen bis zum Ende des 3. Lebensmonats diagnostiziert sein.

Einleitung der Hörtherapie/-rehabilitation

Bis spätestens Ende des 6. Lebensmonats soll eine Therapie eingeleitet sein. Die Eltern erhalten als schriftliche Information zum Screening ein bundeseinheitliches Merkblatt des G-BA. Sie entscheiden über die Teilnahme ihres Kindes an der Untersuchung und dokumentieren ein eventuelles Nichteinverständnis durch ihre Unterschrift.

Als Screening-Verfahren kommen die Messung von TEOAE, bei auffälligem Ergebnis AABR, oder die alleinige AABR-Messung in Frage. Für Risikokinder für neonatale Hörstörungen ist wegen des erhöhten Risikos für auditorische Neuropathien ein Screening mit (mindestens) AABR obligatorisch. Eine Kontrolle auffälliger Screening-Befunde soll immer beidseitig mit AABR erfolgen. Die geforderte 35 dB-Erkennungsschwelle schließt Verfahren aus, die Distorsionsprodukte otoakustischer Emissionen (DPOAE) messen, deren Detektionsschwelle eines Hörverlustes bei 40 bis 50 dB liegt.

Zeitpunkt der Durchführung

Es wird empfohlen, das Screening für Reif- und Gesundgeborene bis zum 3. Lebenstag durchzuführen, spätestens aber bis zur Krankenhausentlassung bzw. zur Kindervorsorgeuntersuchung U2 (3. bis 10. Lebenstag), für Frühgeborene bis zum errechneten Geburtstermin. Kranke Kinder oder Kinder mit mehrfacher Behinderung sollten das Screening, ihrem Zustand angepasst, bis spätestens zum Ende des 3. Lebensmonats erhalten haben.

Bei auffälligem Testergebnis sollte eine beidohrige Kontroll-AABR durchgeführt werden, möglichst am selben Tag, spätestens aber bis zur U2. Bei Geburt im Krankenhaus trägt der für die Geburtsklinik verantwortliche Arzt die Verantwortung für die Durchführung des Screenings. Bei Geburt außerhalb des Krankenhauses sind die Hebamme oder der Arzt, die/der die Geburt leitet, verantwortlich für die Veranlassung des Hörscreenings. Das Screening kann durch Pädiater, HNO-Ärzte oder Phoniater-Pädaudiologen durchgeführt werden. Die Abklärungsdiagnostik bei auffälligem Screening ist allerdings nur durch Phoniater-Pädaudiologen oder pädaudiologisch qualifizierte HNO-Ärzte durchführbar.

Qualitätssicherung

Zur Qualitätssicherung gilt: Bei Geburt und Screening im Krankenhaus sollte der Anteil der untersuchten Kinder – gemessen an der Gesamtzahl der Neugeborenen – bei mindestens 95% liegen. Außerdem sollten mindestens 95% der in der Erstuntersuchung auffälligen Kinder vor Entlassung eine Kontroll-AABR erhalten haben. Sowohl für Kliniken als auch für Praxen soll der Anteil der untersuchten, kontrollbedürftigen Kinder, die eine pädaudiologische Diagnostik benötigen (für Nicht-Risikoträger), höchstens 4% betragen. Mindestens 95% der in der Erstuntersuchung auffälligen Kinder sollen in derselben Klinik oder Praxis eine Kontroll-AABR erhalten (Bundesministerium für Gesundheit 2008). Pädiater müssen in den Kindervorsorgeuntersuchungen im gelben Kinder-Untersuchungsheft kontrollieren, ob Screening, Nachfolgediagnostik und Therapieeinleitung erfolgt und dokumentiert sind. Geburtskliniken müssen jährlich Sammelstatistiken zum Screening vorhalten.

Anhand der o.g. Messparameter soll die Güte des Hörscreenings evaluiert werden.

5.8 Tracking

Tracking-Zentrale

In einem qualitätsgesicherten Screening-Programm besitzt eine Tracking-Zentrale eine Schlüsselfunktion. Bei ihr laufen alle Informationen zusammen, der gesamte Prozessablauf wird koordiniert. Sie organisiert die Einbindung der Geburts- und Follow-up-Einrichtungen und die Ausgabe von Elterninformationen in verschiedenen Sprachen an erstere, das Nachverfolgen testauffälliger (Follow-up-Tracking), nicht vollständig gescreenter oder nicht gescreenter Kinder (Vollständigkeits-Tracking), die Schulung des screenenden Personals, die Verwaltung von Zertifikaten und die Qualitätskontrolle eines Screening-Programms. Sie erhält – optimalerweise elektronisch übermittelt – die screeningrelevanten Daten aus den ihr angeschlossenen Geburtseinrichtungen. Moderne Screeninggeräte versenden die in ihnen gespeicherten Daten elektronisch über ein Modem an einen zentralen Tracking-Server. Zur Qualitätssicherung ist neben der Übermittlung der Screeningergebnisse auch die der Messkurven und weiterer qualitätsrelevanter Daten nötig (z.B. Zahl der Messversuche, Messzeit, Verhältnis artefaktueller zu gültigen Messungen, EEG, Kalibrierungswerte, Elektrodenwiderstände). Die eingehenden Daten werden in einer Datenbank mit einer leistungsfähigen Software abgelegt und dort von den Mitarbeitern der Tracking-Zentrale begutachtet.

Aufgaben

Die Tracking-Zentralen stellen über Erinnerungsbriefe und Telefonate den Kontakt zu den Eltern follow-up-bedürftiger Kinder her. Jede Verzögerung von Kontrollscreening oder Nachfolgediagnostik macht Letztgenannte zeitaufwendiger, da sie am problemlosesten in den ersten Lebenswochen durchführbar ist.

Die Tracking-Zentrale steht weiterhin in engem Kontakt mit den Follow-up-Einrichtungen, aus denen sie die Kontrollscreening- und Diagnostikdaten bekommt.

Weitere Aufgaben einer Tracking-Zentrale sind: die Recherche von Adressen, Qualitätskontrolle des Screenings; Beantwortung der Anfragen von Eltern, screenenden und Follow-up-Einrichtungen; regelmäßiges Feedback an Einsender und Follow-up-Einrichtungen; Datenbankpflege einschließlich Datensicherung und -archivierung, Verwaltung von Zertifikaten der zugelassenen Untersucher und statistische/epidemiologische Datenanalysen.

Ein Screening-Prozess kann erst dann als abgeschlossen gelten, wenn eine Hörstörung ausgeschlossen oder – unter

Festlegung der Therapiemaßnahme und deren Beginn – bestätigt ist. Daher sind Qualität und Logistik eines Screening-Programms von größter Bedeutung. Künftig wird die kritische Frage zum Neugeborenen-Hörscreening nicht mehr die sein, ob es durchgeführt wird, sondern in welcher Qualität es gewährleistet werden kann.

5.9 Schulung

Idealerweise organisiert eine Tracking-Zentrale die Schulung des screenenden Personals in ihrer Region nach einem einheitlichen Konzept. Die Schulung sollte mindestens acht Stunden umfassen und mit einem geprüften Zertifikat abgeschlossen werden. In einer Abteilung sollten möglichst alle Mitarbeiter geschult werden, die an Neugeborenen arbeiten. Damit wird sichergestellt, dass das Screening zu jeder Zeit angeboten werden kann.

Die Ausbildung der Untersucher besitzt größten Stellenwert, da diese einen erheblichen Einfluss auf alle weiteren Prozeduren besitzt. Daher sollten auch regelmäßige Nachschulungen und ein dauerhaftes Support-Angebot (Hotline) für die Untersucher bestehen. Zu den Aufgaben der Untersucher gehören die Sicherstellung guter Messbedingungen und der Funktionstüchtigkeit des Equipments.

Elterninformation

Notwendige Messwiederholungen oder auffällige Untersuchungsergebnisse müssen den Eltern angemessen erklärt werden, damit diese das Vertrauen in das Screening oder den Untersucher und die Motivation für eine spätere Kontrolluntersuchung nicht verlieren. Dafür ist das Training einer kompetenten Gesprächsführung wichtig (Böttcher/Bogner 2010).

5.10 Follow-up

Das Follow-up nach auffälligem Neugeborenen-Hörscreening ist entsprechend dem Konsensus der Deutschen Gesellschaft für Phoniatrie und Pädaudiologie zweistufig geregelt (Wiesner et al. 2009). Es umfasst Kontroll-Screenings (Follow-up Stufe 1) und pädaudiologische Bestätigungsdiagnostik (Follow-up Stufe 2). Auf der Homepage der Deutsche Kinderhilfe e.V./Aktion Frühkindliches Hören findet sich eine Karte aller deutschen Follow-up-Einrichtungen (http://www.neugeborenen-hoerscreening.de/nachuntersuchungsstellen/index.html).

Kontroll-untersuchung

Die Kontroll-Screeninguntersuchungen werden durch Phoniater und Pädaudiologen oder HNO-Ärzte durchgeführt und beinhalten:

- Ohrmikroskopie
- Tympanometrie 226 Hz/1.000 Hz
- TEOAE
- Kontroll-AABR, ggf. BERA im natürlichen Schlaf oder im Spontanschlaf nach Schlafentzug oder in Sedierung

Bestätigungs-diagnostik

Die Bestätigungsdiagnostik erfordert ein spezielles pädaudiologisches Profil (Phoniater-Pädaudiologen und pädaudiologisch qualifizierte HNO-Ärzte). Sie schließt folgende Untersuchungen ein:

- Ohrmikroskopie
- Tympanometrie 226 Hz/1.000 Hz
- TEOAE, ggf. zusätzlich DPOAE (Frequenzspezifität)
- frequenzspezifische BERA mit Hörschwellenschätzung in mindestens zwei Frequenzbereichen (z.B. 500 Hz und 2.000/3.000 Hz) muss angestrebt werden, möglichst noch Click-BERA zur Latenzzeitbeurteilung
- subjektive Beobachtungsaudiometrie im Alter von 0 bis 6 Monaten als Plausibilitätskontrolle der objektiven Audiometrieergebnisse

Arbeitsschritte

Bei auffälligen Befunden werden die folgenden Schritte veranlasst:

- Einleitung und engmaschige Überwachung einer Hörgeräte-Anpassung einschließlich SPL-O-Gram (Diagramm zur Sichtbarmachung von Hörschwelle und -fläche mit Schalldruck = Sound Pressure Level auf der y-Achse und Frequenz auf der x-Achse) unter Verwendung altersentsprechender RECD(Real-Ear-to-Coupler Difference)-Korrekturwerte als obligate Verifikationsmessung, ggf. in Zusammenarbeit mit dem Pädakustiker,
- Einleitung einer hörgeschädigtenspezifischen Frühförderung,
- Elternberatung,
- ätiologische Abklärung,
- ggf. interdisziplinäre Diagnostik.

5.11 Outcome

In mehreren kontrollierten Studien wurde nachgewiesen, dass hörgestörte Kinder mit permanenter Hörschädigung, die ein Neugeborenen-Hörscreening erhalten hatten, früher eine Diagnostik, Diagnose und Therapie erhielten als Kinder ohne ein Hörscreening. Weiterhin wurde belegt, dass Kinder, die eine Therapie in den ersten Lebensmonaten erhielten bzw. in Hörrehabilitationsprogramme eingebunden waren, zu einem späteren Zeitpunkt (bis zum Alter von acht Jahren) bessere rezeptive und zum Teil auch expressive Sprachfähigkeiten hatten als Kinder, die eine spätere Therapie erhielten (Nelson et al. 2008, Neumann et al. 2006).

Für Deutschland konnte gezeigt werden, dass ein Neugeborenen-Hörscreening die Behandlung einer permanenten Hörstörung um 17,5 Monate vorverlegte, nämlich von 21 auf 3,5 Monate im Median (Neumann et al. 2006).

5.12 Perspektiven

Nächster Schritt

Eine der wichtigsten anstehenden Aufgaben für Neugeborenen-Hörscreening-Programme in Deutschland ist derzeit die Sicherung des Trackings in den einzelnen Bundesländern, da keine reguläre Finanzierung für dieses vorgesehen ist.

Herausforderungen

Eine Vorverlegung des Diagnosezeitpunktes neonataler Hörstörungen bringt geänderte Anforderungen an Diagnostik, Therapie und Hörrehabilitation mit sich. Diese reichen von der Optimierung pädaudiologischer objektiver frequenzspezifischer Audiometrie-Verfahren über die breite Einführung der visuellen Verstärkungsaudiometrie, wiederholte ABR- bzw. ASSR-Messungen, die Versorgung junger Babys mit Hörgeräten, das häufige Wechseln von Otoplastiken, die frühe Versorgung einohriger Hörstörungen und die speziellen chirurgischen und anästhesiologischen Anforderungen an eine Cochlea-/Mittelohr-Implantat-Therapie im 1. Lebensjahr bis hin zu den speziellen Erfordernissen der Elternberatung und pädaudiologischen Frühförderung von Säuglingen.

6 Frühe Diagnose von Hörschäden

Von Annerose Keilmann

6.1 Anamnese

Anamnese

Die Untersuchung eines Kindes, bei dem eine Hörschädigung vermutet wird, beginnt mit der Erhebung der Krankengeschichte, der Anamnese. Im klinischen Alltag hat es sich als zweckmäßig erwiesen, die Eltern schon bei der Anmeldung um die Ausfüllung eines Fragebogens zu bitten, in dem diese schon Informationen zur Familiengeschichte, zur Schwangerschafts- und Geburtsanamnese sowie zur weiteren Entwicklung des Kindes zusammentragen. Liegen bereits Arztbriefe oder andere Befunde vor, dann sollten die Eltern diese Befunde zur Untersuchung mitbringen. Eine wichtige Information ist auch, ob ein Neugeborenen-Hörscreening (vgl. Kap. 5) durchgeführt wurde, welche Methoden hierzu eingesetzt wurden, und welches Ergebnis erzielt wurde.

Jede Anamnese sollte grundsätzlich problemfokussiert sein und vor allem die Punkte ansprechen, die für eine weitere Abklärung der Beschwerden bzw. einer Verdachtsdiagnose aufschlussreich sind. Bei Kindern mit Hörstörungen werden in der Regel die Eltern befragt, d.h., dass die Anamnese als Fremdanamnese erhoben wird. Zu Beginn der Anamnese wird meist der Beginn und der zeitliche Verlauf der Beschwerden erfragt, ob es sich um ein einmaliges oder wiederholtes Ereignis gehandelt hat. Man fragt nach beeinflussenden Faktoren, z.B. ob immer im Zusammenhang mit Erkältungen eine Verstärkung der Hörstörung beobachtet wurde. Neben der Schwerhörigkeit können bei Erkrankungen oder Funktionsstörungen des Ohres, Ohrschmerzen, Ohrlaufen, Schwellungen am Ohr, Schwindel, Ohrgeräusche und Gesichtslähmungen auftreten.

Familienanamnese, Fragen zu Schwangerschaft und Geburt

Zur Familienanamnese gehört die Erhebung des Auftretens und des Verlaufs von Hörstörungen in der Familie, aber auch von Fehlbildungen oder Syndromen.

Zum Verlauf der Schwangerschaft ist besonders interessant, ob die Mutter Infektionen durchgemacht hat, Medikamente einnehmen musste, vorzeitige Wehen oder Blutungen auftraten (vgl. hellblauer Mutterpass). Ein komplizierter Verlauf der Geburt, der zu Sauerstoffmangel oder Blutungen im Bereich des Gehirns oder des Ohres führt, erhöht das Risiko auf das Eintreten einer Hörschädigung (vgl. gelbes Kinder-Untersuchungsheft).

Eigenanamnese

Zur Eigenanamnese des Kindes gehören Erkrankungen des Ohres oder im HNO-Bereich, eventuell durchgeführte Operationen, weiterhin Daten zur allgemeinen, z. B. motorischen Entwicklung des Kindes, zur Sprachentwicklung und zum körperlichen Wachstum.

Die Eltern werden auch zum Verhalten ihres Kindes befragt, nicht nur ob das Kind auf akustische Reize reagiert bzw. sprachliche Anweisungen versteht, sondern auch in umfassenderer Form, z. B. ob das Kind unaufmerksam wirkt oder eine nur eingeschränkte Frustrationstoleranz zu haben scheint. Besondere Stärken des Kindes werden ebenfalls erfragt.

6.2 Ursachen von Hörschäden im Kindesalter

Die Ursachen der frühkindlichen Schwerhörigkeit können einerseits in genetisch hereditäre und erworbene Ursachen eingeteilt werden, andererseits nach dem Entstehungszeitpunkt.

genetische Ursachen

Bei mindestens der Hälfte der Kinder mit permanenten Schwerhörigkeiten liegt eine genetische Ursache vor. Die Schwerhörigkeit kann schon vor oder erst nach der Geburt auftreten. Bei der Geburt schon bestehende Schwerhörigkeiten können sich im Laufe der ersten Lebensjahre verstärken. Bei der Mehrzahl der genetisch bedingten Schwerhörigkeiten ist nur das Gehör betroffen, es liegt also eine monosymptomatische oder nicht-syndromale Schwerhörigkeit vor. Abgesehen von der Schwerhörigkeit ist das Kind gesund. Von diesen monosymptomatischen Schwerhörigkeiten werden 80% autosomal rezessiv vererbt, d. h., dass sehr häufig das betroffene Kind das einzige ist, bei dem sich diese Schwerhörigkeit zeigt, während beide Eltern zwar Träger des Gens sind, sich die Schwerhörigkeit bei diesen aber nicht ausprägt. Die häufigste Ursache der autosomal rezessiven Schwerhörigkeit ist eine Mutation im GJB2-Gen. Dieses Gen codiert für das Connexin 26, ein wichtiges Protein im Innenohr. Etwa 2 bis 3% der Mitteleuropäer tragen in ihrem Erbgut eine Mutation im GJB2-Gen, entwickeln aber keine kindliche Schwerhörigkeit, weil sie es nur in heterozygoter Form (nur auf einem der beiden Chromosomen) tragen.

Bei etwa 18% der monosymptomatischen erblichen Schwerhörigkeiten liegt ein autosomal dominanter Erbgang vor, ein verändertes Chromosom führt schon zur Schwerhörigkeit. Ein betroffener Elternteil wird das veränderte Gen an die Hälfte seiner Kinder weitergeben, sodass mit einer Hörstörung bei der Hälfte der Nachkommen eines Betroffenen zu rechnen ist. Da eine solche Veränderung auch durch eine Neumutation entstehen kann, muss nicht unbedingt ein Elternteil betroffen sein, wenn ein Kind unter einer autosomal dominanten Schwerhörigkeit leidet. Etwa 2% der Kinder mit einer monosymptomatischen genetischen Hörstörung leiden unter einer x-chromosomalen oder mitochondrial bedingten Schwerhörigkeit.

Syndrome

Bei etwa 30% der genetisch bedingten Hörstörungen ist die Schwerhörigkeit mit anderen Symptomen vergesellschaftet. Dann liegt ein kongenitales Syndrom mit Schwerhörigkeit vor. Es gibt etwa 400 bekannte Syndrome mit Schwerhörigkeiten. Während in einigen Fällen Auffälligkeiten des äußeren Ohres oder des Gesichtes auf ein solches Syndrom hinweisen, gibt es auch viele Syndrome, bei denen die Kinder im Säuglingsalter keine unmittelbaren Zeichen außer der Schwerhörigkeit aufweisen.

erworbene Schwerhörigkeit

Bei den erworbenen Schwerhörigkeiten können solche, die vor der Geburt (intrauterin, pränatal) oder während der Geburt (perinatal) auftreten, von solchen, die nach der Geburt (postnatal) eintreten, unterschieden werden. Bei den postnatalen Schwerhörigkeiten ist von großer Bedeutung, ob die Schwerhörigkeit vor, während oder nach dem Spracherwerb eintritt.

pränatal

Zu den wichtigsten Ursachen erworbener Schwerhörigkeiten gehören die durch eine Infektion der Mutter während der Schwangerschaft. Früher war die Rötelnembryopathie die häufigste bekannte Ursache von pränatal erworbenen Schwerhörigkeiten. Durch die konsequente Impfung aller Mädchen ist hier erfreulicherweise ein bedeutender Rückgang der Häufigkeit erreicht worden. Durch die Übertragung des Röteln-Virus über die Plazenta kommt es beim ungeborenen Kind zur Rötelnembryopathie, dem Gregg-Syndrom, das nicht nur zur Innenschwerhörigkeit, sondern auch zu Herzfehlbildungen, Glaukom und anderen Störungen führte. Heute ist die Infektion mit dem Cytomegalie-Virus (CMV) die häufigste Ursache einer pränatal erworbenen Hörstörung. Bei einer connatalen CMV-Infektion schreitet die Erkrankung oft auch nach der Geburt fort, auch eine Zunahme der Schwerhörigkeit kann eintreten. Weitere Ursachen für pränatal erworbene Hörstörungen sind Erkrankungen der Mutter (Stoffwechselentgleisungen im Rahmen eines Diabetes mellitus), Medikamente und Drogen (am häufigsten der Alkoholabusus), ohrschädigende Medikamente, wie Aminoglykoside (Antibiotika), Malariamittel, Zytostatika oder überdosierte Vitamine.

perinatal

Durch die Fortschritte in der Perinatologie sind heute weniger Kinder als Folge einer schweren Geburtskomplikation schwerhörig. Vor allem der Sauerstoffmangel (Asphyxie) mit APGAR-Werten unter 3 sowie das respiratorische Atemnotsyndrom können zu Schwerhörigkeiten führen. Frühgeborene sind besonders häufig betroffen. Nach der Geburt stellt sich bei vielen Kindern eine Gelbsucht (Ikterus) ein. Bei manchen Kindern ist dieser Ikterus so stark, dass ein Blutaustausch erfolgen muss. Erfolgt dieser Blutaustausch rechtzeitig, kann in der Regel eine Schwerhörigkeit verhindert werden. Leidet das Kind hingegen unter einer sehr ausgeprägten Gelbsucht, so kann es zum Kernikterus, also zur Einlagerung der gelben Blutfarbstoffe in die Kerngebiete im Hirnstamm, kommen. Ein Kernikterus kann zu einer Hörstörung führen.

postnatal

Schwerhörigkeiten können auch direkt nach der Geburt (postnatal) oder in der frühen Kindheit erworben werden. Die häufigste Ursache von Schwerhörigkeiten durch Infektionen sind Hirnhautentzündungen, Meningitiden. Diese gehen meist mit einer Entzündung des Innenohres, einer Labyrinthitis, einher, wodurch sowohl eine Innenohrschädigung als auch eine Schädigung des Hörnervs eintreten kann. Eine Meningitis kann zu einer Verknöcherung des Innenohres führen, wodurch die Einführung eines Cochlea Implantates erschwert oder unmöglich werden kann. Durch die relativ konsequente Impfung aller Kinder gegen Mumps, Masern und Haemophilus Influenzae sind Schwerhörigkeiten, die auf diese Infektionen zurückgehen, deutlich seltener geworden.

Wegen lebensbedrohender Erkrankungen müssen oft auch Neugeborene, Säuglinge und Kleinkinder mit möglicherweise ohrschädigenden Medikamenten behandelt werden. Von Bedeutung sind hier vor allem Antibiotika, sowie Zytostatika, also Medikamente, die bei bösartigen Erkrankungen eingesetzt werden.

Lärmeinwirkung

Lärm kann sowohl bei chronischer erheblicher Einwirkung als auch bei plötzlichen sehr lauten Geräuschen zu einer Schädigung des Ohres führen. Jedes Jahr erleiden viele

Kinder an Silvester Knall- und Explosionstraumata. Viele Kinderspielzeuge sind so laut, dass sie Hörschäden verursachen können.

In bestimmten Perioden der Neugeborenenzeit reagieren bestimmte Strukturen des Hörsystems besonders anfällig auf schädigende Ereignisse. Man weiß, dass der gelbe Blutfarbstoff, das Bilirubin, an bestimmten Tagen in der Entwicklung des Kindes schneller zu einem Kernikterus führt.

Frühgeborene

Weiterhin geht man davon aus, dass das Innenohr Frühgeborener besonders empfindlich auf die toxische Wirkung von Medikamenten oder Lärm reagiert. Deswegen tragen Frühgeborene ein deutlich erhöhtes Risiko eine Schwerhörigkeit zu entwickeln.

6.3 Klinische Untersuchung des Kindes

Um eine optimale Kooperation des Kindes für die sorgfältige klinische Untersuchung zu erreichen, ist es in vielen Fällen sinnvoll, nicht nur die Anamnese, sondern auch die Hörprüfung zuvor durchzuführen.

Ohrinspektion

Bei kleinen Kindern gelingt die Untersuchung von Kopf und Hals meist am besten, wenn ein Elternteil oder eine Bezugsperson das Kind auf den Schoß nimmt. Für die Ohruntersuchung kann das Kind seinen Kopf an die Schulter der Bezugsperson lehnen. Oft gelingt so die Ohrinspektion, ohne dass die Bezugsperson den Kopf festhalten muss. Wehrt sich ein Kind heftig gegen die Untersuchung, muss das Kind festgehalten werden, um Verletzungen zu vermeiden. Meist reicht es aus, wenn die Bezugsperson mit der einen Hand den Kopf fixiert und mit der anderen Hand den Oberkörper umschlingt. Bei heftiger Abwehr muss ggf. eine dritte Person bei der Fixierung helfen. Nur selten wird es nötig, eine medikamentöse Sedierung zu nutzen, oder gar deswegen eine Narkose einzuleiten.

Otoskopie

Bei der äußeren Inspektion (Betrachtung) des Ohres wird nach Veränderungen an der Ohrmuschel, Gehörgangsstenosen (der Gehörgang ist sehr eng) oder Gehörgangsatresien (der Gehörgang ist nicht angelegt) gesucht. Wichtig ist auch die Erkennung von präaurikulären Anhängseln und Ohrfisteln. Diese können auf Mittelohrfehlbildungen hinweisen.

Otoskopie

Die Untersuchung des Ohres, die Otoskopie, kann mit einem Handotoskop oder mit dem Ohrmikroskop durchgeführt werden. Das Handotoskop besteht aus einem Handgriff, in dem die Batterie oder der Akku enthalten ist, und einem daran befestigten Ohrtrichter, vor dem zusätzlich eine Lupe geschaltet werden kann. Bei der Untersuchung mit dem Ohrmikroskop hat der Untersucher beide Hände frei, um einen Ohrtrichter einzuführen und ggf. durch den Ohrtrichter mit Instrumenten Ohrschmalz, Sekret oder Fremdkörper zu entfernen. Zum Einführen des Ohrtrichters sollte die Ohrmuschel nach hinten oben gezogen werden, bei sehr kleinen Säuglingen eher nach hinten unten. Damit werden knorpeliger und knöcherner Anteil des Gehörgangs in die gleiche Achse gebracht und ein Einblick auf das Trommelfell wird möglich.

Der Trichter sollte immer möglichst groß gewählt werden, zum einen, weil so eine bessere Übersicht erreicht werden kann und zum anderen, weil ein Vordringen des Trichters in den knöchernen Gehörgang, der sehr druckempfindlich ist, vermieden werden sollte. Der Trichter wird unter Sicht vorsichtig eingeführt, drückt im knorpeligen Anteil des Gehörganges die kleinen Haare zur Seite und wird im Gehörgang noch etwas gedreht, sodass alle Abschnitte des Trommelfells eingesehen werden können. Ein normales Trommelfell ist gräulich (perlmuttfarben), hat eine glatte Oberfläche und reflektiert das Licht an der Stelle, auf der das Untersuchungslicht direkt zurückgeworfen wird. Wenn ein normaler Druck im Mittelohr herrscht, zeigt sich ein dreieckiger Lichtreflex im vorderen unteren Quadranten des Trommelfells. Im Trommelfell ist der Hammergriff eingelassen. Bei Kindern springt häufig der Hammerkopf nach außen und der Lichtreflex verkürzt sich, dann liegt ein Unterdruck im Mittelohr vor. Länger anhaltender Unterdruck kann zur Ausbildung eines Paukenergusses führen, der bei der Ohrmikroskopie ebenfalls erkannt werden kann. Außerdem ist bei der Untersuchung auf entzündliche Rötungen des Gehörgangs oder des Trommelfells, auf Verletzungen, Narben oder Einziehungen zu achten und ggf. die Einlage eines Paukenröhrchens zu kontrollieren.

Wenn es nötig ist, Ohrschmalz aus dem Gehörgang zu entfernen, um damit eine ausreichende Übersicht zu erlangen, kann dies mit Instrumenten durchgeführt werden, oder es kann mit Wasser ausgespült werden. Solche Manipulationen im Gehörgang können für das Kind unangenehm sein, hier ist also immer ein sehr vorsichtiges Vorgehen notwendig.

6.4 Weiterführende Untersuchungen

Bei jedem Kind, bei dem eine Hörstörung vermutet wird, wird nicht nur das Ohr, sondern der ganze Kopf-Halsbereich untersucht. Bei der Untersuchung von Mund und Rachen werden der harte und der weiche Gaumen untersucht, um z. B. festzustellen, ob ein hoher Gaumen oder ein verkürztes Gaumensegel vorliegt. Ein gespaltenes Zäpfchen, eine Uvula bifida, kann ein Hinweis auf eine submuköse, also eine sich unter der Schleimhaut befindende Gaumenspalte geben. Eine solche submuköse Gaumenspalte kann oft nur durch Palpation (Befühlen) festgestellt werden. Störungen des Gaumensegels können zu Funktionsbeeinträchtigungen der Eustachischen Röhre führen. Bei der Nasen- und Racheninspektion soll vor allem festgestellt werden, ob vielleicht eine vergrößerte Rachenmandel (hyperplastische Adenoide) vorliegt, die die häufigste Ursache mittelohrbedingter Hörstörungen im Kindesalter darstellt. Bei Auffälligkeiten an Kopf und Hals ist an die Möglichkeit einer syndromalen Hörstörung zu denken und entsprechende Untersuchungen wegen des Verdachts auf ein Syndrom sollten folgen.

weitere Untersuchungen

Liegt bei einem Kind eine Schwerhörigkeit vor, dann sollten eine Reihe weiterer Untersuchungen folgen. Zur Untersuchung des Gleichgewichtsorgans stehen verschiedene apparative Methoden zur Verfügung. Diese sind im Kinderalter oft nur erschwert einsetzbar. Heute wird in der Regel bei schwerhörigen Kindern das Minimal Rotation Testing durchgeführt, eine orientierende, leicht durchzuführende Prüfung. Bei jedem Kind mit einer Hörstörung erfolgt eine Sprachentwicklungsdiagnostik, die rezeptive und produktive sprachliche Fähigkeiten mit dem der Entwicklung des Kindes angemessenen Untersuchungsverfahren überprüft.

ergänzende augenärztliche Untersuchungen

Unerläßlich sind auch eine augenärztliche Untersuchung und eine humangenetische Abklärung. Weiterhin sollte eine Entwicklungsuntersuchung erfolgen, da die vorhandenen Ressourcen und Entwicklungspotenziale für die Feststellung eines individuellen Förderprogramms wichtig sind. Bei Verhaltensproblemen und emotionalen Störungen sollte auch diesbezüglich eine Untersuchung erfolgen.

Häufig wünschen sich Eltern, bei deren Kind eine Hörstörung diagnostiziert wird, möglichst umgehend eine bildgebende Diagnostik, um der Ursache der Schwerhörigkeit auf den Grund zu gehen. Die Anfertigung einer Computertomographie oder Kernspintomographie erfordert bei Säuglingen aber meist eine Anästhesie und ist im Fall der

Computertomographie mit einer Strahlenbelastung verbunden. Deswegen muss die Notwendigkeit einer bildgebenden Diagnostik immer gut überlegt werden.

bildgebende Diagnostik

Eine bildgebende Diagnostik ist notwendig, wenn eine einseitige Schwerhörigkeit eintritt, die das Symptom einer Erkrankung sein könnte, die das Kind bedroht, oder wenn eine gehörverbessernde Operation bei einer Mittelohrschwerhörigkeit oder eine Cochlea Implantat-Versorgung geplant ist.

6.5 Differenzialdiagnostik bei Hörstörung

periphere Hörstörung

Hörstörungen, deren Ursachen im peripheren Hörorgan (Gehörgang, Mittelohr, Innenohr, Hörnerv) lokalisiert sind, werden als periphere Hörstörung bezeichnet. Dabei werden folgende Formen unterschieden:

- **Schallleitungsschwerhörigkeit:** Eine Schallleitungsschwerhörigkeit liegt dann vor, wenn der Schall nicht normal aufgenommen oder fortgeleitet werden kann aufgrund einer Störung im Bereich des Gehörgangs (z.B. Wasser nach dem Duschen) oder des Mittelohres (z.B. Paukenerguss).
- **Schallempfindungsschwerhörigkeit:** Von einer Schallempfindungsschwerhörigkeit spricht man, wenn die Ursache der Schwerhörigkeit jenseits des ovalen Fensters, also der Grenze zwischen Mittel- und Innenohr liegt. Am häufigsten sind Schwerhörigkeiten durch Störungen des Innenohres, insbesondere der äußeren oder inneren Haarzellen.
- **kombinierte Schwerhörigkeit:** Von einer kombinierten Schwerhörigkeit spricht man, wenn am gleichen Ohr eine Schallleitungs- und Schallempfindungsschwerhörigkeit vorliegt.
- **auditorische Synaptopathie/Neuropathie:** Bei der auditorischen Synaptopathie/Neuropathie handelt es sich um eine Schwerhörigkeit, bei der zumindest der Schallleitungsapparat und die Funktion der äußeren Haarzellen intakt sind. Die Störung kann dann entweder im Bereich der inneren Haarzelle, am Übergang von der inneren Haarzelle auf den Hörnerv oder im Bereich des Hörnervs und der weiterleitenden Strukturen im Gehirn beheimatet sein. Man geht davon aus, dass bei etwa 8% der Kinder mit gravierenden permanenten Schwerhörigkeiten eine auditorische Synaptopathie/Neuropathie vorliegt. Bei diesen Patienten können otoakustische Emissionen gemessen werden, aber nur stark gestörte oder keine akustisch evozierten Potenziale abgeleitet werden.

6.6 Grundlagen der Audiometrie im Kindesalter

Der Mensch kann Frequenzen im Bereich von ca. 20 bis 20.000 Hz wahrnehmen. Die meisten Schallereignisse setzen sich aus verschiedenen Frequenzen zusammen. Bei natürlichen Schallereignissen handelt es sich also meist um Frequenzspektren.

Unterschiede Tonaudiometrie bei Kindern und Erwachsenen

Für die Tonaudiometrie im Erwachsenenalter werden fast ausschließlich reine Töne, also Sinustöne eingesetzt, im Kindesalter wird auch mit Schmalbandrauschen geprüft. In der Audiometrie bei Erwachsenen werden meistens die Frequenzen 125 Hz, 250 Hz, 500 Hz, 1, 2, 3, 4, 6, 8 und 12 kHz geprüft. Da Kinder ihre Aufmerksamkeit meist nicht so lange aufrechterhalten können, wird in der Kinderaudiologie vor allem Wert auf ein präzises Ergebnis für die Frequenzen 500 Hz, 1, 2, und 4 kHz gelegt. Das menschliche Ohr kann eine große Bandbreite von verschiedenen Intensitäten des Schalls wahrnehmen. Für die Frequenzen 2 und 3 kHz liegt die Hörschwelle bereits bei 20 µPascal. Demgegenüber sind die Schalldruckpegel, die in einer Diskothek vorhanden sind, etwa 50.000 mal stärker, nämlich 1 Pascal.

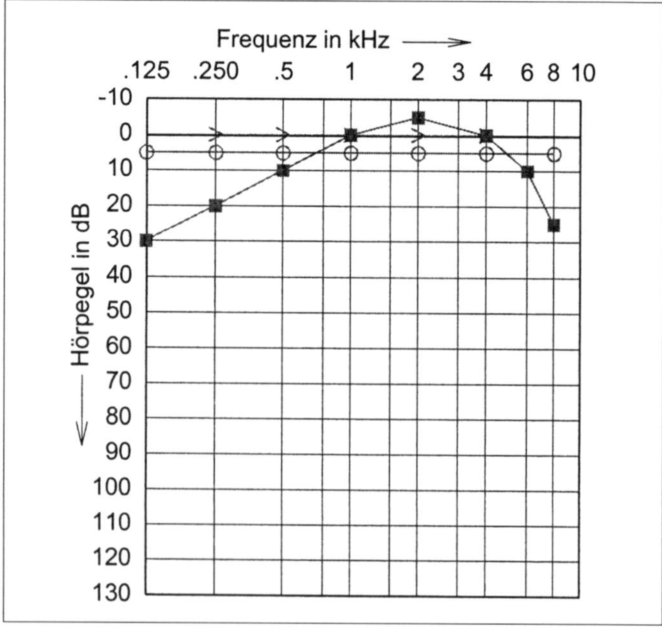

Abb. 1: Audiometrie mit SPL und HL

Hörfeld

Dieser Bereich, den ein Mensch ohne Schmerzempfindung wahrnimmt, wird als Hörfeld bezeichnet. Das Gehör empfindet die Lautstärke der verschiedenen Schalldrücke aber nicht analog in einer linearen Skala, sondern es nimmt eine logarithmische Abstufung der Reizempfindungen vor. Deswegen wird bei der Messung in der Audiometrie für den Schallpegel eine logarithmische Skala verwandt. Da der Mensch die Frequenzen 2 und 3 kHz bei den leisesten Schalldruckpegeln wahrnimmt, entsteht bei der Messung von Schalldruckpegeln eine gekrümmte Kurve. Um eine bessere Vergleichbarkeit zu erreichen, wurde für die Audiometrie festgelegt, dass das Hörvermögen des Geprüften mit dem eines Normalhörenden verglichen wird, sodass im Regelfall eine waagerechte Kurve entsteht. In der Abbildung 1 ist neben der üblichen Aufzeichnung der Hörschwelle eines Normalhörenden in Dezibel Hearing Level (HL) auch die Hörschwelle in physikalischer Einheit dB SPL (Sound Pressure Level, Lautstärke) aufgezeichnet.

Im Audiometrieformular werden die verschiedenen Frequenzen, die die Tonhöhen widerspiegeln, auf der x-Achse aufgetragen. Nach unten hin werden steigende Schalldruckpegel in Dezibel aufgezeichnet. Je tiefer die Kurve verläuft, desto lauter musste der Prüfton gewählt werden und desto ausgeprägter ist die Schwerhörigkeit.

6.7 Subjektive Audiometrie

Reintonaudiometrie

Eine Reintonaudiometrie ist in jedem Lebensalter möglich. Bei Kindern erfordert die Durchführung und Interpretation der Ergebnisse viel Erfahrung und Geduld vonseiten des Untersuchers und eine Kinderaudiometrie-Anlage, den sogenannten Mainzer Kindertisch (→ Abb. 2).

Es gilt, die Aufmerksamkeit des Kindes möglichst lange für die Testsituation zu erhalten und die Reflexe und Reaktionen des Kindes richtig zu deuten. In der zur Verfügung stehenden Zeit müssen möglichst viele relevante Informationen gesammelt werden. Eine erfolgreiche subjektive Audiometrie im Säuglings- und Kindesalter setzt voraus, dass das richtige Verfahren gewählt wird.

Reflexaudiometrie

Bei Säuglingen in den ersten sechs Lebensmonaten wird die Reflexaudiometrie eingesetzt. Durch akustische Stimuli können unkonditionierte, also angeborene Reflexe ausgelöst werden. Die Kinder reagieren auf Schalldruckpegel ab etwa 70 dB mit dem Moro-Reflex (ein Öffnen und Schlie-

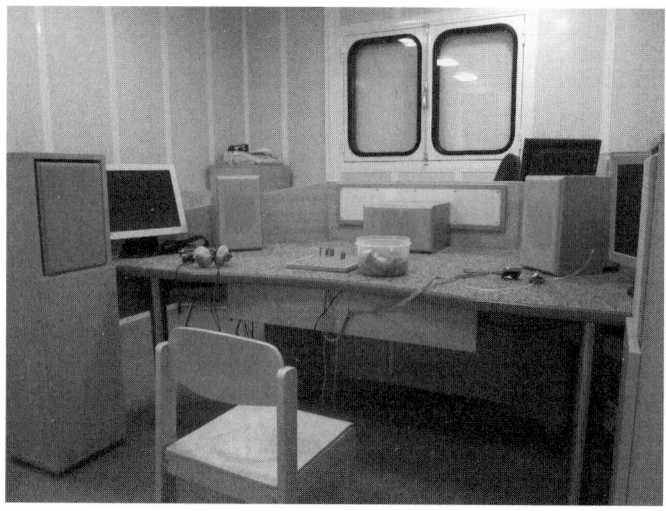

Abb. 2: Mainzer Kindertisch

ßen der Arme, dem akustikopalpebralen Reflex (Bewegung der Augen) oder dem Startle-Reflex (eine gesamtkörperlichen Schreckreaktion). Aussagefähig ist auch die Beobachtung der gleichmäßigen Atmung oder des Saugens, die beide durch die Beschallung beeinflusst werden.

Reaktionsaudiometrie

Etwa ab dem sechsten Lebensmonat lässt sich die Reaktionsaudiometrie durchführen. Durch akustische Stimuli werden beim gesunden Baby typische Reaktionsmuster ausgelöst, die zeigen, dass das Kind den jeweiligen Prüfton gehört hat. Das Kind wendet seinen Kopf der Schallquelle zu, zeigt hin oder wendet seinen Blick. Bei den sogenannten Ablenktests betrachtet das Kind ein Spielzeug und wird durch akustische Stimuli von der Seite abgelenkt. Die Reaktion des Kindes, also das Suchen der Schallquelle durch Hinwendung, wird von der Prüferin durch Lob oder Lächeln verstärkt.

Verhaltensaudiometrie

Ab den letzten Monaten des ersten Lebensjahres gelingt auch die Verhaltensaudiometrie mit Konditionierung. Dabei lernt das Kind, dass auf der Seite des akustischen Stimulus eine Belohnung mit einem Bild oder einem Video zu erwarten ist. Wenn das Kind das akustische Signal hört, wendet es seinen Kopf in diese Richtung in der Erwartung des Bildes oder des Videos.

Spielaudiometrie

Etwa ab dem Alter von 2;5 Jahren gelingt die Spielaudiometrie. Hier lernt das Kind, auf den akustischen Stimulus mit einer einfachen Spielhandlung zu reagieren, z. B. ein

Klötzchen in ein Steckbrett zu stecken. Die Spielhandlung soll natürlich möglichst attraktiv für das Kind sein, andererseits darf die Spielhandlung auch nicht zu schwierig sein, sodass sie von der eigentlichen Audiometrie ablenkt. Mit zunehmendem Entwicklungsalter nähert sich die Reaktionsschwelle oder die spielaudiometrische Schwelle immer mehr der wahren Hörschwelle des Innenohres.

Tonaudiometrie

Bei der Tonaudiometrie wird gewöhnlich mit einer Messung über die Luftleitung begonnen. Bei kleinen Kindern wird meist im Freifeld geprüft, d. h., das Kind sitzt auf dem Schoß einer Bezugsperson von Lautsprechern umgeben, die akustische Signale abgeben. Mit einer Freifeldaudiometrie ist allerdings keine seitengetrennte Beurteilung möglich, sondern hier spiegelt sich das Hörvermögen des besseren Ohres wider. Für eine seitengetrennte Tonaudiometrie werden traditionell Kopfhörer verwendet. Dies ist meist erst ab dem Alter von vier Jahren möglich, da kleinere Kinder Kopfhörer ungern tolerieren. Dennoch ist bereits beim Säugling eine seitengetrennte Messung möglich, wenn hierfür Einsteckhörer zur Verfügung stehen.

Die Hörschwelle für die Knochenleitung wird mit Vibratoren gemessen, die auf den Schädelknochen, meist hinter dem Ohr oder auf der Stirn, aufgedrückt werden. Sie versetzen Schädelknochen in Schwingung und der Schall erreicht über den Knochen das Innenohr und umgeht so das Mittelohr. Mit der Knochenleitungsmessung kann die Hörfähigkeit des Innenohres bestimmt werden und aus der Differenz zwischen der Luftleitungsmessung und der Knochenleitungsmessung auf eine Schallleitungsschwerhörigkeit geschlossen werden.

Ziel

Das Ziel der tonaudiometrischen Untersuchung ist die Bestimmung der Hörschwelle, also die Festlegung der unteren Grenze des Hörfeldes, also der Schallpegel, die der Geprüfte gerade wahrnehmen kann. Die obere Grenze des Hörfelds, die Unbehaglichkeitsschwelle, kann auch bei jüngeren Kindern bestimmt werden. Allerdings wird häufig darauf verzichtet, um dem Kind eine unangenehme Erfahrung zu ersparen und die Kooperation zu erhalten. Eine genauere Messung der Hörempfindung zwischen Hörschwelle und Unbehaglichkeitsschwelle in der Lautheitsskalierung ist erst bei Kindern ab etwa fünf Jahren möglich.

Die Wahrnehmung und das Verstehen von Sprache sind wesentliche Funktionen des menschlichen Gehörs.

Sprachaudiometrie

Deshalb ist die Sprachaudiometrie von großer Bedeutung, vor allem auch in der Rehabilitation und bei der Anpassung von Hörgeräten. Da das Verstehen von Sprache wesentlich von der zeitlichen Auflösungsfähigkeit abhängt, können die Ergebnisse von Ton- und Sprachaudiometrie deutlich differieren. Für die Sprachaudiometrie bei Kindern wurden verschiedene Testmaterialien entwickelt, um Kinder in unterschiedlichen Entwicklungsaltern prüfen zu können. Für Kinder ab dem Alter von 2;5 Jahren wird der Mainzer Kindersprachtest eingesetzt. Für den Mainzer Kindersprachtest I und II stehen auch Bildvorlagen zur Verfügung. Meist ist es für das Kind leichter, auf ein bestimmtes Bild zu zeigen, wenn es das Wort gehört hat, als dieses Wort nachzusprechen. Für ältere Kinder wurden der Göttinger Kindersprachtest und der Oldenburger Kinderreimtest entwickelt. Wie die Tonaudiometrie kann die Sprachaudiometrie im Freifeld über Kopfhörer oder über Einsteckhörer durchgeführt werden. Die Testwörter werden dem Kind mit definierten Schallpegeln präsentiert und die Verständlichkeit

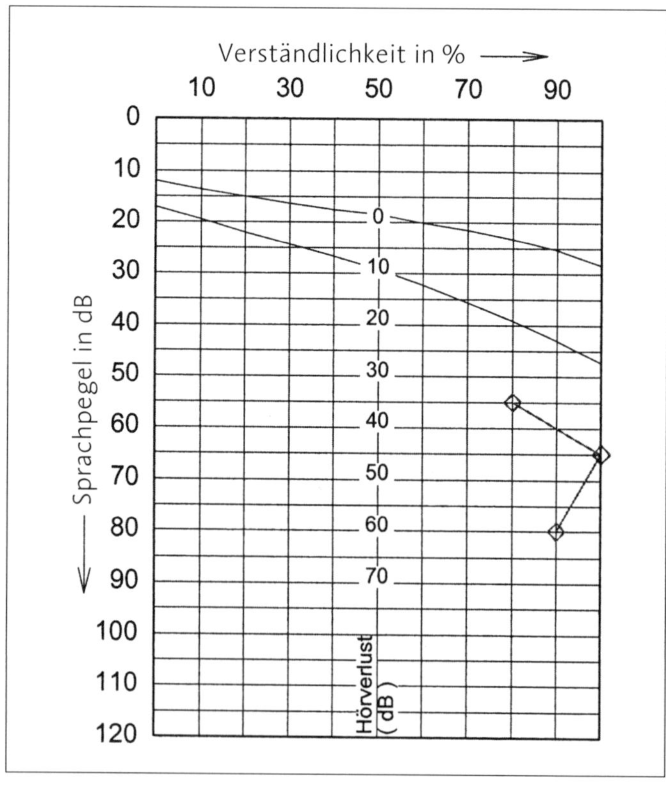

Abb. 3: Sprachaudiometrie

wird gegenüber dem Schalldruckpegel aufgezeichnet. In der Abbildung 3 wird das Ergebnis eines normal hörenden Kindes wiedergegeben.

Von zehn Testwörtern bei 55 dB verstand das Kind acht, also 80%. Schon bei 65 dB Schalldruckpegel verstand es alle zehn Wörter. Bei der Prüfung mit 80 dB verstand das Kind ein Wort nicht, hier wurde also eine 90%ige Verständlichkeit erreicht.

Da es im Alltag meist darauf ankommt, trotz vorliegender Störgeräusche Sprache zu verstehen, sollte möglichst auch das Sprachverstehen im Störgeräusch geprüft werden. Dies gelingt meist erst bei älteren Kindern.

6.8 Semiobjektive Audiometrie

objektive Verfahren

Die objektiven Hörprüfungen sind dahingehend objektiv, dass ihre Durchführung von der Mitarbeit des Patienten unabhängig ist, solange dieser eine passive Kooperation zeigt, also die Messung nicht stört. Bei Kindern im 1. Lebensjahr kann dies häufig im Spontanschlaf erreicht werden, bei älteren Kindern ist meist eine Sedierung notwendig.

semiobjektive Verfahren

Semiobjektive Verfahren bilden einen unverzichtbaren Bestandteil der pädaudiologischen Diagnostik, und je jünger ein Kind ist bzw. je geringer seine Kooperation ist, desto größere Bedeutung haben sie.

Bei der Tympanometrie wird die Beweglichkeit des Trommelfells gemessen. So kann festgestellt werden, ob durch eine eingeschränkte Funktion der Eustachischen Röhre ein Unterdruck im Mittelohr vorliegt, oder gar ein Paukenerguss entstanden ist. Für Erwachsene und Kinder wird ein Testton von 220 Hz eingesetzt, der im Neugeborenen- und Säuglingsalter häufig zu falschen Messergebnissen führt. Für die Tympanometrie bei kleinen Kindern oder bei Kindern mit engen Gehörgängen ist daher die Hochfrequenz-Tympanometrie mit einem 600 bis 1.000 Hz Sondenton notwendig. Die Interpretation des Ergebnisses erfolgt stets in der Zusammenschau mit dem ohrmikroskopischen Befund, da beispielsweise durch ein zu enges Anliegen der Sonde an der Gehörgangswand falsche Ergebnisse zustande kommen können.

Ein akustischer Reiz von ausreichender Intensität und Dauer löst bei ausreichender Funktion des Hörnervs, des Reflexbogens und des Musculus stapedius sowie ausreichend beweglicher Stapediusfußplatte durch eine Versteifung der

Hörknöchelchenkette eine Verringerung der Schwingungsfähigkeit des Trommelfells aus. Dieser Reflex wird bei der Stapediusreflexmessung benutzt. Bei der Beschallung eines Ohres wird der Reflex auf beiden Ohren ausgelöst, die Messung kann also ipsi- und kontralateral erfolgen. Die Stapediusreflexmessung dient der Differenzialdiagnostik zwischen verschiedenen Hörstörungen.

otoakustische Emissionen

Otoakustische Emissionen sind Schallaussendungen der äußeren Haarzellen, die als Epiphänomen der Beweglichkeit der äußeren Haarzellen angesehen werden. Diese Schallaussendungen werden über das Mittelohr in den Gehörgang transportiert, sie können also auch bei Störungen des Mittelohres nicht gemessen werden. Neben dem Nachweis eines normalen cochleären Hörvermögens spielen die otoakustischen Emissionen in der Pädaudiometrie auch eine große Rolle für die Topodiagnostik. Otoakustische Emissionen können im Gegensatz zur BERA zur Schwellenbestimmung (Hirnstammaudiometrie; BERA: Brainstem Electric Response Audiometry) auch beim kooperativen wachen und ruhigen Kind gemessen werden. Allerdings handelt es sich bei der Messung von otoakustischen Emissionen um eine Messung von akustischen Signalen, sodass eine Messung durch einen zu hohen Störgeräuschpegel in der Umgebung erheblich gestört werden kann. So gelingt eine Messung bei Kindern, die sehr laut atmen, häufig nicht.

Transitorisch evozierte otoakustische Emissionen

Transitorisch evozierte otoakustische Emissionen (TEOAE) werden durch kurze, überschwellige Schallimpulse (meist Klicks) ausgelöst und sind kurze Zeit danach im äußeren Gehörgang messbar. Bei 98 bis 99% aller normal hörenden Kindern und Jugendlichen sind TEOAE messbar, wenn die Untersuchungsbedingungen günstig sind. Da es sich bei den TEOAE um relativ schwache Signale handelt, müssen sie aus dem Störlärm der Umgebung herausgefiltert werden. Deswegen werden 200 bis 300 Einzelmessungen gemittelt, der gesamte Messvorgang dauert etwa eine Minute. In der Regel wird das Ergebnis auch einer Frequenzanalyse unterzogen, die gewisse Rückschlüsse auf einen eventuellen Hörverlust zulässt. So enthält das Signal der TEOAE gewöhnlich keine hohen Frequenzen, wenn ein Hochtonverlust vorliegt.

Distorsionsprodukte

Die Distorsionsprodukte otoakustischer Emissionen (DPOAE) entstehen aufgrund der nicht linearen Arbeitsweise des Innenohres. Beschallt man das Ohr gleichzeitig mit zwei Sinustönen (F1 und F2) in einem bestimmten Frequenzabstand, dann entstehen im Innenohr weitere Töne, die Distorsionsprodukte. Selten sind diese Töne so laut, dass sie sogar subjektiv wahrnehmbar sind. Am deutlichsten ist gewöhnlich der Differenzton, der der Frequenz bei 2F1–F2 entspricht. Mit den DPOAE kann so eine gute Frequenzspezifität erreicht werden. Während TEOAE bis zu einem Hörverlust von 30 dB zu messen sind, können DPOAE bis zu einem Hörverlust von 50 dB gemessen werden.

akustisch evozierte Potenziale

Die Ableitung akustisch oder auditorisch evozierter Potenziale (AEP) wird auch als elektrische Reaktionsaudiometrie (Electric Response Audiometry, ERA) bezeichnet. Dazu werden Elektroden auf die Schädeloberfläche geklebt, um damit die Hirnströme (das EEG) zu registrieren. Durch die Verarbeitung der akustischen Information in der Hörbahn werden Nervenimpulse generiert, die wiederum zu geringen Veränderungen der elektrischen Felder an der Schädeloberfläche führen. Da die Potenzialänderungen sehr gering sind, sind bei der ERA viele Einzelmessungen notwendig, bei der Hirnstammaudiometrie (Brainstem Electric Response Audiometry, BERA) z.B. 2.000 Einzelmessungen. Aus diesen Einzelmessungen wird durch ein Mittelungsverfahren die durch die akustischen Reize induzierte Potenzialänderung als charakteristische Wellen registriert. Diese Wellen sind in definierten Zeitabständen nach dem Stimulus ableitbar. Am häufigsten werden die Hirnstammpotenziale eingesetzt, die in den ersten zwölf Sekunden nach der Reizung relevant sind. Sie werden am häufigsten als BERA (Brainstem Electric Response Audiometry, auch FAEP: Frühe akustisch evozierte Potenziale) bezeichnet. Von geringerer Bedeutung sind die akustisch evozierten Potenziale mittlerer Latenz (MAEP), von größerer Bedeutung wiederum die späten akustisch evozierten Potenziale, die vom auditorischen Kortex generiert werden (CERA: Cortical Evoked Response Audiometry). Bei der Elektrocochleographie werden Potenziale direkt von der Cochlea und dem der Cochlea benachbarten Anteil des Hörnervs abgeleitet.

Für die Bestimmung der Hörschwelle mittels BERA wird mit höheren Stimulationspegeln begonnen und diese schrittweise verringert, solange ein Teil des Wellenmusters, in der Regel die letzte Welle (die Welle V), sichtbar ist. Bei einer Reizung mit Klicks erlaubt die so gefundene Schwelle eine Abschätzung der Hörschwelle im Bereich 2 bis 3 kHz. Wenn bei einem Säugling oder Kleinkind eine Schwerhörigkeit festgestellt wird, muss unbedingt auch eine frequenzspezifische BERA erfolgen.

Notched Noise BERA

Am längsten wird hierzu die Notched Noise BERA eingesetzt. Alternativ kommt auch eine Messung mit Chirps, speziell konstruierten, frequenzspezifischen Reizen in Frage. Bei den Auditory Steady-State Responses (ASSR) handelt es sich um stationäre Potenziale, die wie die BERA abgeleitet werden und ebenfalls eine frequenzspezifische Aussage ermöglichen.

7 Frühe Hörgeräteversorgung

Von Siegrid Meier

7.1 Warum eine frühe Hörgeräteversorgung

Die apparative Versorgung früh erkannter und diagnostizierter hörgeschädigter Kinder ist eine wichtige Grundlage für die Hör- und Sprachanbahnung bzw. die Hör- und Sprachentwicklung. Somit wird u. a. auch die psychologische und psychosoziale Entwicklung des hörgeschädigten Kindes durch die Hörsystemversorgung entscheidend geprägt. Sie ist aber insbesondere auch ein weiterführender Prozess, der sich der Entwicklung des Kindes ständig anpassen muss und daher als ein adaptiver Anpassprozess zu verstehen ist. In diesem Prozess hat die interdisziplinäre Zusammenarbeit des Pädakustikers mit Pädaudiologen und Hörgeschädigtenpädagogen einen hohen Stellenwert.

7.2 Was passiert beim Pädakustiker?

Die Hörgeräteanpassung bei Kindern wird in Deutschland, Österreich und der Schweiz von Pädakustikern durchgeführt.

Pädakustiker

Die Ausbildung zum Pädakustiker ist eine Weiterbildung für Hörgeräteakustikmeister oder für Hörgeräteakustiker mit mehrjähriger Erfahrung. Nach Abschluss der Weiterbildung haben die Pädakustiker die theoretischen Voraussetzungen und praktische Basiskenntnisse erworben, um Kinder altersgerecht zu betreuen und mit Hörgeräten zu versorgen. Dazu gehören u. a. auch die Durchführung von Hörprüfungen, Ohrabformungen und die Anpassung von Zusatzgeräten wie FM-Anlagen.

7.3 Die Faktoren für eine gute Hörsystemversorgung

Hörsystemversorgung im Säuglingsalter

Die Hörsystemversorgung im Säuglingsalter ist von vielen Faktoren abhängig, die alle für eine qualitativ hochwertige Versorgung maßgeblich sind. Ein Schwerpunkt liegt bei den technischen Parametern, wie verwendete Technik im Hörgerät und Otoplastik. Aber auch das Entwicklungsalter, Art und der Grad des Hörverlustes, zusätzliche Behinderungen, die Faktoren im Umfeld, die Eltern, Frühförderung, Früherkennung und Qualität der Voruntersuchungen spielen dabei eine große Rolle. Nicht zuletzt hat auch die Güte der interdisziplinären Zusammenarbeit an dem Erfolg der Hörsystemanpassung einen Anteil.

Um während des Anpassprozesses Angaben über den genauen Hörverlust einerseits und andererseits den Hörerfolg mit den Hörgeräten zu bekommen, ist eine gezielte Zusammenarbeit des Pädakustikers mit den Pädaudiologen in der Klinik, den Hörgeschädigtenpädagogen in der Frühförderung und nicht zuletzt mit den Eltern/Bezugspersonen in der häuslichen Umgebung wichtig.

7.4 Der Ablauf der Hörgeräteanpassung

Der Ablauf der Hörgeräteversorgung wird anhand eines idealen zeitlichen Ablaufs beschrieben. Dennoch kann es aber z. B. durch längere Anfahrtswege oder aus terminlichen Gründen zu Verlängerungen der Intervalle kommen.

Übersicht

Übersicht über die Abläufe für die frühe Hörgeräteversorgung:

- 1. Woche: Beratung und Abformung
- 2. Woche: Beratung und Anpassung Hörgerätepaar A
- 3. und 4. Woche: Überprüfung Hörgerätepaar A
- 5. Woche: Anpassung Hörgerätepaar B
- 6. und 7. Woche: Überprüfung Hörgerätepaar B
- 8. Woche: Entscheidung und neue Messungen
- 10., 12. und 14. Woche: Hörgerätenachkontrollen
- 15. Woche: Bericht an Pädaudiologie, Frühförderung
- anschließend alle sechs Wochen: Nachkontrollen, Messungen

Erste Woche

Die Terminvergabe bei einem Pädakustiker erfolgt in der Regel innerhalb einer Woche, damit keine weiteren zeitlichen Verzögerungen entstehen. Falls notwendig wird ein zweiter Termin vereinbart, um die Eltern bei dem ersten Termin nicht zu stark zu belasten. Folgende Aspekte werden mit den Eltern besprochen:

1. Termin

- Erfragung der Bedürfnisse, Vorkenntnisse
- Information über den Hörverlust
- Besprechung der Ziele aus audiologischer Sicht
- Skizzierung der technischen Möglichkeiten
- zeitlicher Ablauf
- finanzielle Aspekte

Ohrabformung

Wenn es möglich ist, wird an diesem Termin auch die Ohrabformung bei dem Kind vorgenommen. Hierfür werden Teile des Außenohres (Ohrmuschel und Gehörgang) mit einer weichen Silikonmasse abgeformt. Daraus wird später eine Otoplastik angefertigt, die die Verbindung vom Hörgerät zum individuellen Gehörgang sicherstellt.

Otoplastik

Die Otoplastik hat folgende Aufgaben zu erfüllen:

- komfortabler und zugleich fester Sitz
- Befestigung des Hörgerätes
- keine Hautreizungen und Allergien verursachen
- benutzerfreundliche Handhabung (Ergonomie)
- Wärme und Feuchtigkeit aus dem Gehörgang leiten
- statische Druckänderungen ausgleichen
- die akustische Übertragung optimieren
- akustisch abdichten, um Rückkopplungen zu vermeiden
- Verschlusseffekt (Okklusionseffekt) minimieren

Die richtige Wahl der Otoplastik spielt für die Hörgeräteanpassung eine große Rolle. Wenn durch die Otoplastiken Druckstellen entstehen oder es zum Rückkopplungspfeifen kommt, können auch die besten Hörsysteme nicht helfen. Die Kleinkinder reißen sich die Hörgeräte aus den Ohren oder sie können nicht richtig hören.

Idealerweise erfolgt zu diesem Termin auch eine objektive Messung der akustischen Übertragungseigenschaft des Außenohres. Hierfür wird eine Sonde in den Gehörgang eingeführt und die Veränderung des Schallfeldes durch den Gehörgang im Vergleich zu einem Standardkuppler in Abhängigkeit der Frequenz gemessen (RECD – Real Ear to Coupler Difference). Diese Daten sind notwendig, da die

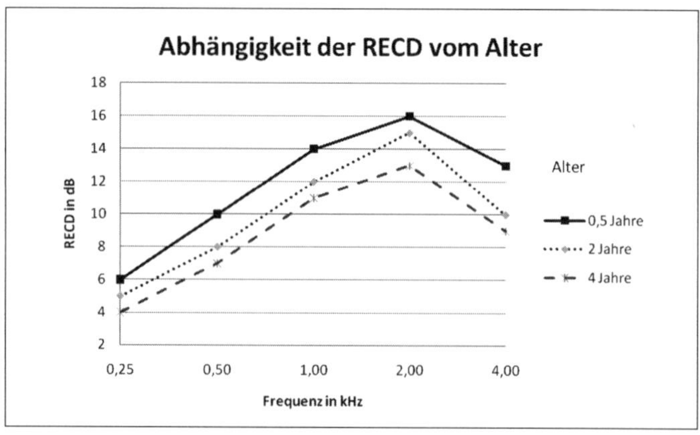

Abb. 1: Unterschiede der RECD in Abhängigkeit vom Alter

individuellen Werte bei der Hörgerätevoreinstellung berücksichtigt werden müssen. Es ergibt sich besonders in den ersten Lebensjahren eine Abweichung von ca. 6 dB und mehr gegenüber Messungen bei Erwachsenen aufgrund der kleineren Gehörgänge (→ Abb. 1). Das kleinere Restvolumen führt damit zu einer Verdopplung des Schalldruckes. In den ersten Lebensjahren muss mindesten halbjährlich eine Kontrollmessung durchgeführt werden, um die Hörgeräte gegebenenfalls neu einstellen zu können. Die Verstärkung muss dazu in den einzelnen Frequenzen im Laufe der Entwicklung ausgeglichen bzw. erhöht werden.

Zweite Woche

Bei diesem Termin werden die Otoplastiken auf Sitz und Funktion am Ohr des Kindes getestet. Zusammen mit dem Hörgerät erfolgt u.a. ein Rückkopplungstest, der das Ohrpassstück auf Dichtigkeit in der Tragesituation prüft.

Dynamikbereich

Für die weitere Hörgeräteanpassung ist es wichtig, nicht nur die Hörschwelle, sondern auch den Dynamikbereich des Ohres zu kennen. Das Hörgerät soll leise Informationen/Sprache so verstärken, dass sie hörbar sind und damit über der Hörschwelle liegen. Sehr laute Geräusche dürfen aber die Unbehaglichkeitsgrenze nicht überschreiten. Mittlere Eingangssignale sollen möglichst in der Mitte des Bereiches verstärkt werden und komfortabel hörbar sein (→ Abb. 2). Zur genauen Ermittlung dieser Zielkurven werden z.B. die DSL 5.0 Methode (Desired Sensation Level

Version 5.0, entwickelt 2005 in Kanada) oder die NAL-NL2 Methode (National Acoustic Laboratories Non-Linear Version 2, entwickelt 2010 in Australien) verwendet.

Hörschwelle/ Unbehaglichkeitsgrenze

Die Hörschwelle und die Unbehaglichkeitsgrenze bei Kleinkindern kann in den meisten Fällen nicht direkt gemessen werden, sondern muss aus den vorliegenden audiometrischen Daten ermittelt werden. Zur Kennzeichnung, dass es sich dabei um eine eher hypothetische Hörschwelle handelt, wird dieses Audiogramm auch *Arbeitsaudiogramm* genannt. Damit wird deutlich, dass es sich um eine Hörschwelle handelt, die in Bearbeitung ist.

Zur Ermittlung der wahrscheinlichen Hörschwelle und der Unbehaglichkeitsgrenze erfolgt eine Auswertung der subjektiven und objektiven Audiometrie.

subjektive Audiometrie

Bei der subjektiven Audiometrie sind Methoden der visuellen Belohnungsaudiometrie (auch: Visual Reinforcement Audiometry, VRA), der Verhaltensbeobachtungsaudiometrie sowie ab ca. 2 Jahren die Spielaudiometrie zur Einschätzung des Hörverlustes einsetzbar.

objektive Audiometrie

Zusammen mit den Werten aus der objektiven Audiometrie (Impedanzmessungen, Messungen der otoakustischen Emissionen und der akustisch evozierten Potenziale) geben

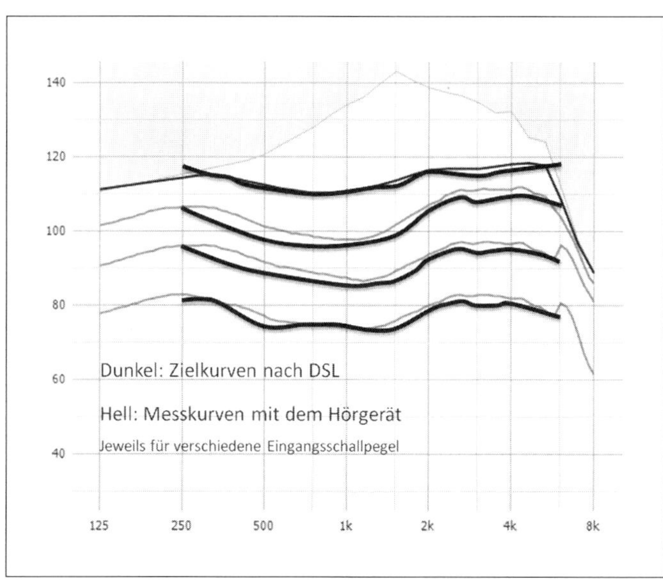

Abb. 2: Darstellung der Zielkurven aus der Audiometrie (dunkel) und der aus der Messtechnik ermittelten Kurven für das Hörgerät (hell)

diese Daten Auskunft über die notwendige frequenzabhängige Verstärkung, den maximalen Ausgangsschalldruck und die Dynamik.

Bei den Überlegungen zur Vorauswahl der Hörsysteme spielen aber nicht nur audiologische Aspekte eine Rolle, sondern es fließen auch anatomische, ergonomische, kosmetische, finanzielle und medizinische Aspekte mit ein. Für die Säuglingsanpassung sind noch folgende Kriterien zu berücksichtigen: extreme Flexibilität, Stabilität, Kinderausstattung (wie Kinder-Hörwinkel, Anschluss von Zubehör, Batterieüberwachung, Halterungen, kindgerechte Größe) und ein guter Reparaturservice.

Aufblähkurve

Nach den Einstellungen wird die Hörschwelle mit dem Hörsystem gemessen, die sogenannte Aufblähkurve. Die Hörschwelle mit Hörgerät sollte in einem Bereich von ca. 30 bis 40 dB liegen. Zur korrekten Erfassung der Werte ist es unabdingbar, dass der Raum, in dem die Messungen stattfinden, störschallarm ist. Der Störschall darf dafür 30 bis 40 dB nicht überschreiten. Zusätzlich kann die Reaktion des Kindes mit breitbandigen Signalen wie Sprache und/oder Kinderliedern getestet werden.

Toleranztest

Auf jeden Fall erfolgt aber eine Prüfung mit hohen Schallpegeln (Toleranztest). Bei 80 dB Eingangspegel darf das Kind keine Unbehaglichkeitsreaktion oder einen Lidreflex zeigen. Damit ist sichergestellt, dass auch hohe Schallpegel gut toleriert werden.

Anleitung der Eltern

Der Termin wird damit abgeschlossen, dass die Eltern in die Bedienung und den Umgang mit den Hörsystemen eingewiesen werden.

Beobachtungsfragebogen: Für die häusliche Beobachtung bekommen die Eltern einen Beobachtungsfragebogen, in dem sie das Alltagsverhalten des Kindes mit den Hörgeräten eintragen können. Dieser Bogen ist ein wichtiger Hinweis, ob eine Optimierung notwendig ist. Eingetragen werden darin:

- Tragedauer
- Rückkopplungen/Pfeifen
- Sitz der Otoplastik und Hörgeräte
- Herausnahme aus dem Ohr
- Verhalten bei lauten Geräuschen
- Abwehrreaktionen
- Veränderung im Verhalten
- lautiert das Kind vermehrt

Hörtagebuch: Mit zusätzlichen Hörtagebüchern können die Eltern hilfreiche Hinweise geben, welche Hörsituationen gut bzw. weniger gut vom Kind erlebt werden.

Dritte und vierte Woche

1. Hörgerätepaar

Das Kind trägt das erste Hörgerätepaar mindestens drei Wochen, in denen wöchentliche Überprüfungstermine stattfinden. Die Handhabung und Bedienung wird besprochen, das Hörtagebuch und der Beobachtungsbogen ausgewertet und Reaktionen des Kindes z.B. mit der visuellen Belohnungsaudiometrie (VRA) überprüft.

Fünfte Woche

Da seit der ersten RECD-Messung vier Wochen vergangen sind, wird eine erneute Messung vorgenommen. Besonders im 1. Lebensjahr führt das Wachstum der Kinder in der Regel zu einer veränderten Verstärkung.

2. Hörgerätepaar

Mit diesen Werten und einem aktualisierten Arbeitsaudiogramm wird ein zweites Hörgerätepaar eingestellt. Der weitere Ablauf erfolgt wie bei der Anpassung des ersten Hörgerätepaares.

Sechste und siebte Woche

Auch hier werden wieder verschiedene Kontroll- und Feinanpassungstermine benötigt, um das zweite Hörgerätepaar zu optimieren. Dazu gehört auch wieder die Auswertung des Hörtagebuches und des Beobachtungsbogens.

Achte Woche

Zuerst werden die Otoplastiken kontrolliert. Eventuell kann es je nach Größenänderung des Gehörganges notwendig sein, eine neue Otoplastik anzufertigen. Dies erfordert auch eine erneute Messung der RECD.

Hörgeräteauswahl

An diesem Termin erfolgt die Entscheidung, welches Hörgerätepaar in die endgültige Auswahl kommt. Anhand der Hörtagebücher, der Beobachtungsbögen, der audiometrischen Daten, der benötigten technischen Ausstattung und der Handhabung wird mittels eines Auswahlrasters eine Entscheidung herbeigeführt. Dabei ist allen Beteiligten klar, dass die Einstellung der Hörgeräte nicht endgültig sein kann, da es sich um einen adaptiven Prozess handelt.

Zehnte, zwölfte und vierzehnte Woche

Im zweiwöchentlichen Abstand erfolgen erneute regelmäßige Kontrollen, in denen die Einstellung des endgültigen Hörgerätepaares entsprechend den neuen Erfahrungen und audiometrischen Werten verbessert wird.

Fünfzehnte Woche

Bericht an Klinik/ Frühförderstelle

Wenn die Hörgeräte ca. vier bis sechs Wochen lang in fast gleicher Einstellung getragen wurden, kann ein Bericht über die Hörgeräteanpassung an die Klinik und der Frühförderstelle geschrieben werden. Hierfür sollten folgende Angaben gemacht werden:

- audiometrische Daten mit Bemerkungen zur Methode, Signal, Verfahren, Reproduzierbarkeit und Verlässlichkeit
- erprobte Hörgeräte
- Dokumentation der Einstellungen/Messprotokolle
- verwendete Otoplastik/Form/Material
- Rückkopplungsverhalten
- Unbehaglichkeitsreaktion /Dynamikverhalten
- Begründung für das angepasste Hörsystem
- Erprobungszeitraum, insbesondere wie lange die zuletzt angepassten Hörgeräte in unveränderter Einstellung bereits getragen werden
- noch anzupassendes FM-System

Siebzehnte Woche

Nach dem Kontrolltermin in der Klinik werden die Hörgeräte erneut getestet. Falls noch keine neuen Otoplastiken gefertigt wurden, ist es sehr wahrscheinlich, dass spätestens bei diesem Termin eine neue Ohrabformung durchgeführt werden muss, da die Otoplastik nicht mehr richtig passt. Dies kann zu Druckstellen und pfeifenden Hörgeräten führen.

FM-System

Zusätzlich wird an diesem Termin das FM-System angekoppelt und auf die Hörgeräte angepasst. Aus audiologischen Gründen ist es sinnvoll, dies schon in den Wochen vorher zu machen. Aber in der Praxis ist es manchmal je nach Hörverlust, Alter des Kindes und Aufnahmekapazität der Eltern empfehlenswert, dies nach dem Hörgeräteanpassprozess durchzuführen.

Da die Termine ab jetzt nur noch im vier- bis sechswöchigen Abstand erfolgen, werden die Eltern in die tägliche Otoplastik- und Hörgerätekontrolle eingewiesen. Es ist sinnvoll, dafür beide Elternteile oder eine zweite Bezugsperson einzuladen.

Weitere Nachbetreuungen

Im ersten Jahr der Hörgeräteanpassung müssen ca. alle vier bis sechs Wochen weitere Nachkontrollen vorgenommen werden. Dabei sind folgende Punkte zu beachten:

- Volumenveränderungen des Gehörganges
- Veränderungen des äußeren Ohres
- Veränderung der Audiometrie
- Beobachtung mit den Hörsystemen
- Veränderung der Einstellungen

Die Nachkontrollen erfolgen in Zusammenarbeit mit den Hörgeschädigtenpädagogen und Pädaudiologen.

Hörakte

Zur besseren Koordinierung kann dafür ein interdisziplinäres Dokumentationssystem genutzt werden, das in mehreren Einrichtungen unter dem Namen Hörakte eingeführt wurde.

7.5 Die tägliche Überprüfung der Otoplastik und Hörgeräte

Die Otoplastiken und Hörgeräte sind im Alltag besonders starker Beanspruchung ausgesetzt. Die Hörgeräte werden von den Kindern z. B. aus dem Ohr gezogen, um sie mit allen Sinnen zu untersuchen und zu überprüfen. Hörgeräte werden in der Sandkiste getragen, im Planschbecken und beim Toben. Deshalb ist es wichtig, dass die Hörgeräte nicht nur vom Pädakustiker regelmäßig überprüft werden, sondern auch von allen an der Versorgung beteiligten Personen.

In erster Linie sind es die Eltern oder weitere Bezugspersonen, die täglichen Kontakt mit dem Kind haben. Aber auch Hörgeschädigtenpädagogen/Frühförderer sollten vor der therapeutischen Intervention eine Überprüfung der Grundfunktion vornehmen.

7.6 Ein strukturiertes Protokoll der Überprüfung

Um die Otoplastik und das Hörgerät schnell zu überprüfen, empfiehlt sich eine strukturierte Vorgehensweise (→ Abb. 3). Dafür ist zuerst die Otoplastik von dem Hörgerät zu trennen. Beide sind mit einem weichen Schallschlauch miteinander verbunden. Dieser Schallschlauch verhärtet mit der Zeit, sodass zum Trennen ein fester Zug notwendig ist. Damit das Hörgerät dabei nicht beschädigt wird, hält man mit der einen Hand das Hörgerät am Hörwinkel fest und zieht mit der anderen Hand dicht dahinter den Schallschlauch vom Hörwinkel ab.

Vorgehen

Nun hat man zwei Teile in der Hand. Die Überprüfung beginnt zuerst bei der Otoplastik.

Otoplastik – der Schallschlauch: Der Schallschlauch muss beweglich und frei sein. Manchmal befindet sich Feuchtigkeit im Schlauch, die mit einem Trockenpuster entfernt werden muss. Weiterhin darf der Schlauch nicht durch z. B. Risse beschädigt sein.

Otoplastik – das Ohrpassstück: Das Ohrpassstück kann in verschiedenen Formen und Farben angefertigt sein. Wichtig für die Kontrolle ist, dass keine scharfen Kanten und Ecken vorhanden sind. Manchmal können Stücke abgebrochen

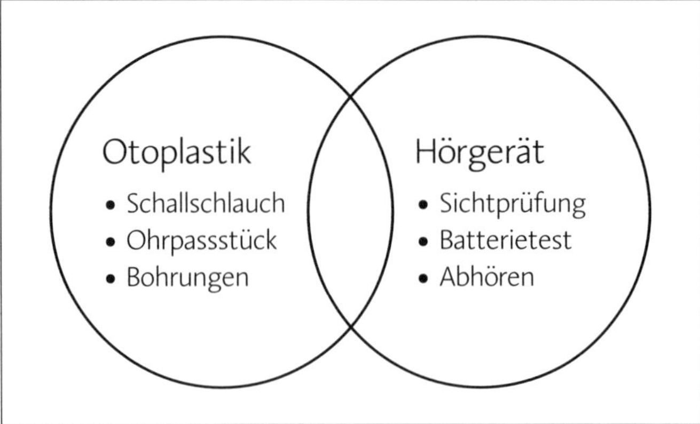

Abb. 3: Vorgehensweise bei einer Funktionskontrolle

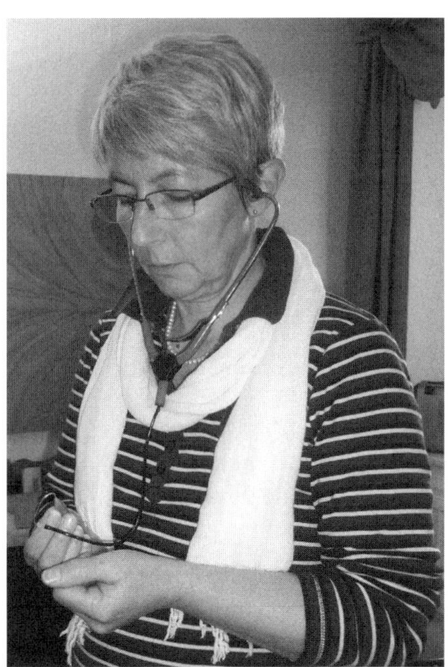

Abb. 4: Mit dem Stethoclip werden die Hörgeräte abgehört

oder beschädigt sein, die Verletzungen im Ohr verursachen können. Der Sitz kann dann nach der Kontrolle im Ohr des Kindes überprüft werden.

Otoplastik – die Bohrungen: Es können mehrere Bohrungen vorhanden sein, die alle frei und durchgängig sein müssen. Ähnlich wie im Schallschlauch können Feuchtigkeit oder hier vermehrt Cerumen die Bohrungen verstopfen und damit die Funktion erheblich beeinträchtigen.

Hörgerät – die Sichtprüfung: Bereits durch eine bloße optische Kontrolle lassen sich verschiedene Fehlerquellen finden. Sind das Gehäuse bzw. die Bedienelemente verschmutzt oder beschädigt? Sind Schalleintritt an der Mikrofonöffnung und Schallaustritt am Hörwinkel ungehindert möglich und ist nichts verstopft oder defekt? Vielleicht lässt sich auch die Batterielade nicht mehr schließen bzw. öffnen oder der Batteriekontakt ist verbogen oder abgebrochen. Alle diese Fehler können mit dem bloßen Auge festgestellt werden.

Hörgerät – die Batterie: Die Batterie muss mit einem Batterietester geprüft werden. Dabei ist auf die richtige Polung zu achten (+/–). Die Spannung sollte zwischen 1,3 und 1,5 Volt liegen bzw. bei einer optischen Anzeige im grünen Bereich. Sollten Zweifel bestehen, legt man am besten gleich eine neue Batterie ein.

Hörgerät – das Abhören: Sollten keine sichtbaren Auffälligkeiten feststellbar sein, folgt als nächster Schritt die akustische Kontrolle. Dazu wird ein Stethoclip benötigt (→ Abb. 4). Die Batterie wird eingelegt und mit dem eventuell vorhandenen Regler die Lautstärke auf das Minimum reduziert, um die eigenen Ohren nicht zu schädigen. Ein eingelegter Filter, der im Schlauch des Stethoclips befestigt wird, kann das Ohr zusätzlich vor zu hohen Energiespitzen schützen. Anschließend wird das Hörgerät mit dem Schallschlauch des Stethoclips verbunden.

Nach dem Einschalten wird der Lautstärkesteller langsam aufgedreht. Dieser kann bei Kindern aber häufig deaktiviert sein. Nun werden einige Worte zur Überprüfung in das Mikrofon gesprochen. Hierfür eignen sich Worte wie Schüssel, Schussel oder Schlüssel.

Testwort

Das Testwort enthält folgende akustische Anteile:

- Sch: breitbandig, hohe Energie
- U/Ü: tieftonig, hohe Energie
- SS: hochtonig, mittlere/geringe Energie
- E: mitteltonig, mittlere Energie
- L: mitteltonig, geringe Energie

Je höher die Energie, desto mehr Farbe (Schwarz) ist zu sehen.

In ruhiger Umgebung ist nun auf folgende akustische Auffälligkeiten zu achten:

- Wie ist die Lautstärke insgesamt?
- Lässt sich die Lautstärke regeln?
- Sind fremde Geräusche, wie ein Kratzen, Brummen oder Pfeifen zu hören?
- Ist die Sprache klar und deutlich zu verstehen?

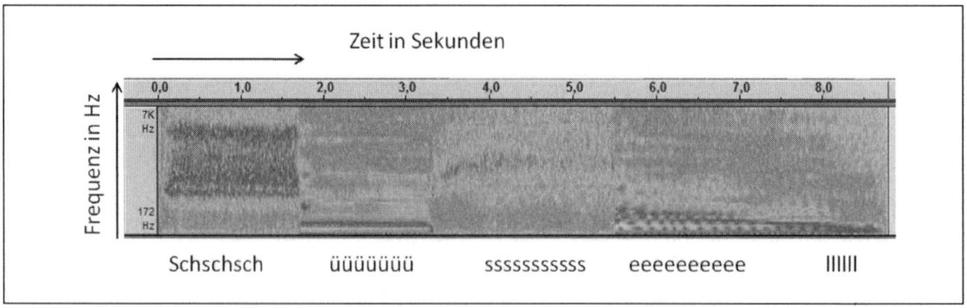

Abb. 5: Darstellung des Abhörwortes als Spektrogramm

- Sind Verzerrungen wahrzunehmen?
- Setzt das Gerät bei Druck auf das Gehäuse oder bei leichtem Schütteln aus?

Sind bei dieser Prüfung keine Fehler feststellbar, kann das Hörgerät wieder mit dem Ohrpassstück verbunden und in das Ohr des Kindes eingesetzt werden. Ein kurzer Blick auf den Sitz der Otoplastik und des Hörgerätes hinter dem Ohr schließen die Kontrolle ab.

8 Frühe Cochlea-Implantat-Versorgung

Von Antje Aschendorff und Roland Laszig

8.1 Was ist ein Cochlea Implantat?

Das Cochlea Implantat ist eine implantierbare Innenohrprothese mit dem Ziel einer direkten elektrischen Stimulation des Hörnervs.

Bestandteile CI

Die modernen Cochlea-Implantat-Systeme bestehen aus einem implantierbaren Teil (Empfänger/Stimulator) und einem außen auf der intakten Haut zu tragenden Sprach- oder Soundprozessor (→ Abb. 1).

historische Entwicklung

Die Entwicklung der Implantate begann mit einer außerhalb der Schnecke zu implantierenden einkanaligen Elektrode; diese führte jedoch nur zu Rhythmuswahrnehmung. Man vermied zunächst die Insertion in die Hörschnecke aus Sorge vor einem zu großen Trauma und einer nachfolgenden Degeneration des Hörnervs (Simmons 1969, Schindler/

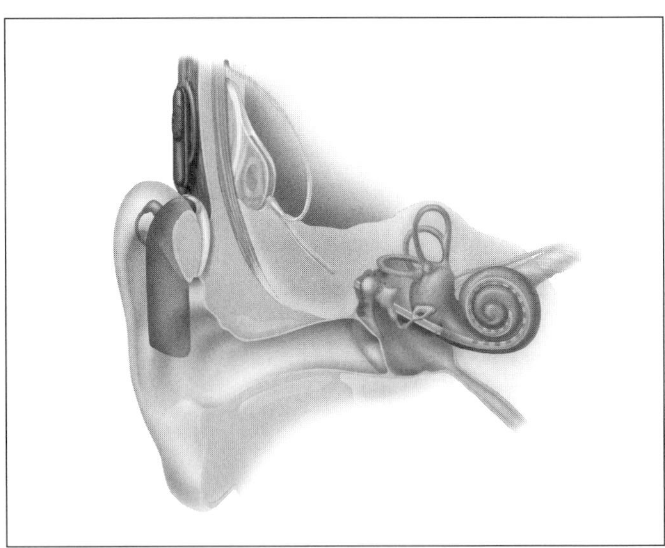

Abb. 1: Querschnitt durch das menschliche Ohr mit Cochlea-Implantat-System mit internem und externem Teil; die Elektrode wird in der Hörschnecke platziert

Merzenich 1974, Michelsen 1975, Clark et al. 1975). Es gab dann weitere Versuche, in der Hörschnecke mit einer einzigen Elektrode zu stimulieren – mit teils erstaunlichen Ergebnissen, jedoch keinerlei offenem Sprachverstehen. Erst die Entwicklung der digitalen Technik sowie die Entwicklung der in die Hörschnecke einzusetzenden Elektroden, die viele Kanäle (bis zu 22) hatten, brachten den Durchbruch zum offenen Sprachverständnis (Gantz et al. 1988). Tierversuche konnten darüber hinaus zeigen, dass die Insertion von Elektroden in die Hörschnecke atraumatisch erfolgen kann (Clark 1977).

aktueller Stand

Heute stehen eine Vielzahl an Elektrodenträgern zur Verfügung; diese können gerade, vorgeformt, kurz oder lang sein oder sogar aus zwei Elektrodenträgern (Double Array) bestehen. Allen gemeinsam ist, dass sie eine mehrkanalige intracochleäre Stimulation ermöglichen. Die heutigen Sprachprozessoren sind sogenannte HdO-(hinter dem Ohr)-Prozessoren und verfügen zum Teil bereits über eine Fernbedienung. Die Stromversorgung erfolgt über Batterien oder Akkus, die im Sprachprozessor getragen werden. Es gibt bereits Versuche zur Entwicklung total implantierbarer Systeme; diese stehen jedoch sicherlich noch am Anfang.

8.2 Indikation zum Cochlea Implantat

beidseitige Innenohrschwerhörigkeit

Eine Cochlea Implantation ist indiziert bei einer angeborenen oder erworbenen beidseitigen Innenohrschwerhörigkeit, bei der auch mit Hörgerät kein ausreichendes Sprachverstehen zu erreichen ist. Dafür existieren länder- und sprachspezifische Richtlinien, ab welchem Grad einer Schwerhörigkeit eine Cochlea-Implantat-Operation indiziert ist. Allgemein können wir für den deutschsprachigen Raum sagen, dass die Indikationsgrenze bei einem Sprachverstehen von 30% Einsilbern bei 70 dB in Ruhe mit Hörgerät eine akzeptierte Grenze darstellt. Neuere Entwicklungen lassen jedoch für die Zukunft erwarten, dass sich eine Indikationserweiterung durchsetzen wird (bis zu 50% Einsilber bei 65 dB mit Hörgerät, bei elektroakustischer Versorgung, Lenarz et al. 2009).

Ursprünglich konnten nur Patienten mit einer beidseitigen kompletten Taubheit von einem Cochlea Implantat profitieren, und dies auch nur einseitig. Heute zeigen sich jedoch fließende Grenzen, wobei die audiologischen Kriterien (→ Abb. 2) in Deutschland eine an Taubheit grenzende Schwerhörigkeit mit intaktem Hörnerv sind.

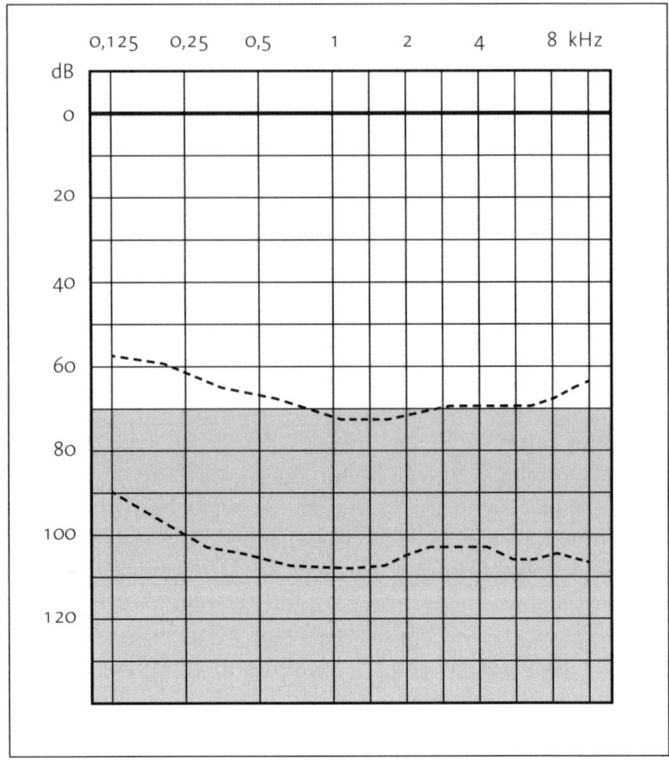

Abb. 2: Allgemeiner audiometrischer Indikationsbereich bei einer Hörschwelle schlechter 70 dB

Eine Hörgeräteversorgung bei Kindern über vier bis sechs Monate vor einer Entscheidung zur CI-Versorgung wird empfohlen. Allgemein kann bei Kindern gesagt werden, dass das Restgehör nicht ausreichend für den Spracherwerb ist; dies würde dem Restgehör der Gruppe A-D nach Löhle et al. (1999) entsprechen.

8.3 Cochlea-Implantat-Voruntersuchung

Anamnese Aufgabe der CI-Voruntersuchung ist es, die Voraussetzungen aus medizinischer, audiologisch-logopädischer und pädagogischer Sicht zu klären. Neben der allgemeinen Anamnese wird hier auch die Hör- und Sprachanamnese erhoben. Es erfolgt die HNO-ärztliche Untersuchung sowie die Diagnostik durch Logopäden und Pädaudiologen. Insbesondere die pädagogische Beurteilung soll die Frage der Rehabilitationsfähigkeit, der Motivation, aber auch der bisher erfolgten Frühförderung klären.

Voruntersuchung

Im Rahmen der CI-Voruntersuchung erfolgt häufig eine Adenotomie, Parazentese (Trommelfellschnitt) und auch gegebenenfalls die Einlage von Paukenröhrchen, um die Belüftungssituation der Mittelohren für eine vorgesehene CI-Operation zu optimieren. Gleichzeitig werden computertomographische und auch kernspintomographische Untersuchungen der Innenohren durchgeführt. Dies ist wichtig, um die anatomischen operativen Voraussetzungen zu klären und auch, um eventuelle Fehlbildungen des Innenohres zu erkennen (Aschendorff et al. 2009). Die bildgebenden Untersuchungen sind essenziell für die operative Planung. Im Regelfall erfolgt die Cochlea-Implantat-Voruntersuchung unter stationären Bedingungen (Dauer ca. 2 bis 3 Tage) und beinhaltet auch eine Untersuchung in Vollnarkose. Die audiologischen Untersuchungen im Kindesalter schließen eine Spiel- und Reaktions-Audiometrie mit und ohne Hörgeräte, die Impedanzaudiometrie, die Elektronystagmographie, falls möglich, und in Narkose eine BERA und Elektrocochleographie sowie otoakustische Emissionen ein. Dies dient einerseits zur Bestimmung der Hörschwelle und andererseits der Klärung, ob es sich tatsächlich um eine Innenohrschwerhörigkeit handelt oder ob beispielsweise Hinweise auf eine auditorische Neuropathie vorliegen (Ptok et al. 2000).

CI nach Meningitis

Eine Indikation, die eine besonders zügige CI-Voruntersuchung notwendig macht, ist die bakterielle Meningitis. Durch sie kann es in ca. 10% aller Fälle zu einer beidseitigen Taubheit kommen. Ursächlich ist eine Entzündung des Innenohres (Labyrinthitis), welche in der Folge zu einer Verknöcherung des Innenohres führen kann, die eine CI-Operation praktisch unmöglich machen kann. Daher ist hier eine sehr rasche CI-Voruntersuchung innerhalb weniger Wochen nach Meningitis zu fordern (Aschendorff et al. 2005). Es ist heute Standard, dass die behandelnden Kinderärzte bereits vor Entlassung aus der stationären Therapie entsprechende objektive Hörtests (z.B. BERA Untersuchung) veranlassen, damit hier nichts versäumt wird.

CI bei Mehrfachbehinderungen/ Entwicklungsverzögerungen

Im Rahmen der CI-Voruntersuchung werden auch Mehrfachbehinderungen und Entwicklungsverzögerungen beobachtet, die früher eine Kontraindikation zur CI-Versorgung darstellten. Darüber hinaus muss bei einer frühen CI-Versorgung damit gerechnet werden, dass zusätzliche Behinderungen erst im weiteren Verlauf zutage treten. Heute stellt eine Mehrfachbehinderung keine Kontraindikation mehr für eine CI-Versorgung dar; allerdings unter der Voraussetzung, dass die Rehabilitationsfähigkeit gegeben ist (Arndt et al. 2010b). In der Beratung muss dies jedoch insoweit berücksichtigt werden, da die Ergebnisse bezüglich der Sprachentwicklung zurückhaltend zu beurteilen sind (Nikolopoulos et al. 2008).

8.4 Operation

Durchführung

Die Operationsprinzipien nach Lehnhardt (1993) verlangen aus medizinethischen Gründen eine möglichst atraumatische Chirurgie, die auch die Notwendigkeit einer Reimplantation im Falle eines Geräteausfalls mit einschließt. Gleichzeitig werden heute vermehrt Patienten mit einem sehr guten Restgehör operiert, bei denen trotz Eröffnung des Innenohres und Einbringen einer Elektrode in die Schnecke das Restgehör erhalten werden soll. Eine möglichst wenig traumatisierende chirurgische Technik erlaubt eventuell auch die Verwendung zukünftiger Entwicklungen. Gleichzeitig soll die Operationstechnik eine sichere Fixierung des Implantates im Knochen des Schädels erlauben.

Der operative Zugang erfolgt durch einen retroaurikulären Hautschnitt (→ Abb. 3), dieser ist heute ca. 4 bis 5 cm lang.

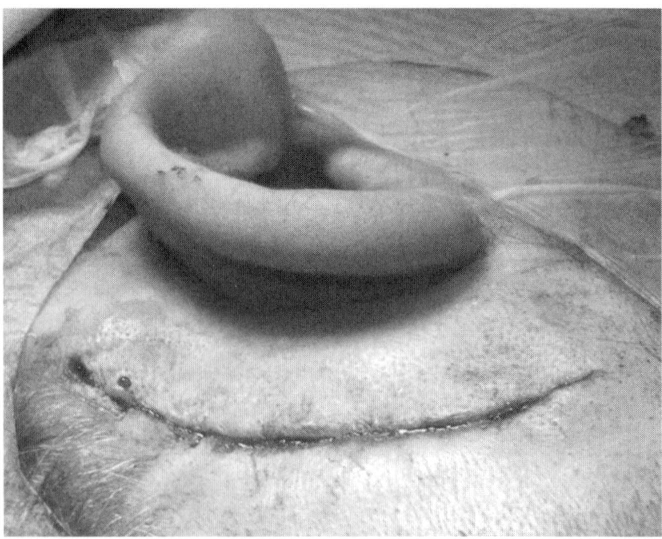

Abb. 3: Intraoperative Situation mit kleinem retroaurikulärem Hautschnitt, linkes Ohr

Tab. 1: Operationsschritte beim Cochlea Implantat

Operationsschritt	Kommentar
Hautschnitt	retroaurikulärer kurzer Hautschnitt, sog. minimalinvasiver Zugang
Anlage der **subperiostalen Tasche** für das Implantat	Implantat liegt sicher unter der Knochenhaut (Periost)
Ausräumung des Warzenfortsatzes/ Mastoidektomie	bei Kindern bildet sich der oberflächliche Knochen innerhalb weniger Wochen wieder neu
Anlage des Knochenbetts und des Grabens **für die Elektrodenträger**	erlaubt das Positionieren des Implantats unter der Knochenhaut, verhindert Verrutschen, verringert das sichtbare Profil des Implantates
Posteriore Tympanotomie (Bohren eines Zugangs zum Mittelohr)	Bohren zwischen Gesichtsnerv und einem Anteil des Geschmacksnervs (Chorda tympani), um Zugang zum Mittelohr und damit der Hörschnecke zu erreichen
Cochleostomie (Eröffnung der Hörschnecke) in Soft-Surgery-Technik oder Insertion über das runde Fenster	atraumatischer Zugang zur Scala tympani über Cochleostomie oder rundes Fenster, je nach Elektrodentyp
Insertion des Elektrodenträgers (→ Abb. 4)	langsam und vorsichtig, um Innenohrstrukturen nicht zu verletzen
Technische Überprüfung	Impedanzprüfung, Bestimmung der Stapediusreflexschwellen, Neural-Response-Telemetrie
Rekonstruktion von Muskelhaut, Periost, Subcutangewebe und Haut	Wundverschluss mit resorbierbaren Fäden

Frühere Operationszugänge, die an oder hinter der Ohrmuschel begonnen wurden, werden heutzutage nur noch selten verwendet, wenn dies z. B. bei speziellen Hauterkrankungen (Arndt et al. 2010a) medizinisch notwendig ist. Die chirurgischen Schritte im Einzelnen werden in Tabelle 1 aufgezeigt.

Die CI-Operation sollte von geübter Hand in ca. 1,5 Stunden durchgeführt werden.

Risiken

Die Risiken der Operation sind als gering einzuschätzen, entsprechendes Training der Operateure vorausgesetzt (Cohen/Hoffman 1991). Sie sind grundsätzlich vergleichbar mit denen einer Mittelohroperation. An speziellen Risiken sind Schwindel, Gesichtsnervenlähmung, Verlust des Restgehörs, Tinnitus und Geschmacksstörung zu nennen.

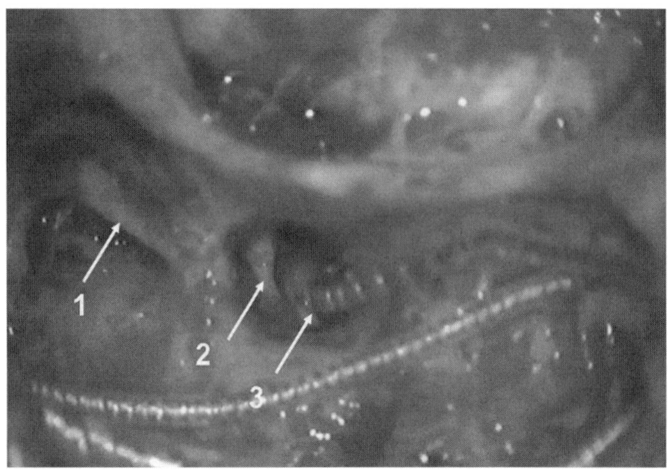

Abb. 4: Intraoperative Situation nach Insertion des Elektrodenträgers, rechtes Ohr; 1: Amboss, 2: Stapediussehne, 3: Elektrode in der Cochleostomie

8.5 Alter bei Operation

Die Einführung des Neugeborenen-Hörscreenings wird zu einer frühzeitigeren Diagnosestellung und Therapieeinleitung führen. Während initial die Grenze zur Cochlea-Implantat-Versorgung im Alter von 24 Monaten gesehen wurde, ist heute die frühe Hörgeräteversorgung und Diagnosesicherung im Alter von 8 bis 10 Monaten erreicht.

ideales Alter

Damit kann eine Operation im idealen Altersbereich von ca. 12 Monaten erfolgen. Voraussetzung ist allerdings eine atraumatische Operationstechnik mit minimalem Blutverlust. Grundsätzlich ist das Operationsrisiko mit dem älterer Patienten vergleichbar; allerdings besteht aus anästhesiologischer Sicht das Risiko einer höheren Rate an kardialen Komplikationen (Herzrhythmusstörungen) (Young 2002). Aus unserer eigenen Erfahrung ist zu sagen, dass die Chirurgie im Bereich unter und um 12 Monate gut durchführbar ist, wenn entsprechend spezialisierte Chirurgen und Anästhesisten zur Verfügung stehen. Unser jüngstes Kind war bei der Operation 123 Tage alt (4 Monate) und wurde bilateral simultan nach bakterieller Meningitis mit Cochlea Implantaten versorgt.

Studie Altersverteilung

In einer Untersuchung der Altersverteilung zur Erstversorgung mit einem Cochlea Implantat an unserer Klinik zeigte sich in den Jahren 2000 bis 2009 bei einer Analyse von

398 Operationen ein zunehmender Anteil von Operationen bis zum 2. Lebensjahr (→ Abb. 5); d.h. die Kinder erhielten ihr erstes CI bis zum maximalen Alter von 23 Monaten.

Es zeigte sich, dass im Zeitverlauf des Jahres 2000 noch 20% der Kinder bis 2 Jahre alt waren, im Jahre 2009 dagegen bereits etwa 60% der Kinder. Gleichzeitig beobachteten wir erstmals seit dem Jahre 2002 einen konstanten Anteil von etwa 10% der Kinder, die bereits vor Abschluss des 1. Lebensjahres ein CI erhalten. Diese Entwicklung ist zu begrüßen. Untersuchungen von Govaerts et al. (2002) zeigten bereits, dass Kinder, die eine frühzeitige Versorgung mit einem CI erhielten (ca. im 12. Lebensmonat), eine praktisch normale altersentsprechende Sprachentwicklung aufwiesen, dies insbesondere im Vergleich zu Kindern, die im Alter von 3 bzw. 5 Jahren ein CI erhielten.

Trend

Der allgemeine Trend, insbesondere angesichts des Neugeborenen-Hörscreenings, geht dahin, die Kinder möglichst bereits im 1. Lebensjahr mit einem CI zu versorgen. Untersuchungen von Houston/Miyamoto (2010) weisen darauf hin, dass Kinder, die während des 1. Lebensjahres bereits mit einem CI versorgt wurden, ein besseres Vokabular erreichen können im Vergleich zu Kindern, die erst im 2. Lebensjahr ein CI erhielten. Das Sprachverstehen zeigt sich in beiden Gruppen gleich. Eine Untersuchung von Tajudeen et al. (2010) zeigte, dass Kinder, die im 1. Lebensjahr mit ei-

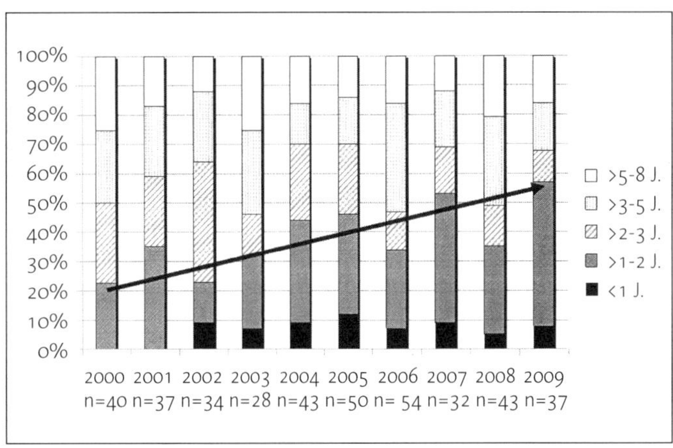

Abb. 5: Altersverteilung der Cochlea-Implantat-Kinder, die zwischen 2000 und 2009 (bis zum Alter von 8 Jahren) ihr erstes CI erhielten; ohne sequenziell bilateral versorgte Kinder, n=398

nem CI versorgt wurden, eine sehr gute Sprachentwicklung durchmachen. Im Vergleich zu später implantierten Kindern zeigte sich jedoch, dass die Sprachenentwicklung abhängig vom Höralter war; d.h. die Ergebnisse waren vergleichbar bei gleichem Abstand zur Operation.

Dennoch erscheint eine frühzeitige CI-Versorgung sinnvoll, um eine möglichst altersentsprechende Entwicklung zu erreichen.

bilaterale Versorgung

Auch die heute zunehmend zu favorisierende bilaterale CI-Versorgung sollte bei beidseitiger an Taubheit grenzende Schwerhörigkeit möglichst frühzeitig durchgeführt werden. Wie (2010) konnte zeigen, dass bei frühzeitiger bilateraler Implantation die Mehrheit der Kinder eine praktisch normale Sprachentwicklung aufwies.

Unserer Erfahrung nach wünschen nicht alle Eltern eine simultane bilaterale CI-Versorgung, sondern probieren zunächst ein CI aus, um dann im weiteren Verlauf zu entscheiden, ob auch das zweite Ohr sequenziell mit einem CI versorgt werden sollte. Dementsprechend erhalten zurzeit an unserer Klinik die meisten Kinder ihr zweites CI, wenn indiziert, sequenziell.

Zeitpunkt der Versorgung

Die frühzeitige CI-Versorgung erscheint gerechtfertigt, jedoch lassen sich im Vergleich der Versorgung im 1. oder 2. Lebensjahr noch keine dramatischen Unterschiede zeigen. Eigene Untersuchungen (Laszig et al. 2009) ergaben, dass im Vergleich von Kindern, die entweder bis zum 2. oder vom 2. bis 6. Lebensjahr mit einem CI versorgt wurden, ein signifikanter Vorteil der frühzeitiger versorgten Kinder nachweisbar war. Wir haben hier eine Auswertung der Langzeitergebnisse von insgesamt 163 Kindern durchgeführt, deren Nachbeobachtungszeit bei mindestens fünf Jahren, im Median bei acht Jahren lag. Im Gegensatz zur vorliegenden Literatur haben wir keinerlei Ausschluss bezüglich Ätiologie, Fehlbildungen oder weiterer Behinderungen durchgeführt. Die vorliegenden Daten zeigen einen eindeutigen Vorteil der Kinder, die bis zum 2. Lebensjahr mit einem CI versorgt wurden. Die frühzeitig versorgten Kinder (im Median im Alter von 1;34 Jahren) erreichten insgesamt die besten Ergebnisse, dies auch im Vergleich zu postlingual ertaubten Erwachsenen, und wiesen die geringste Varianz der Ergebnisse auf.

Interessanterweise zeigte sich bei einem Vergleich von Sprachverständnis versus Lebensalter ebenfalls, dass die Sprachkompetenz bereits bei jüngeren Kindern bei frühzeitiger Implantation besser war. Unsere Ergebnisse sind hierbei vergleichbar der internationalen Literatur (Waltzman et al. 2002, Uziel et al. 2007). Zu den Ergebnissen nach CI-Versorgung ist darüber hinaus anzumerken, dass weitere Einflussfaktoren von Bedeutung sind: z. B. Unterschiede in der technischen Anpassung des Sprachprozessors, im erzieherischen Umfeld, in der Patientenauswahl, in der Verwendung verschiedener Sprachprozessoren, im sozioökonomischen Umfeld und in der Rehabilitation (Diller 2009a).

Fazit

Zusammenfassend lässt sich sagen, dass die CI-Operation ein standardisierter Eingriff ist. Die Indikation unterliegt einem stetigen Wandel hin zu einer Operation bei zunehmend besserem Restgehör. Die Operation kann, ausgeführt von erfahrener Hand und in entsprechend kompetenten Zentren, als sehr sicher betrachtet werden. Die vorliegende Literatur und eigene Erfahrungen zeigen, dass die frühzeitige Implantation, idealerweise im Alter von ca. 12 Monaten, sicher durchführbar ist und damit die Voraussetzungen für eine optimale Entwicklung von Hören und Sprechen schafft.

9 Frühe Hirnstammimplantat-Versorgung

Von Thomas Lenarz

Alternativen zum CI

Die auditorische Rehabilitation mit Cochlea Implantaten hat zu einer Revolution der Behandlungskonzepte bei taub geborenen Kindern und ertaubten Erwachsenen geführt. Bei einer kleinen Zahl der Betroffenen ist ein Cochlea Implantat allerdings aufgrund einer neuralen Taubheit nicht möglich. Hier kann jedoch ebenfalls das Prinzip der funktionellen Elektrostimulation zur Wiederherstellung des Hörvermögens Anwendung finden. Die Stimulation erfolgt an Strukturen der Hörbahn durch sogenannte zentral auditorische Implantate, von denen zurzeit zwei für den klinischen Einsatz verfügbar sind (Lenarz et al. 2009 a).

ABI/AMI

Es handelt sich zum einen um das auditorische Hirnstammimplantat (ABI) und zum anderen um das auditorische Mittelhirnimplantat (AMI) (Lenarz, T. et al. 2006). Beide stimulieren zentral des Hörnervs die Hörbahn und verhelfen so zur Auslösung auditorischer Sensationen mit Wiederherstellung des Hörvermögens bis zu einem Spracherkennen. Dabei werden verschiedene neuronale Strukturen zur Stimulation herangezogen. Während das auditorische Hirnstammimplantat das zweite Neuron der Hörbahn im Nucleus cochlearis stimuliert, wird beim auditorischen Mittelhirnimplantat der Colliculus inferior mithilfe penetrierender Elektroden stimuliert.

Im Folgenden sollen die Funktionsweise des ABI, Indikationen für eine Implantation, operatives Vorgehen und Monitoring, Komplikationen, postoperative Anpassung des Sprachprozessors und Rehabilitation, Ergebnisse sowie zukünftige Entwicklungen mit dem auditorischen Hirnstammimplantat bei Kindern dargestellt werden.

9.1 Das auditorische Hirnstammimplantat (Auditory Brainstem Implantat – ABI)

Beim ABI handelt es sich um eine Sinnesprothese, die mithilfe der funktionellen Elektrostimulation eine Wiederherstellung des Hörvermögens ermöglicht. Die Elektrodenplatte wird dabei auf die Oberfläche des Nucleus cochlearis aufgelegt. Es handelt sich um den Ursprungsort des zweiten Neurons der Hörbahn.

Bestandteile und Funktion eines ABI

Das ABI besteht aus zwei Komponenten. Der externe, am Ohr getragene Sprachprozessor beinhaltet ein Mikrofon zur Schallaufnahme, einen Prozessor zur Umwandlung des Schallsignals in eine sinnvolle Abfolge elektrischer Impulse, die Energieversorgung mithilfe der Batterie, einen Hochfrequenzsender, der die codierte Information durch die Haut auf das Implantat überträgt, sowie eine induktive Energieversorgung des Implantates mittels einer Übertragungsspule.

Die zweite Komponente ist das eigentliche Hirnstammimplantat, bestehend aus einer Empfangsantenne zur Aufnahme der elektrisch auf die Hochfrequenz aufmodulierten Signale sowie zur Aufnahme der durch Induktion eingespeisten Energie, einem Elektronikmodul, das die aufmodulierten elektrischen Signale demoduliert, und einer angekoppelten Elektrode, die diese elektrischen Signale auf das neuronale Gewebe zur Stimulation überleitet.

Weiterhin weisen die Geräte ein sogenanntes Telemetrie-System auf, mit dessen Hilfe die durch die elektrische Stimulation ausgelösten neuronalen Antworten abgeleitet und über das Implantat nach außen auf den Sprachprozessor zurückgesendet werden können. Anschließend können die Reizantworten direkt sichtbar gemacht werden. Das Telemetrie-System erlaubt ebenfalls eine Implantatüberprüfung sowie die Messung der Elektrodenimpedanzen (elektrische Übergangswiderstände).

Die Elektrodenplatte ist flächenförmig ausgeprägt und wird auf die Oberfläche des Nucleus cochlearis aufgelegt. Sie hat zwischen 12 und 21 Elektrodenkontakte. Zusätzlich existieren experimentelle penetrierende Systeme (PABI), bei denen einzelne Elektroden in den Nucleus cochlearis eingestochen werden.

frequenzspezifische Stimulation

Ziel ist dabei die bessere Ausnutzung der Tonotopie, d. h. der frequenzspezifischen Stimulation, da die einzelnen Elektroden unterschiedlich tief in den Nucleus cochlearis hineinragen und somit verschiedene Frequenzschichten erreichen.

9.2 Indikationen und präoperative Diagnostik

Indikation für ABI

Das ABI ist indiziert bei Fällen von neuraler Taubheit mit Fehlen oder Funktionsuntüchtigkeit oder Zerstörung des Hörnervs durch verschiedene Krankheitsprozesse. Die in der folgenden Aufzählung gelisteten Erkrankungen kommen ursächlich hierfür in Frage:

- **angeborenes Fehlen des Hörnervs:** isoliert im Rahmen komplexer Missbildungen wie Aplasie des Hörnervs oder des inneren Gehörgangs
- **Schädigung des Hörnervs durch**
  - Tumoren des Hörnervs (z. B. Vestibularisschwannome)
  - Traumata wie Felsenbeinbeinquerfraktur
- **Degeneration des Hörnervs**
  - im Rahmen neurologischer Erkrankungen
  - isoliert
  - nach Meningitis
- **funktionelle Störung des Hörnervs bei auditorischer Neuropathie**
- **chirurgisch nicht implantierbare Cochlea**
  - Totalobliteration nach Labyrinthitis, Meningitis
  - Zerstörung im Rahmen von Unfällen
- **andere**

Zusätzlich existieren Mischformen sensorischer und neuraler Taubheit, z. B. bei Meningitis. Eine Indikation ist auch bei sensorischer Taubheit gegeben, wenn die Cochlea chirurgisch nicht implantierbar ist, wie bei totaler Obliteration nach Meningitis oder anderen Entzündungsprozessen oder infolge von Traumata zerstört ist.

In diesen Fällen ist ein Cochlea Implantat nicht indiziert, da die Reizweiterleitung über den Hörnerv in das zentrale Hörsystem gestört ist. Bei elektrischer Stimulation jenseits der Schädigungsstelle kann dieses Problem überwunden werden. Allerdings gilt es zu beachten, dass die komplexe dreidimensionale Struktur des Nucleus cochlearis eine frequenzspezifische Stimulation wie beim Cochlea Implantat nicht erlaubt. Es kommt vielmehr zu einer Überlagerung der elektrischen Felder und damit zu einer verschlechterten Kanaltrennung. In der Regel haben die Patienten 6 bis 15 verschiedene Tonhöheneindrücke. Da zusätzlich bereits Vorverarbeitungsschritte der akustischen Information im Nucleus cochlearis ablaufen, muss dies bei einer elektrischen

Stimulation des zweiten Neurons durch eine geeignete Signalverarbeitung berücksichtigt werden.

Diagnosemethoden

Die Diagnose der neuralen Schwerhörigkeit kann mithilfe folgender Methoden gestellt werden:

- **Anamnese und klinische Untersuchung**
  - Syndrome
  - familiäre Belastung
  - Meningitis
  - Traumata
- **Audiometrie**
  - *subjektive Tests:* Reaktionen zur Verhaltensaudiometrie, Sprachentwicklung
  - *objektive Tests:*
    - BERA (Hirnstammaudiometrie)
    - OAE (otoakustische Emissionen)
    - ECochG (Elektrocochleographie)
- **Promontoriumtest**
  E-BERA mit Ableitung elektrisch evozierter Hirnstammaudiometrie
- **Bildgebung**
  - *Hochauflösendes CT des Felsenbeins (HR-CT):*
    - Darstellung der knöchernen Struktur des Felsenbeins und Schädels
    - Obliteration / Missbildung
    - Aplasie / Einengung des inneren Gehörgangs
    - Frakturlinien und knöcherne Zerstörung
  - *Hochauflösendes MRT des Felsenbeins (HR-MRT):*
    - Weichteilstrukturen und Flüssigkeitsgehalt
    - Obliteration der Schnecke
    - Aplasie des Hörnervs
    - Degeneration des Hörnervs
    - Schädigung des Hörnervs
    - Entzündungen im Bereich von Innenohr und Hörnerv
  - *MRT des Gehirns:*
    - Strukturen der Hörbahn
    - Hirnnerven
    - Recessus lateralis des 4. Ventrikels
    - Nucleus cochlearis
    - übriger Teil des Gehirns

bildgebende Verfahren zur Diagnostik

Von herausragender Bedeutung ist neben der Audiometrie die Bildgebung mittels hochauflösender Computertomographie des Felsenbeins sowie der Kernspintomographie von Felsenbein und Gehirn. Dabei können sowohl der Zustand des Hörnervs (Fehlen, Schädigung, Degeneration) beurteilt als auch vorhandene Missbildungen mit Fehlen des inneren Gehörgangs oder Veränderung der Cochlea nachgewiesen werden. Zusätzlich werden Informationen über den Zustand des Nucleus cochlearis sowie der weiteren zentralen Hörbahnanteile gewonnen (Carner et al. 2009, Cerini et al. 2006).

Merkmale neuronaler Hörschädigung

Audiologisch ist die neurale Schwerhörigkeit durch das Fehlen der akustisch evozierten und der elektrisch evozierten Potenziale beim sogenannten Promontoriumtest gekennzeichnet. Für diese elektrische Probereizung wird eine Nadelelektrode transtympanal auf dem Promontorium (basale Windung der Schnecke) platziert. Über diese Nadelelektrode können bei akustischer Reizung die Hörnervpotenziale abgeleitet werden. Wird die Nadel für die elektrische Reizung des Hörnervs verwendet, der in unmittelbarer Nähe liegt, können die dadurch ausgelösten neuronalen Potenziale des Hörnervs und der angrenzenden Strukturen der Hörbahn über Oberflächenelektroden am Schädel abgeleitet werden. Diese sogenannten elektrisch evozierten Hirnstammpotenziale sind spezifisch zum Nachweis eines funktionell intakten Hörnervs. Die Methode weist jedoch eine geringe Sensitivität auf, sodass der Nachweis eines intakten Hörnervs nicht in allen Fällen gelingt.

Bei einer neuralen Taubheit sind die Potenziale auf jeden Fall nicht vorhanden.

Bei einer rein neuralen Schwerhörigkeit sind die otoakustischen Emissionen als Funktion intakter äußerer Haarzellen des Innenohres noch nachweisbar. Dies kann bei zahlreichen Fällen neuronaler Schwerhörigkeit der Fall sein. Fehlen diese otoakustischen Emissionen, ist zusätzlich eine cochleäre Schädigung anzunehmen.

Audiologisch zeigt sich in manchen Fällen das Bild der auditorischen Neuropathie oder perisynaptischen Audiopathie mit vorhandenen otoakustischen Emissionen, jedoch fehlenden oder verformten Hirnstammpotenzialen sowie gegebenenfalls einem gestörten Summenaktionspotenzial des Hörnervs in der Elektrocochleographie (Berlin et al. 2010). Meistens handelt es sich um eine Reifungsverzögerung des auditorischen Systems. Kommt es nicht zu einer Verbesserung des Hörvermögens, ist die Versorgung mit einem Cochlea Implantat oder, bei nicht funktionstüchtigem Hörnerv, mit einem ABI indiziert (Walton et al. 2008).

Anamnese

Zielführend ist auch die Anamnese mit Fragen nach Schädeltraumen, abgelaufener Meningitis oder anderen Infektionskrankheiten, Syndromen und familiärer Taubheit (Arndt et al. 2010b).

Indikation

Eine Indikation für ein ABI liegt bei folgender Befundkonstellation vor (Sennaroglu et al. 2011):

- Fehlen des Hörnervs (Warren et al. 2010)
- Zerstörung des Hörnervs z. B. durch bilaterale Tumoren des Hörnervs oder Traumata: Das Vorliegen bilateraler Hörnervtumoren, sogenannter Akustikusneurinome oder Vestibularis-Schwannome, ist bei Kindern selten, stellt jedoch die häufigste Indikation bei Erwachsenen aufgrund der sogenannten Neurofibromatose Typ II dar.
- Degeneration des Hörnervs im Rahmen neurologischer Systemerkrankungen
- Funktionsstörungen des Hörnervs oder der sensorineuralen Synapse bei der auditorischen Neuropathie (Lin et al. 2005)
- Chirurgisch nicht implantierbare Cochlea (Sanna et al. 2006, Colletti et al. 2004)

Der Zustand des Innenohres ist nur im letzten Fall von Bedeutung, ansonsten steht die Schädigung des Hörnervs im Vordergrund. Wichtig ist eine intakte zentrale Hörbahn, was aufgrund der heute verfügbaren diagnostischen Methoden lediglich mithilfe der Kernspintomographie feststellbar ist.

9.3 Chirurgisches Vorgehen

Ist die Indikation grundsätzlich gegeben, so ist bei Abwägung von Risiken und Nutzen auf das Lebensalter zu achten.

Alter der Kinder

Die Implantation sollte bei Kindern nicht vor dem 2. Lebensjahr vorgenommen werden, da erst ab diesem Alter Herz-Kreislauf-Regulation, Lungenfunktion und Temperaturregulation weitgehend stabil sind. Außerdem sind die Größenverhältnisse für die Implantation dann adäquat.

Implantation

Für die Implantation ist die Öffnung des Schädels erforderlich. Grundsätzlich stehen hierfür zwei Zugangswege zur Verfügung: der sogenannte retrosigmoidale oder suboccipitale Zugang und der translabyrinthäre Zugang (Toh/Luxford 2002, Fayad et al. 2006). In beiden Fällen wird über eine Kraniotomie das Schädelinnere eröffnet, anschließend die Hirnhaut (Dura) inzidiert und ein Zugang zum Kleinhirnbrückenwinkel geschaffen. Nach Identifikation des Nervus facialis (Gesichtsnerv) werden die kaudalen Hirnnerven 9 bis 12 dargestellt. Der 9. Hirnnerv (Nervus glossopharyngeus) stellt die wichtigste Leitstruktur dar, entlang derer der Eingang in den 4. Ventrikel, den Recessus lateralis, gefunden wird. Am Boden des 4. Ventrikels wölbt sich die

Oberfläche des Nucleus cochlearis vor, wo die Elektrodenplatte aufgelegt werden muss. Der Recessus lateralis wird anschließend vorsichtig eröffnet und die Oberfläche des Nucleus cochlearis identifiziert. Das Implantat selbst wird in einem Knochenbett oberhalb der Kraniotomie eingelassen und ein Verbindungstunnel hergestellt, durch den die Reizelektrode in Richtung Kraniotomie geführt wird. Die Elektrodenplatte kann dann unter Sicht in den Recessus lateralis eingeführt und die Elektrodenplatte in Kontakt mit der Oberfläche gebracht werden. Anschließend wird dann das Implantat fixiert. Dura und Schädel werden verschlossen.

9.4 Intraoperatives Monitoring

Funktionsüberprüfung

Zur Funktionsüberprüfung des Implantates und Feststellung der korrekten Lage der Elektrodenplatte sowie zur Vermeidung von Fehlstimulationen anderer neuronaler Strukturen erfolgt das intraoperative Monitoring. Hierzu werden bei elektrischer Reizung des Implantates die elektrisch ausgelösten Antworten des Hörsystems (sogenannte EABR = elektrisch evozierte Hirnstammpotenziale) abgeleitet. Dabei können die einzelnen Elektroden getrennt voneinander überprüft werden. Finden sich keine Reizantworten oder Antworten nur auf wenigen Elektroden, ist eine Korrektur der Elektrodenpositionierung erforderlich, bis die gewünschten Reizantworten von möglichst vielen Elektrodenkontakten ausgelöst werden können. Die Zahl dieser Hörantworten auslösenden Elektrodenkontakte ist entscheidend für das postoperative Hörergebnis.

Aufgrund der engen Nachbarschaft zu anderen neuronalen Strukturen im Hirnstammbereich ist eine Ableitung der dadurch ausgelösten neuronalen Aktivität erforderlich. Hierzu werden Ableitelektroden entweder in die zugehörige Zielmuskulatur der Hirnnerven, z. B. Gesichtsmuskulatur, Schlund- und Zungenmuskulatur, Kehlkopfmuskulatur eingebracht oder an der Oberfläche des Schädels befestigt, um die somato-sensorisch evozierten Potenziale der langen Bahnen, die die Körperfühlsphäre vermitteln, abzugreifen. Ziel ist es, durch die optimale Elektrodenplattenpositionierung die Zahl der Elektrodenkontakte mit Auslösung unerwünschter Nebenwirkungen zu reduzieren.

Die erhaltenen elektrisch evozierten Hirnstammpotenziale geben wichtige Informationen für die postoperative Einstellung und Anpassung des Implantates.

Am Ende der Operation erfolgen der wasserdichte Verschluss der Hirnhaut sowie der schichtweise Wundverschluss.

9.5 Komplikationen

Komplikationsrate

In Zentren mit otoneurochirurgischer Kompetenz und einem erfahrenen interdisziplinären Team ist die Komplikationsrate sehr gering (Colletti et al. 2010). Bei Kindern sind die kleineren anatomischen Verhältnisse im Schädelbereich zu beachten. So muss zur Vermeidung einer Elektrodendislokation das zuführende Elektrodenkabel eine ausreichend lange Reserveschleife aufweisen, um damit die durch das Kopfwachstum ausgelöste Vergrößerung der Distanz zwischen Implantatgehäuse und Elektrodenträger zu kompensieren.

Implantationsalter

Die Kinder sollten bei der Implantation nicht zu jung und ihre allgemeinen Körperfunktionen wie Kreislauf, Temperaturregulation und Lungenreife ausgereift sein. Deswegen soll der Eingriff nicht vor dem 2. Lebensjahr durchgeführt werden.

Komplikationen

Intraoperative Komplikationen können in Form von Blutungen und Verletzungen von Hirnnerven und Hirngewebe auftreten. Dadurch kann es auch zu einer Hirnschwellung kommen. Postoperativ kann es zum Austritt von Hirnwasser kommen, wenn der Verschluss der Hirnhaut nicht wasserdicht ist. In der Regel kann dies durch eine Revisionsoperation beseitigt werden.

Bei wenigen Patienten wurde postoperativ eine Migration der Elektrodenplatte beobachtet, was in der Regel eine operative Revision mit Lagekorrektur erfordert.

Weiterhin können Reizungen benachbarter neuronaler Strukturen zu unerwünschten Nebenwirkungen wie Schwindel, Kribbeln oder Schmerzen in verschiedenen Körperarealen führen. Dies kann durch Abschalten oder Umprogrammierung der verantwortlichen Elektrodenkontakte beseitigt werden.

9.6 Anpassung des Sprachprozessors und Hörrehabilitation

Anpassung des Sprachprozessors

Nach Abschluss der Wundheilung erfolgt die Erstanpassung und Einstellung des Sprachprozessors sowie der Beginn der Hörrehabilitation ca. fünf Wochen nach Implantation. Dabei wird zunächst getestet, welche Elektrodenkontakte auf der Elektrodenplatte eine Hörsensation auslösen. Dies erfordert bei Kindern aufgrund der bedingt gegebenen Mitarbeit besondere Erfahrungen. Hier ist unter Berücksichtigung der Verhaltensaudiometrie auf die entsprechende Reaktion des Kindes zu achten. Anschließend werden dann die Stromstärken für die Hörschwellen und für die eindeutigen Hörreaktionen im überschwelligen Bereich für die einzelnen Elektroden ermittelt (sogenannte T- und C-Level) und damit der Dynamikbereich festgelegt. Dies erfordert mehrere Sitzungen.

auditiv-verbales Training

Zeitgleich erfolgt das auditorisch-verbale Training. Hierbei werden den Kindern bestimmte einfache Hörreize dargeboten. Sobald erste Hörreaktionen vorhanden sind, erfolgt der weitere Höraufbau mit Erkennen von Umweltgeräuschen sowie Sprachelementen. In der Regel sind der zusätzliche Einsatz der Gebärdensprache sowie das Lippenlesen (Absehen) erforderlich.

Hörrehabilitation

Die Hörrehabilitation gestaltet sich beim ABI ungleich schwieriger als bei einem Cochlea Implantat, was u.a. auf die komplexen Stimulationsbedingungen im Nucleus cochlearis im Vergleich zum Hörnerv sowie die möglichen nichtauditorischen Sensationen zurückzuführen ist. Treten diese Nebenwirkungen auf, müssen gegebenenfalls einzelne Reizelektroden abgeschaltet oder umprogrammiert werden. Ein wesentliches Hilfsmittel für die Anpassung bei Kindern stellen die intra- und postoperativ gewonnenen Ergebnisse der elektrisch evozierten Hirnstammpotenziale dar. Sie bieten Anhaltspunkte für die T- und C-Level und somit für den Dynamikbereich. Zusätzlich kann hierfür die neurale Responsetelemetrie (NRT) eingesetzt werden, die die bei elektrischer Reizung auftretenden Nervenzellenantworten aus dem Nucleus cochlearis aufzeichnet. Die Antworten geben Auskunft, welche Elektroden eine sichere Stimulation des Nervengewebes ermöglichen (Otto et al. 2005).

9.7 Ergebnisse

unterschiedliche Ergebnisse

Die Ergebnisse der Rehabilitation mit ABI sind bei Kindern sehr unterschiedlich. Neben der Entwicklung eines nahezu normalen Hör- und Sprachergebnisses finden sich in Einzelfällen keinerlei Hörreaktionen (Sennaroglu et al. 2009, Colletti et al. 2009, Eisenberg et al. 2008). Im Vergleich zur Versorgung mit einem Cochlea Implantat verläuft die Entwicklung des Hörvermögens über einen längeren Zeitraum. Dies ist auf die geringe Zahl elektrisch getrennter Kanäle zur Informationsübertragung zurückzuführen. Somit stehen nur wenige Frequenzbereiche und Tonhöhen für die Spracherkennung zur Verfügung. Die Zahl der Kanäle schwankt zwischen 1 und 21, im Mittel liegt sie bei 10 Kanälen.

Bei erwachsenen ABI-Patienten ist bekannt, dass für ein Sprachverstehen eine Anzahl von mindestens sechs elektrisch getrennten Kanälen erforderlich ist. Weiterhin dürfen die T- und C-Level nicht zu hoch und der Dynamikbereich muss ausreichend weit sein.

prognostische Faktoren

Wichtige prognostische Faktoren sind auch die kognitiven und intellektuellen Fähigkeiten des Patienten (Colletti/Zoccante 2008).

Weitere Gründe liegen in dem Zustand der zentralen Hörbahn. Schäden können vor allem bei Patienten mit Tumoren des Hörnervs auch als Folge der durchgeführten Therapie (chirurgische Entfernung, Bestrahlung) auftreten. Weiterhin kann eine aufsteigende neuronale Degeneration über den Hörnerv zentralwärts oder eine angeborene Schädigung der zentralen Hörbahnen, z.B. bei neurologischen Systemerkrankungen, vorliegen. Die heute verfügbaren Methoden zur Überprüfung der Funktion der Hörbahn prä- und postoperativ sind deutlich eingeschränkt. Im Wesentlichen steht hierfür die Kernspintomographie zur Verfügung. Bei den Ergebnissen muss zwischen den sogenannten Tumor- und Non-Tumor-Patienten unterschieden werden. Die letzte Gruppe weist zum Teil bessere Ergebnisse als die Tumorpatienten auf (Colletti/Shannon 2005, Lesinski-Schiedat et al. 2000).

9.8 Zusammenfassung

Zusammenfassend kann festgestellt werden, dass die Möglichkeit der Hörrehabilitation mit dem auditorischen Hirnstammimplantat ABI neue Möglichkeiten für Patienten mit neuraler Taubheit oder bei chirurgisch nicht implantierbarer Cochlea eröffnet. Es handelt sich um eine Spezialversorgung, die wenigen Zentren mit einem speziell geschulten interdisziplinären Team vorbehalten ist, das Erfahrungen in der ABI-Versorgung von erwachsenen Patienten und der CI-Versorgung bei jungen Kindern hat.

Reha-Team

Das Team besteht aus erfahrenen Hals-Nasen-Ohrenärzten, die speziell in der Cochlea-Implantat- und ABI-Chirurgie trainiert sind, Neurochirurgen, qualifizierten Audiologen, Elektrophysiologen, Neuroradiologen und Pädagogen mit Routine in der auditiven Rehabilitation von Kleinkindern. Voraussetzung für eine erfolgreiche ABI-Versorgung sind weiterhin eine exakte Indikationsstellung, eine ausgefeilte Operationstechnik, die Beherrschung des speziellen intraoperativen Monitorings, eine institutionalisierte multimodale Hör- und Sprachrehabilitation sowie eine realistische Erwartungshaltung bei Eltern und Therapeuten.

Resultate

Es kann ein auditiver Kontakt zur Umwelt mit Erkennung von Umgebungsgeräuschen sowie die Differenzierung verschiedener Sprachanteile erwartet werden (Colletti et al. 2006). In seltenen Fällen wird auch ein offenes Sprachverstehen erreicht. Das ABI unterstützt das Lippenlesen (bzw. Absehen). Im Gegensatz zum Cochlea Implantat sind jedoch die Ergebnisse deutlich schlechter. Dies kann u.a. auf folgende Faktoren zurückgeführt werden:

- komplexe dreidimensionale Organisation des Nucleus cochlearis und dadurch erschwerte elektrische Stimulation
- neuronale Degeneration im Bereich der zentralen Hörbahnen
- Schädigung des Nucleus cochlearis
- andere

Trotz dieser Einschränkung stellt das ABI die einzige Methode zur Hörrehabilitation bei Kindern mit neuraler Taubheit dar. Gerade die Schwierigkeiten in der Prognosestellung erfordern den rechtzeitigen Einsatz bei Kleinkindern, um die Plastizität des auditorischen Systems in der sensiblen Phase der Sprachentwicklung der ersten Lebensjahre optimal nutzen zu können.

zukünftige Entwicklung

Zur Zeit werden verschiedene penetrierende Elektrodensysteme zum Einsatz im Bereich des Nucleus cochlearis, aber auch im Bereich des Colliculus inferior entwickelt, die eine verbesserte ton- und frequenzspezifische Stimulation entlang der Hörbahn ermöglichen sollen (McCreery 2008, Lenarz, M. et al. 2006).

10 Frühe Hörgeräte- und CI-Versorgung aus Sicht der Krankenkassen und des Medizinischen Dienstes

Von Robert Schattke

sozialmedizinische Grundlagen und Aspekte

Im folgenden Kapitel werden die sozialmedizinischen Grundlagen und Aspekte der frühen Versorgung von Kindern in den ersten Lebensjahren mit Hörgeräten (HG) bzw. Cochlea Implantaten (CI) dargestellt und näher erläutert.

Zur Erklärung des Begriffes Sozialmedizin ist es nicht zu umgehen, dass auch einige Paragraphen aus Gesetzen zitiert werden. Diese Zitate der Gesetzesparagraphen werden sich jedoch auf das Notwendigste beschränken.

Um die Position und Aufgabe der beiden oben angeführten Elemente der medizinischen Versorgung, nämlich des Medizinischen Dienstes der Krankenversicherungen (MDK) und der gesetzlichen Krankenkassen (GKV) im Netzwerk der Gesundheitsversorgung darzustellen, bedarf es einer kurzen Erklärung der Sozialgesetzgebung.

Ziel

Ziel ist es, die sozialmedizinische Beurteilung und deren Grundlagen vorzustellen und somit zum Verständnis beizutragen, dass nicht alles durch die gesetzlichen Kassen bezahlt werden kann, was technisch und medizinisch denkbar und machbar ist.

Wenn im Folgenden von Krankenkassen die Rede ist, sind stets die gesetzlichen Krankenversicherungen (GKV) gemeint. Das Privatkassensystem ist nicht in den SGB (Sozialgesetzbüchern) geregelt, es stellt vielmehr eine private Versicherungsform dar.

10.1 Was ist Sozialmedizin?

Eine grundlegende Frage zum Verständnis der Rolle des MDK und der Krankenkassen ist die Frage nach der Definition der Sozialmedizin.

Hierzu gibt es viele verschiedene Versuche, die aufgrund ihrer Zahl erkennen lassen, dass eine einfache Definition nicht ohne Weiteres möglich ist. Das vorliegende Beispiel erklärt die wesentlichen Aspekte jedoch sehr gut:

> **Sozialmedizin**
> „Sozialmedizin ist die Wissenschaft von der Phänomenologie, den sozialen Ursachen und den Folgen sich wandelnder Gesundheitsprobleme in Bevölkerungen sowie den sich jeweils ergebenden Aufgaben bei der Ausgestaltung der Prävention, der medizinischen Betreuung, der Rehabilitation und der Pflege. Das schließt die Evaluation der sozialen Wirksamkeit entsprechender Leistungsangebote sowie der hierfür vorhandenen Versorgungsstrukturen und -prozesse sowie einzelne Programme und Maßnahmen ein" (Niehoff 2006, 25).

Gegenstand Sozialmedizin

Sozialmedizin beschäftigt sich also mit den Ursachen und Auswirkungen gesundheitlicher Probleme auf die Bevölkerung nicht in direkter kurativer, also heilender Hinsicht, sondern indirekt, z.B. mit Fragen der Vorbeugung, des Systems der Betreuung und Behandlung, aber auch mit der Frage nach der Wirksamkeit der Behandlung und der Effizienz der Versorgungsstrukturen.

Sozialgesetzbücher SGB

Diese Aufgaben wurden von Seiten des Staates in den Sozialgesetzbüchern SGB festgeschrieben. Bis heute sind es zwölf, mit römischen Zahlen nummerierte Bücher:

- **SGB I** Sozialgesetzbuch Erstes Buch: Allgemeiner Teil
- **SGB II** Sozialgesetzbuch Zweites Buch: Grundsicherung für Arbeitsuchende
- **SGB III** Sozialgesetzbuch Drittes Buch: Arbeitsförderung
- **SGB IV** Sozialgesetzbuch Viertes Buch: Gemeinsame Vorschriften für die Sozialversicherung
- **SGB V** Sozialgesetzbuch Fünftes Buch: Gesetzliche Krankenversicherung
- **SGB VI** Sozialgesetzbuch Sechstes Buch: Gesetzliche Rentenversicherung
- **SGB VII** Sozialgesetzbuch Siebtes Buch: Gesetzliche Unfallversicherung
- **SGB VIII** Sozialgesetzbuch Achtes Buch: Kinder- und Jugendhilfe

- **SGB IX** Sozialgesetzbuch Neuntes Buch: Rehabilitation und Teilhabe behinderter Menschen
- **SGB X** Sozialgesetzbuch Zehntes Buch: Verwaltungsverfahren und Sozialdatenschutz
- **SGB XI** Sozialgesetzbuch Elftes Buch: Soziale Pflegeversicherung
- **SGB XII** Sozialgesetzbuch Zwölftes Buch: Sozialhilfe

Neben den medizinischen Themen wurden inzwischen auch die Grundsicherung für Arbeitssuchende, die Arbeitsförderung und die Sozialhilfe in das Werk aufgenommen.

Im SGB I werden die allgemeinen Grundlagen der sozialen Versorgung dargestellt, im Vierten Buch dann die speziellen Grundlagen u.a. auch für die Krankenversicherung. Die speziellen Regelungen für die GKV finden sich im Fünften Buch. In diesem Buch ist auch die Rolle des MDK definiert, auf die im nächsten Abschnitt eingegangen wird.

10.2 Was ist der MDK?

Aufgaben des MDK

Im neunten Kapitel des SGB V werden in den §§ 275 bis 283 die Aufgaben und die Organisation des MDK gesetzlich festgelegt. Die folgenden, für das Verständnis wichtigen Paragraphen werden auszugsweise zitiert:

„Medizinischer Dienst der Krankenversicherung
Erster Abschnitt
Aufgaben
§ 275
Begutachtung und Beratung

(1) Die Krankenkassen sind in den gesetzlich bestimmten Fällen oder wenn es nach Art, Schwere, Dauer oder Häufigkeit der Erkrankung oder nach dem Krankheitsverlauf erforderlich ist, verpflichtet,

1. bei Erbringung von Leistungen, insbesondere zur Prüfung von Voraussetzung, Art und Umfang der Leistung, sowie bei Auffälligkeiten zur Prüfung der ordnungsgemäßen Abrechnung,

(…)

eine gutachtliche Stellungnahme des Medizinischen Dienstes der Krankenversicherung (Medizinischer Dienst) einzuholen.

(2) (...)

(3) Die Krankenkassen können in geeigneten Fällen durch den Medizinischen Dienst prüfen lassen

1. vor Bewilligung eines Hilfsmittels, ob das Hilfsmittel erforderlich ist (§ 33); der Medizinische Dienst hat hierbei den Versicherten zu beraten; er hat mit den Orthopädischen Versorgungsstellen zusammenzuarbeiten,

2. (...),

3. die Evaluation durchgeführter Hilfsmittelversorgungen,

4. (...)

(4) (...)" (SGB V 2010).

Es besteht also für die Krankenkassen in genau definierten Fällen die gesetzliche Pflicht, eine gutachtliche Stellungnahme des MDK einzuholen. Es gibt aber auch die Möglichkeit in anderen, ebenfalls genau festgelegten Fällen, diese auf eigene Initiative prüfen zu lassen. Zu diesen Fällen einer möglichen Prüfung gehört auch die Versorgung mit Hilfsmitteln, die im § 33 des SGB V geregelt ist (2010, vgl. 10.4, 10.7).

Besonders wichtig ist in diesem Zusammenhang der fünfte Absatz des § 275 SGB V, der die Position der ärztlichen Gutachter des MDK gesetzlich festlegt:

„**(5)** Die Ärzte des Medizinischen Dienstes sind bei der Wahrnehmung ihrer medizinischen Aufgaben nur ihrem ärztlichen Gewissen unterworfen. Sie sind nicht berechtigt, in die ärztliche Behandlung einzugreifen" (2010).

Gutachter des MDK

Die ärztlichen Gutachter des MDK sind in fast allen Fällen Fachärzte mit mehrjähriger Berufserfahrung und zusätzlicher sozialmedizinischer Qualifikation.

Damit ist sichergestellt, dass eine neutrale Begutachtung nach den aktuellen medizinischen Erkenntnissen nach bestem medizinischem Wissen und Gewissen erfolgt. Die Unabhängigkeit der Entscheidungen, z.B. einerseits von den wirtschaftlichen Interessen der Krankenkassen oder andererseits der Industrie, ist damit gewährleistet. Es gibt keine vorgeschriebenen Ablehnungsquoten oder Prämien für diejenigen ärztlichen Gutachter, die besonders kassenfreundlich entscheiden.

Entscheidungsfindung

Allerdings sind bei der Beurteilung durch den MDK die sozialmedizinischen Vorgaben der Sozialgesetzbücher zu beachten. Es gibt also doch gewisse Einschränkungen, sodass eine in alle Richtungen freie Entscheidungsfindung, unabhängig von jedweden Zwängen und stets das Optimale für die Versorgung der Versicherten bringend, nicht möglich ist. Aber diese Entscheidungsfreiheit hat auch der behandelnde Arzt in der medizinischen Versorgung nicht.

Diese Einschränkungen sind z.B. im § 12 des SGB V begründet (2010, vgl. 10.5).

Weitere Aufgaben des MDK außerhalb des Krankenkassensektors sind im Neunten und Elften Buch des SGB zu den Bereichen der Rehabilitation und Teilhabe behinderter Menschen sowie der gesetzlichen Pflegeversicherung definiert. Diese sind hier jedoch nicht von Bedeutung und werden daher nicht weiter erläutert.

10.3 Wie hängen MDK und GKV zusammen?

Die Krankenkassen können also einem Teil ihrer gesetzlichen Aufgaben ohne den MDK nicht erfüllen.

Der MDK wird dabei durch eine von allen Krankenkassen aufzubringende Umlage finanziert. Mit diesem Budget hat er seine gesetzlichen Aufgaben zu erfüllen. Es gibt kein Prämien- oder Bonussystem und auch keine Umsatzbeteiligung:

„§ 281
Finanzierung und Aufsicht

(1) Die zur Finanzierung der Aufgaben des Medizinischen Dienstes nach § 275 Abs. 1 bis 3a erforderlichen Mittel werden von den Krankenkassen nach § 278 Abs. 1 Satz 1 durch eine Umlage aufgebracht. Die Mittel sind im Verhältnis der Zahl der Mitglieder der einzelnen Krankenkassen mit Wohnort im Einzugsbereich des Medizinischen Dienstes aufzuteilen.

(…)" (SGB V 2010).

Damit der MDK seinen Aufgaben gerecht werden und eine medizinisch und sozialmedizinisch korrekte Begutachtung durchführen kann, muss er über die gleichen Informationen verfügen wie die behandelnden Ärzte.

Datenschutz/ Schweigepflicht

Weil jedoch die ärztliche Schweigepflicht und der Datenschutz eine Weitergabe dieser sensiblen persönlichen Informationen so ohne Weiteres nicht gestatten würden, ist auch diese Problematik gesetzlich geregelt:

> **„§ 276**
> **Zusammenarbeit**
>
> Die Krankenkassen sind verpflichtet, dem Medizinischen Dienst die für die Beratung und Begutachtung erforderlichen Unterlagen vorzulegen und Auskünfte zu erteilen.
>
> (…)" (SGB V 2010).

Die Kassen haben dem MDK also alle Informationen vorzulegen, die für eine Begutachtung notwendig sind. Dies beinhaltet auch medizinische Befunde, allerdings nur in dem Umfang, in dem dies für die Begutachtung von Bedeutung ist.

Gleichzeitig dürfen aber die Kassen vom Inhalt dieser Befunde keine Kenntnis erlangen. Sie fordern daher diese Befunde nur an und leiten sie weiter, ohne von deren Inhalt Kenntnis zu nehmen. In manchen Fällen erfolgt die Befundanforderung auch direkt durch den MDK.

Die Aspekte der Schweigepflicht und des Datenschutzes sind durch dieses Vorgehen also gewahrt.

In diesem Netzwerk der Gesundheitsversorgung soll an dieser Stelle zur Erklärung noch kurz der Gemeinsame Bundesausschuss erwähnt werden. In den folgenden Kapiteln wird er erwähnt werden, da er grundlegende Entscheidungen zur medizinischen Versorgung zulasten des GKV-Systems trifft.

Gemeinsamer Bundesausschuss

Der Gemeinsame Bundesausschuss (G-BA) ist ein Gremium der Gemeinsamen Selbstverwaltung von Ärzten, Krankenhäusern und Krankenkassen. Während der Gesetzgeber durch die Gesetze einen Rahmen vorgibt, ist es die Aufgabe der Selbstverwaltung, diesen Rahmen auszufüllen und für die alltagspraktische Umsetzung der gesetzlichen Vorgaben zu sorgen. Die gesetzliche Grundlage dafür findet sich im Fünften Sozialgesetzbuch im § 92.

Die vom G-BA beschlossenen Richtlinien haben den Charakter untergesetzlicher Normen, d. h., sie gelten für die gesetzlichen Krankenkassen, deren Versicherte und die behandelnden Ärzte sowie andere Leistungserbringer und sind für diese verbindlich.

Für weitere Informationen sei auf die Homepage des G-BA (www.g-ba.de) verwiesen. Dort sind auch dessen Zusammensetzung, seine Aufgaben und alle Veröffentlichungen nachzulesen.

10.4 Hilfsmittel und Implantate – Definitionen und Unterschiede

Im allgemeinen Sprachgebrauch kommt es immer wieder zu Vermischung und Verwechslung der Begriffe Hilfsmittel und Implantate. Im folgenden Abschnitt soll dieser Unterschied erläutert werden, da es deutliche Unterschiede in der Art und Weise der Versorgung und auch der weiteren Abläufe gibt.

Hilfsmittel

Aus sozialmedizinischer Sicht ist die Definition eines Hilfsmittels nicht ganz einfach und auch im Gesetz nicht eindeutig geregelt. Wenngleich im § 33 SGB V eine grundlegende Erklärung erfolgt, bleiben doch einige Fragen offen.

„§ 33
Hilfsmittel

(1) Versicherte haben Anspruch auf Versorgung mit Hörhilfen, Körperersatzstücken, orthopädischen und anderen Hilfsmitteln, die im Einzelfall erforderlich sind, um den Erfolg der Krankenbehandlung zu sichern, einer drohenden Behinderung vorzubeugen oder eine Behinderung auszugleichen, soweit die Hilfsmittel nicht als allgemeine Gebrauchsgegenstände des täglichen Lebens anzusehen oder nach § 34 Abs. 4 ausgeschlossen sind" (SGB V 2010).

Man kennt zwar nun die Aufgabe eines Hilfsmittels, aber was ist das eigentlich genau?

In den Hilfsmittel-Richtlinien des G-BA sind Hilfsmittel definiert als sächliche Mittel oder technische Produkte, die als serienmäßig hergestellte Ware in unverändertem Zustand, mit entsprechender handwerklicher Zurichtung, Ergänzung bzw. Abänderung, oder individuell gefertigte Produkte von nach § 126 SGB V zugelassenen Leistungserbringern abgegeben werden.

Hilfsmittel können durch den Patienten im Prinzip selbst (oder mit Hilfe) angelegt werden, wie z.B. Hörgeräte; im Gegensatz dazu sind CI keine Hilfsmittel, da sie fest im Körper implantiert werden und nicht vom Patienten einfach so gewechselt werden können.

Hilfsmittel sind z.B. Prothesen, Brillen, andere Körperersatzstücke oder auch Hörhilfen, also Hörgeräte.

Implantate

Implantate werden im Allgemeinen durch Operationen in den Körper eingebracht. Sie werden damit entweder mit den allgemeinen Krankenhauskosten abgerechnet, oder es gibt in Einzelfällen sogenannte Zusatzentgelte, also gesonderte

Zahlungen an die Kliniken, um hier einen seltenen Mehraufwand zu vergüten.

Festbeträge für Hilfsmittel

Im Gegensatz hierzu ist die Versorgung mit Hilfsmitteln eine gesonderte Aufgabe der Vertragsärzte. Meist geschieht die Versorgung mit Hilfsmitteln im Rahmen der ambulanten Versorgung. Für einen Teil der Hilfsmittel sind Festbeträge festgesetzt, bis zu deren Höhe die GKV die Kosten übernimmt.

„§ 36 SGB V Festbeträge für Hilfsmittel

(1) Der Spitzenverband Bund der Krankenkassen bestimmt Hilfsmittel, für die Festbeträge festgesetzt werden. (...)
(2) Der Spitzenverband Bund der Krankenkassen setzt für die Versorgung mit den nach Abs. 1 bestimmten Hilfsmitteln einheitliche Festbeträge fest. (...)" (2010).

Für Hörgeräte sind Festbeträge bestimmt worden. Das heißt, dass die Krankenkasse nur die Kosten in Höhe dieser Festbeträge übernimmt. Dass diese Festsetzung mit dem Grundgesetz vereinbar ist, wurde durch das Bundesverfassungsgericht in mehreren Urteilen bestätigt.

Allerdings ist es theoretisch möglich, dass in medizinisch begründeten Einzelfällen auch eine Kostenübernahme oberhalb der Festbeträge durch die Kassen möglich ist. Hier wäre dann eine Beratung der Kassen durch den MDK möglich.

10.5 Leistungen der Krankenkasse

Wenn also Festbeträge erwähnt werden, bis zu deren Höhe eine Kostenübernahme durch die Kasse erfolgt, dann ist dies im folgenden, wichtigen § 12 des SGB V, nämlich dem Wirtschaftlichkeitsgebot, geregelt:

„§ 12 Wirtschaftlichkeitsgebot

(1) Die Leistungen müssen ausreichend, zweckmäßig und wirtschaftlich sein; sie dürfen das Maß des Notwendigen nicht überschreiten. Leistungen, die nicht notwendig oder unwirtschaftlich sind, können Versicherte nicht beanspruchen, dürfen die Leistungserbringer nicht bewirken und die Krankenkassen nicht bewilligen.

(2) Ist für eine Leistung ein Festbetrag festgesetzt, erfüllt die Krankenkasse ihre Leistungspflicht mit dem Festbetrag.

(...)" (SGB V 2010).

Dieser Paragraph beschränkt die Leistungen der Kasse, und zwar auf allen Gebieten und nicht nur auf dem der Hilfsmittel, auf das Notwendige.

Entscheidungsfindung

Hier ist jedoch ein großes Konfliktfeld vorhanden, da es keine allgemeingültige Definition der Begriffe ausreichend, zweckmäßig, wirtschaftlich und notwendig gibt. Vielmehr bedarf es in jedem Einzelfall einer sorgfältigen Prüfung durch die Kasse, ob die Vorgaben des § 12 SGB V eingehalten werden. In diesen Fällen kommt nun auch der MDK zum Einsatz, der mit seinen ärztlichen Gutachtern und deren medizinischen Fachkenntnissen die Kassen durch Erstellung eines sozialmedizinischen Gutachtens in ihrer Entscheidungsfindung berät.

Somit entscheiden also letztendlich nur die Kassen über die Leistungen und Kostenübernahmen, und sie stützen sich auf die neutrale Beratung durch den MDK.

10.6 Grundsätzliche Kriterien zur HG- bzw. CI-Versorgung

Die grundlegenden Probleme der Hördiagnostik und Hörgeräteversorgung bei Kindern wurden bereits in den vorherigen Kapiteln angesprochen.

Hier soll nun auf die sozialmedizinischen Grundlagen der Hörgeräte- und CI-Versorgung, insbesondere auf die Kriterien, ab wann eine Versorgung indiziert ist, eingegangen werden.

Hilfsmittelrichtlinien

In den Hilfsmittelrichtlinien des Gemeinsamen Bundesausschusses in der aktuellen Fassung vom 21.12.2011 werden die Kriterien für eine Hörgeräteversorgung sowie für deren Kontrolle zur Anpassung festgesetzt (Kap. C, §§ 18–31). Es werden hierin klare Grenzen der Schwerhörigkeit formuliert, ab wann eine Versorgung mit Hörgeräten indiziert ist. Dabei wird festgelegt, in welchen Frequenzen im Tonaudiogramm der Hörverlust welche Höhe erreicht haben muss und wie viele Worte im Sprachaudiogramm bei einer festgesetzten Lautstärke höchstens verstanden werden dürfen. Damit soll sichergestellt werden, dass eine Versorgung mit Hörgeräten auch zu einem ausreichenden Hörgewinn des Versicherten führt.

Indikation Hörgerät

Bei einer beidohrigen Schwerhörigkeit muss demnach der Hörverlust im Tonaudiogramm auf beiden Seiten in mindestens einer der Prüffrequenzen zwischen 500 Hz und 4.000 Hz mindestens 30 dB betragen und gleichzeitig darf das Verständnis im Sprachaudiogramm auf dem besser hörenden Ohr bei 65 dB nicht mehr als 80% der einsilbigen Testwörter sein.

Bei einer einohrigen Schwerhörigkeit muss der Hörverlust im Tonaudiogramm entweder bei 2.000 Hz oder bei wenigstens zwei Prüffrequenzen zwischen 500 und 3.000 Hz mindestens 30 dB betragen. Sprachaudiometrische Messungen sind in diesem Fall nicht erforderlich.

Von der Hörgeräteversorgung, die eine Hilfsmittelversorgung darstellt, ist die Versorgung mit einem CI klar abzugrenzen. Das CI besteht aus mehreren Bauteilen, die zum Teil auch extern getragen werden, und ist kein Hilfsmittel, da es teilweise durch eine Operation in den Körper eingepflanzt wird.

Daher sind die Indikationsgrenzen für eine CI-Versorgung in den Hilfsmittelrichtlinien nicht festgehalten, da es sich beim CI nicht um ein Hilfsmittel handelt.

Die Grundlagen für eine CI-Versorgung sind in einer weiteren sozialmedizinischen Entscheidungshilfe aufgeführt, der *Begutachtungsanleitung Schwerhörigkeit (Begutachtungsanleitung zur apparativen Versorgung bei Funktionsstörungen des Ohres)*. Sie ist eine Richtlinie nach § 282 Satz 3 SGB V und wurde auf Empfehlung des MDS (Medizinischer Dienst des Spitzenverbandes Bund der Krankenkassen) erstellt. Der MDS ist als ein Spitzengremium anzusehen, das z.B. auch die einzelnen MDKs der Bundesländer koordiniert.

Die Begutachtungsanleitung richtet sich an Mitarbeiter der Krankenkassen und Ärzte der Medizinischen Dienste. Die umfassenden medizinischen Ausführungen sollen die Versorgung Hörbehinderter unter Beachtung der Qualität und Wirtschaftlichkeit sicherstellen. Den Gutachtern werden Kriterien zur medizinisch notwendigen, qualitativ ausreichenden und wirtschaftlichen Versorgung Hörbehinderter und Tinnitus-Betroffener an die Hand gegeben. In diesem Absatz ist wieder der Verweis auf den § 12 SGB V zu erkennen.

Mit dieser gesetzlich vorgeschriebenen Begutachtungsanleitung, die z.B. im Internet auch frei eingesehen werden kann, sollen die medizinischen Grundlagen der Sozialgesetze und der aktuellen wissenschaftlichen medizinischen Erkenntnisse zusammengefasst werden, um eine individuelle und dennoch einheitliche Einzelfallbegutachtung zu ermöglichen.

In dieser Begutachtungsanleitung wird neben der Hörgeräteversorgung auch ausführlich auf die CI-Versorgung eingegangen.

Zusätzlich zu grundlegenden Informationen über Aufbau und Funktion eines CI werden die notwendigen präoperativen Diagnostikschritte erwähnt und Angaben zur Indikation gemacht.

Indikation CI

Für eine CI-Versorgung kommen demnach nur Patienten infrage, die auch mit optimiert angepassten herkömmlichen Hörgeräten kein ausreichendes Sprachverständnis mehr erreichen können. Hierzu gehört in jedem Fall bei Erwachsenen und Kindern eine angemessen lange Adaptationsphase und besonders bei Kindern eine zusätzliche Frühförderung durch kompetente Therapeuten für die Dauer von drei bis sechs Monaten. Ausgenommen sind postmeningitisch ertaubte Kinder, bei denen eine schnellere CI-Versorgung wegen der möglichen Verknöcherung der Hörschnecke angezeigt ist. Als Anhaltspunkt für die Indikation zu einer CI-Versorgung kann z. B. der im Reintonaudiogramm auf dem besser hörenden Ohr ermittelte Hörverlust von mehr als 95 dB bei 1 kHz gesehen werden.

Weiterhin muss die Funktionstüchtigkeit des Hörnervs und der Hörbahn aufgrund der Voruntersuchungen angenommen werden können, da die elektrischen Impulse des CI nur über den intakten Hörnerv eine Hörempfindung im Gehirn auslösen können.

Daneben werden auch Angaben über Kontraindikationen, die operative Phase und die postoperative Rehabilitation gemacht. An dieser Stelle soll jedoch hierauf nicht weiter eingegangen werden.

Diese Kriterien sind nicht einseitig durch den MDS festgesetzt worden, sondern sie wurden aufgrund der aktuellen und allgemein anerkannten wissenschaftlichen Erkenntnisse und Indikationen der Fachgesellschaften erstellt.

Diese Begutachtungsanleitung ist ebenso wie die Hilfsmittelrichtlinie kein einmal erstelltes Werk, das unverändert fortbesteht, sondern es wird an die laufenden Erkenntnisse angepasst und dementsprechend überarbeitet.

10.7 Aktuelle Versorgungsverträge

Im Rahmen der Hörgeräteversorgung sollen die aktuellen Versorgungsverträge, die zwischen einzelnen Krankenkassen bzw. -Gruppen und der Bundesinnung der Hörgeräteakustiker BIHA geschlossen wurden, nicht unerwähnt bleiben. Diese Verträge sollen eine ausreichende Versorgung der Versicherten mit Hörgeräten zu den Festbeträgen, also ohne Zuzahlung der Versicherten, gewährleisten. Wichtig ist dabei, dass es die sogenannten Kassengeräte oder Festbetragsgeräte nicht gibt. Weder von der Industrie noch von den Händlern sind derartige Geräte grundsätzlich festgelegt oder bestimmt worden. Vielmehr entscheidet der einzelne Akustiker, welche Geräte er zu den Festbeträgen abgibt.

Vertragsinhalt

Nach diesen Versorgungsverträgen, die teilweise auch für jedes Bundesland geschlossen worden sind, aber im Allgemeinen fast gleichlautend sind, sind folgende Punkte wichtig:

- Es kommen inzwischen fast ausschließlich volldigitale Hörsysteme zum Einsatz. Die Versorgung mit analogen Geräten ist nur in begründeten Ausnahmefällen zulässig.
- Das eigenanteilsfreie angebotene Hörsystem (sogenanntes Festbetragsgerät) muss zur Kompensation des individuellen Hörverlusts für alle Schwerhörigkeitsgrade geeignet sein und einen angemessenen Ausgleich der Hörbehinderung im Rahmen der Grundbedürfnisse des täglichen Lebens sicherstellen.
- Die Regelgebrauchzeit der Hörsysteme beträgt für Kinder vier Jahre. Danach ist eine Wiederversorgung mit neuen Hörgeräten möglich. Vor Ablauf der Regelgebrauchzeit ist eine erneute Versorgung mit einem Hörsystem auf Kosten der Krankenkasse nur in medizinisch begründeten Fällen denkbar.
- Die Hörsystemversorgung von Kindern und Jugendlichen soll – bei gegebener medizinischer Indikation – grundsätzlich beidohrig erfolgen. In der Kinderversorgung sind Hinter-dem-Ohr-Geräte zu bevorzugen.

In diesen Verträgen werden auch die Höhe der Festbeträge, die von den Kassen übernommen werden, sowie weiterer Leistungen, wie z. B. Reparaturpauschalen, in EURO und Cent festgesetzt.

HG-Versorgung bei Kindern

Neben der Versorgung von Erwachsenen sind speziell im § 28 der Hilfsmittelrichtlinien die *Besonderheiten bei Kindern und Jugendlichen* erwähnt:

„§ 28 Besonderheiten bei Kindern und Jugendlichen

(1) Die Verordnung von Hörgeräten für Kinder und Jugendliche (bis zur Vollendung des 18. Lebensjahres) darf nur von Fachärztinnen und Fachärzten für Hals-Nasen-Ohrenheilkunde oder für Sprach-, Stimm- und kindliche Hörstörungen durchgeführt werden, die die Möglichkeit haben, anhand des alterskorrelierten Sprachtestmaterials die Notwendigkeit und Art der benötigten Hörhilfe(n) selbst zu bestimmen und den Erfolg zu überprüfen.

(2) Bei Kindern und Jugendlichen kann die Hörstörung in Abhängigkeit von Alter, Grad der Hörstörung und Stand der Sprachentwicklung häufig nur geräusch- und tonaudiometrisch bzw. mit Hilfe objektiver Messverfahren [z.B. Impedanzmessung, akustisch evozierter Potentiale (AEP), Otoakustischer Emissionen (OAE)] festgestellt werden. Sprachaudiometrische Untersuchungen sind nur bei entsprechendem passivem und aktivem Wortschatz mit speziellen Sprachverständnistests für Kinder (z.B. Mainzer, Oldenburger Kindersatztest und/oder Göttinger Kindersprachtest) durchführbar. Die Hörgeräteversorgung bei Säuglingen und Kleinstkindern soll in einer pädaudiologischen Einrichtung durchgeführt werden.

(3) Im begründeten Einzelfall ist eine Hörgeräteversorgung bei Kindern und Jugendlichen auch schon bei geringgradiger Schwerhörigkeit möglich, z.B. dann, wenn das Sprachverständnis bei Störgeräuschen in der Umgebung deutlich eingeschränkt ist. Eine Hörgeräteversorgung ist auch dann zu erproben und ggf. vorzunehmen, wenn keine oder nur geringe Hörreste feststellbar sind. Bei einer Hörgeräteversorgung bei Kindern und Jugendlichen ist regelmäßig eine Gerätetechnik mit Audio-Eingang oder anderen Ankopplungstechniken zu wählen." (Hilfsmittelrichtlinien 2011)

Sonderregelungen für Kinder

Für Kinder gelten also Sonderregelungen. Dies berücksichtigt auch den jeweiligen altersabhängigen Entwicklungsstand und die individuellen Fähigkeiten des Kindes. Denn es dürfte klar sein, dass Säuglinge nicht denselben Testverfahren zur Feststellung einer Hörminderung unterzogen werden können wie Erwachsene.

Besondere Berücksichtigung findet auch die Tatsache, dass der Sprach- und Wissenserwerb noch aussteht oder eben erst begonnen wurde. Gerade hierbei kommt es nämlich auf ein gutes Gehör an, um die Wissensinhalte überhaupt aufnehmen zu können.

In einer nicht geringen Zahl der Fälle, in denen bei Kindern eine Schwerhörigkeit diagnostiziert wird, liegen weitere Behinderungen oder Entwicklungsverzögerungen vor.

In diesen Fällen kann durch eine großzügige Indikationsstellung zur Hörgeräteversorgung auch eine Behandlung dieser Störungen deutlich erleichtert und verbessert werden.

In der Begutachtungsanleitung Schwerhörigkeit wird ebenfalls den besonderen Problemen der Kinderversorgung Rechnung dahingehend getragen, dass z. B. die Indikationsgrenzen im Vergleich zu den Erwachsenen großzügiger gestellt werden.

Kostenübernahme

In den Versorgungsverträgen der Krankenkassen mit der BIHA (Bundesinnung der Hörgeräteakustiker) bedeutet dies für die Versorgung von Kindern mit Hörgeräten zurzeit eine Kostenübernahme der Krankenkassen in ungefähr folgender Höhe: Zu den bei Erwachsenen übernommenen Grundbeträgen je Seite für ein Hörgerät von ca. 420 EUR kommen noch 1.000 EUR extra für die Kinderversorgung plus eine jährliche Servicepauschale von 350 EUR (lediglich 190 EUR bei Erwachsenen) und 0,61 EUR pro Batterie hinzu. Damit soll sichergestellt werden, dass mit einer hochwertigen Hörgeräteversorgung ein ausreichender Sprach- und Wissenserwerb möglich ist.

Diese Zahlenangaben sind nur als Beispiel gedacht und nicht bei jeder Krankenkasse gleich. Für die Versorgung der zweiten Seite gibt es zusätzlich einen geringen Abzug.

Die Batterieversorgung wird von den Kassen allerdings nur bis zum 18. Lebensjahr übernommen.

Durch die Verkürzung der Regelgebrauchszeit für Hörgeräte von sechs Jahren bei Erwachsenen auf vier Jahre bei Kindern wird ebenfalls den erhöhten Ansprüchen im Rahmen des Sprach- und Wissenserwerbs Rechnung getragen. Wenngleich sich dies in den ersten Lebensjahren noch nicht direkt auswirkt, so ist beispielsweise in den ersten Schuljahren hier ohne größeren Aufwand bei Bedarf eine notwendige Umversorgung möglich. Sollte sich allerdings innerhalb dieser Vierjahresfrist eine deutliche Zunahme des Hörverlustes zeigen, dann ist mit entsprechender Begründung selbstverständlich eine sogenannte vorzeitige Wiederversorgung mit Hörhilfen zulasten der Kasse möglich.

CI-Versorgung bei Kindern

was es zu bedenken gilt

Bei Hörgeräten besteht die grundsätzliche Möglichkeit, aus einer großen Anzahl verschiedener Geräte im Rahmen der vergleichenden Anpassung ein ausreichendes und geeignetes Gerät herauszusuchen und die Möglichkeit der Gehörverbesserung, also den Ausgleich der Hörminderung und deren Erfolg, vorab zu beurteilen. Diese Möglichkeit besteht bei einem CI nicht.

Einerseits sind nur wenige Hersteller auf dem Markt, die Auswahl der Geräte ist also nur gering, und sie wird auch meistens von der Klinik getroffen, die sich auf ein bestimmtes Fabrikat spezialisiert hat. Andererseits ist hier keine probeweise Anpassung wie bei einem Hörgerät möglich, denn ein wesentlicher Teil des CI wird durch eine Operation in das Innenohr implantiert und kann nicht ohne Weiteres gewechselt werden.

Daher kann der Erfolg der Gehörverbesserung grundsätzlich nicht vorab bestimmt werden. Wenngleich die implantierenden Kliniken hier eigene Erfahrungswerte haben und eine Implantation nur in wenigen erfahrenen Zentren erfolgt, bleibt ein Unsicherheitsfaktor, ob und in welchem Ausmaß eine CI-Versorgung eine Hörverbesserung erbringt.

Weiter ist zu berücksichtigen, dass es sich bei der CI-Versorgung um eine Operation handelt, die auch mit Risiken behaftet ist. Neben den allgemeinen OP-Risiken wie z.B. durch die Narkose, kann es auch zu Verletzungen von Strukturen im Schädel kommen. Hier wären Verletzungen des Gleichgewichtsorganes mit Schwindel, des Gesichtsnervs mit Gesichtslähmung oder der Schädelbasis mit Hirnschäden zu nennen.

Auch ist zu beachten, dass es sich bei einer CI-Versorgung in den ersten Lebensjahren um einen eher belastenden Eingriff handelt als in höherem Alter. Zudem kann die Situation durch eventuelle weitere Behinderungen erschwert werden.

Deswegen sollte hier die Indikation sehr sorgfältig gestellt werden und vor der CI-Versorgung eine hochwertige Hörgeräteversorgung mit entsprechender Frühförderung und Betreuung in pädaudiologischen Zentren erfolgen.

derzeitige Studienlage

Zur Frage der beidohrigen Versorgung mit einem CI oder nur der einseitigen ist die wissenschaftliche Datenlage trotz einiger wegweisender Studien noch nicht in allen Punkten ausreichend eindeutig und aussagekräftig. Unter Berücksichtigung der speziellen Situation der frühen Entwicklung und des bereits mehrmals angesprochenen gerade erfolgenden Wissens- und Spracherwerbs kann allerdings nach Abwägung aller Risiken aus sozialmedizinischer Sicht eine beidseitige CI-Versorgung befürwortet werden. Ob beide CIs in einer OP-Sitzung implantiert werden oder ob hierfür zwei zeitlich unterschiedliche Operationen ausgewählt werden, sollte mit der implantierenden Klinik besprochen werden. Für beide Verfahren gibt es Argumente für und wider, sodass hier letztendlich die Betroffenen bzw. deren Eltern entscheiden müssen.

aktuelle technische Versorgung

Als letzter Punkt ist anzusprechen, dass bei einer CI-Versorgung auf die Verwendung des aktuellsten Sprachprozessors geachtet werden sollte. Beim Sprachprozessor handelt es sich um den außen am Kopf getragenen Teil des CI, der ähnlich wie ein Hörgerät die akustischen Signale der Umgebung aufnimmt und diese dann allerdings in elektrische Impulse übersetzt und über die Spule unter der Haut zur Elektrode im Innenohr weiterleitet. Wenngleich eine Umversorgung auf ein neueres Produkt grundsätzlich auch noch nach Jahren möglich ist, so ist mit den aktuellsten Versionen doch eine Versorgung gewährleistet, die einen bestmöglichen Wissens- und Spracherwerb ermöglicht. Umversorgungen sind dazu meist mit hohen Kosten um die 10.000 EUR verbunden.

10.8. Zusammenfassung

Die sozialmedizinischen Grundlagen der Frühversorgung von Kindern mit Hörgeräten und Cochlea Implantaten sind einerseits allgemein in den Sozialgesetzbüchern, besonders im SGB V, geregelt, andererseits in speziellen Richtlinien wie z. B. den Hilfsmittelrichtlinien des Gemeinsamen Bundesausschusses oder Begutachtungsanleitungen.

Die Krankenkassen arbeiten bei der Prüfung und Kostenübernahme einer Versorgung eng mit dem MDK zusammen, der als neutraler medizinischer Berater mit entsprechender fachlicher und sozialmedizinischer Kompetenz fungiert und dessen Rolle gesetzlich festgelegt ist.

Wenngleich bei Erwachsenen die Leistungen der Krankenkassen aufgrund des Wirtschaftlichkeitsgebots (§ 12 SGB V) im Allgemeinen auf eine Grundversorgung des täglichen Lebens beschränkt sind, ist bei Kindern wegen der besonderen Situation der ausstehenden Entwicklung, insbesondere dem Wissens- und Spracherwerb, eine großzügigere Versorgung möglich. Dies findet ihren Niederschlag beispielsweise in den deutlich höheren Kinderfreibeträgen zur Kostenübernahme für Hörgeräte sowie für eine Kostenübernahme einer beidseitigen CI-Versorgung bei Kindern, die bei Erwachsenen sozialmedizinisch nicht unumstritten ist.

III Frühe Hör- und Sprachentwicklung

11 Was ist Hörerziehung?

Von Annette Leonhardt

11.1 Begriffsbestimmung

Unter Hörerziehung wird allgemein das Befähigen von hörgeschädigten Kindern und Jugendlichen zum Ausnutzen ihrer vorhandenen Hörkapazitäten verstanden. Sie basiert auf dem Wissen, dass selbst Personen mit diagnostizierter Gehörlosigkeit über (wenn auch nur geringe) Hörreste verfügen. Diese können und sollen für das hörgeschädigte Kind nutzbar gemacht werden bzw. ihm zur Lebensgestaltung zur Verfügung stehen. Pädagogisch gesehen ist dabei zunächst unerheblich, wie umfangreich diese Hörkapazitäten sind.

Hörerziehung
Hörerziehung sind all jene pädagogischen Maßnahmen, die das Ziel verfolgen, prälingual hörgeschädigte Kinder zum Ausnutzen ihrer vorhandenen Hörkapazitäten zu befähigen, damit sie zu einer optimalen Orientierung in der akustischen Umwelt und zu einer umfassenden Lautsprachentwicklung in der Lage sind. Das geschieht unter Verwendung akustischer Hörhilfen und unter pädagogischer Anleitung.

11.2 Hörerziehung – Hörtraining

In Abgrenzung zur Hörerziehung verwendet man bei postlingual ertaubten Kindern (sowie Jugendlichen und Erwachsenen) das Wort Hörtraining. Hörtraining baut auf vorhandene Hörerfahrungen und Sprachbesitz auf (z.B. ist nach CI-Versorgung von Ertaubten von Hörtraining zu sprechen). Sie müssen lernen, ihren vormaligen Höreindruck mit der neuen (ungewohnten) Klangqualität in Deckung zu bringen.

Löwe (1996, 50) unterscheidet Hörerziehung und Hörtraining wie folgt: Hörerziehung baut Sprache auf, Hörtraining baut dagegen auf vorhandene Sprache auf.

In der Frühförderung ist folglich generell von Hörerziehung zu sprechen.

11.3 Stufenmodelle der Hörfähigkeit

In der Fachliteratur werden verschiedene Stufen der Entwicklung der Hörfähigkeit unterschieden. Nachfolgend sollen zwei vorgestellt werden.

Braun (1969, 25) benennt drei Stufen:

nach Braun

- **die Registrierschwelle** (akustischer Reiz wird empfunden)
- **die Entdeckungsschwelle** (es werden Einzelheiten des akustischen Reizes ausgemacht)
- **das Identifikationsniveau** (gesprochene Sprache wird verstanden, d.h. akustische Signale werden registriert, entdeckt und sinnentsprechend gedeutet)

Erber (1982) spricht von vier Stufen des Hörens:

nach Erber

- **Stufe des Entdeckens (Detection):** Auftreten eines akustischen Phänomens wird wahrgenommen, d.h. es wird lediglich unterschieden, ob ein Geräusch vorhanden ist oder nicht.
- **Stufe der Unterscheidung (Discrimination):** Unterschiede zwischen verschiedenen Geräuschen und Lauten werden wahrgenommen.
- **Stufe der Identifikation (Identification):** Fähigkeit, das Gehörte zu benennen, z.B. durch Wiederholen des Gehörten, durch Zeigen auf das Bezeichnete u.ä. Als ausreichend identifiziert kann etwas gelten, wenn ein Kind zunächst nur die Zahl der Silben des Gehörten wiederholen kann, aber noch nicht in der Lage ist, das gesamte Wort zu wiederholen.
- **Stufe des Verstehens (Comprehension):** Der Inhalt einer sprachlichen Mitteilung kann entnommen werden.

Heute nimmt man häufig Bezug auf die Stufen von Erber. Sie sind für den Arbeitsalltag gut anwendbar. Grundsätzlich ist es so, dass bei allen Stufenmodellen davon ausgegangen wird, dass die Stufen aufeinander aufbauen, es gleichzeitig aber auch Überschneidungen gibt. In der natürlichen Kommunikation werden immer Hörfähigkeiten verschiedener Stufen benötigt.

11.4 Hörerziehung als Prozess

Hörerziehung ist kein einmaliger Akt oder eine kurzfristige Angelegenheit, sondern eine langfristige und kontinuierliche Aufgabe. Das hörgeschädigte Kind braucht zum Hörenlernen die Unterstützung des sozialen Umfeldes.

Voraussetzung Grundlegend für die Hörerziehung sind der *Zugang zur Hörkapazität und die pädagogische Anleitung*. Ersteres wird beim Kind mit Hörschädigung durch eine angemessene Versorgung mit Hörhilfen (Hörgeräte, Cochlea Implantate, ggf. Hirnstammimplantat) gesichert. Sie versetzen das Kind in die Lage, sein (biologisch) vorhandenes oder durch Implantat eröffnetes Hörfeld – als Bereich, in dem für die betroffene Person ein Hören möglich ist – für die Wahrnehmung und Verarbeitung von Schallereignissen zu nutzen. Dieser Prozess, der sich beim (normal) hörenden Kind weitestgehend unbewusst und durch indirektes Lernen vollzieht, bedarf beim Kind mit einer Hörschädigung einer pädagogischen Anleitung und Unterstützung, was wiederum den ‚erziehlichen' Aspekt der Hörerziehung hervorhebt: Das Ausnutzen der Hörkapazitäten gelingt nicht allein durch den nach Hörhilfenversorgung ermöglichten oder erleichterten Zugang zum ‚Hörrest' bzw. zum eröffneten Hörvermögen – dieser bildet ‚nur' die Basis bzw. Voraussetzung –, sondern setzt eine pädagogische Anleitung und Begleitung (Rehabilitation) durch Fachpersonal (Hörgeschädigtenpädagogen) voraus. Ihrem Wesen nach ist Hörerziehung ein Prozess des Lehrens und Lernens. Hören ist eine Leistung des Gehirns (Kap. 2). Die Entwicklung des auditorischen Kortex wird durch Hörerfahrungen beeinflusst.

Für den Erfolg der Hörerziehung sind zwei Faktoren maßgebend:

Faktor 1 **1.** Ein frühzeitiger Beginn. Mit Einführung des universellen Neugeborenen-Hörscreenings (Kap. 5) haben sich die Voraussetzungen für die Hörerziehung und deren Leistungsertrag wesentlich verbessert: Die Hörerziehung kann heute – bei optimalem Tracking – mit dem 3./4. Lebensmonat beginnen. Damit kann die Hörentwicklung eines Kindes mit Hörschädigung der eines hörenden Kindes angenähert ablaufen. Der nun frühe Beginn der Hörerziehung kann die von der biologischen Reifung her besonders günstigen Entwicklungsphasen nutzen. Das hörgeschädigte Kind braucht – auch bei frühzeitiger und optimaler Hörhilfenversorgung – dazu die Unterstützung von Erwachsenen (FrühförderInnen, Eltern). Sie müssen die Aufmerksamkeit des Kindes auf die akustischen Erscheinungen lenken, sein Interesse hervorrufen und das Kind zur geistigen Auseinandersetzung mit den Erscheinungen anregen.

Faktor 2 **2.** Langfristigkeit und Kontinuität. Kontinuierlich heißt, dass die Hörerziehung beginnend vom Säuglings- über das Kleinkind- und Vorschulalter bis zum Ende der Schulzeit fortgesetzt wird. Das bedeutet aber auch, dass sie in den Tagesablauf integriert wird. Hörerziehung beschränkt sich nicht auf bestimmte Phasen oder Abschnitte, sondern ist unmittelbar mit dem Tagesablauf verbunden.

Hörerziehung ist Prinzip und Anliegen aller methodischen Förderansätze, d.h. sie ist Bestandteil sowohl lautsprachlich orientierter (z.B. oraler, auditiv-verbaler, natürlich hörgerichteter oder auch multisensorischer) als auch gebärdensprachlich oder bilingual orientierter Vorgehensweisen und damit – wenn auch in unterschiedlichem Umfang – in die jeweiligen Konzepte integriert.

Die Hörerziehung basiert auf dem Grundgedanken, dass hörende Kinder die Fähigkeit zum bewussten Hören weitgehend durch indirektes Lernen erwerben, falls genügend entwicklungsfördernde Reize auf sie einwirken. Beim Kind mit einer Hörschädigung müssen zunächst die Aufmerksamkeit und das Interesse für akustische Erscheinungen (darin eingeschlossen ist die Lautsprache) wachgerufen werden. Das gelingt umso einfacher, je jünger das Kind beim Einsetzen der Hörerziehung ist und je früher es mit Hörhilfen versorgt wird (Kap. 7, 8, 9). Das Kind muss lernen, die wahrgenommenen akustischen Erscheinungen zu erkennen, sie zu differenzieren und wiederzuerkennen sowie sie bestimmten Vorgängen in der Umwelt zuzuordnen. Letztlich soll das Kind die akustischen Erscheinungen vergleichen und sie als Wortbedeutungen begrifflich verallgemeinern. Um diesen Hörlernprozess in Gang zu setzen und ihn bei den Säuglingen und Kleinkindern aufrechtzuerhalten, bedarf es der Unterstützung, Anregung und Anleitung durch den Pädagogen und die Eltern.

Beispiele für Hörerziehung

Beispiele für Hörerziehung in der Frühförderung können sein:

- **Erkennen, Wiedererkennen und Benennen von akustischen Erscheinungen bzw. ihrer Quellen:** Als Klang- und Geräuschquellen können Gebrauchsgegenstände und Geräte aus dem Haushalt (z.B. Staubsauger, Waschmaschine, Mixer), Menschen- und Tierstimmen, Geräusche von Fahrzeugen oder Flugzeugen, Witterungs- und Naturerscheinungen, Tätigkeiten im Tagesablauf, Geräuschspielzeug usw. dienen. Es kann hier die gesamte Vielfalt von akustischen Erscheinungen genutzt werden, die der Alltag bietet. Es geht um das Erkennen, Wiedererkennen in Verbindung mit dem Zuordnen der akustischen Erscheinung zum Vorgang, der sie erzeugt, bzw. um Nachahmung.

- **Differenzieren und Benennen verschiedener akustischer Erscheinungen:** Es geht darum, Klänge und Geräusche gegenüberzustellen und zu benennen oder durch Zuordnung oder Nachahmung zu bezeichnen. Die neue Anforderung ist das Unterscheiden zweier oder mehrerer Geräusche. Das Differenzierungsvermögen wird so geübt.
- **Differenzieren, Erkennen, Wiedererkennen und Benennen von Klang- und Geräuschqualitäten:** Das Kind soll nun lernen, Klänge und Geräusche nach qualitativen Merkmalen zu unterscheiden, z.B. laut-leise, hoch-tief, lang-kurz, schnell-langsam.
- **Erkennen, Wiedererkennen und Differenzieren von Klang- und Geräuschstrukturen:** Es können einfache rhythmisch-dynamische Strukturen angeboten werden, die leicht nachzuvollziehen sind und sich gut unterscheiden lassen. Es folgen allmählich kompliziertere, z.B. Wechsel im temporalen Verlauf oder längere rhythmische Strukturen. So werden immer besser die Voraussetzungen für den Erwerb der Lautsprache geschaffen.

Motorik

In der Frühförderung bietet sich die Verbindung mit teil- und ganzkörperlichen Bewegungen an. Das Ausnutzen der Motorik schult das rhythmisch-dynamische Empfinden des Kindes und kommt seinem Bewegungsdrang entgegen. Das grobmotorische Können schafft die Voraussetzungen für feinmotorisches Können, wie es beim Sprechbewegungsablauf gefordert ist.

Die genannten Beispiele sind Elemente, die Eltern auch mit ihren hörenden Kleinkindern – meist intuitiv – spielerisch durchführen. Bei hörgeschädigten Kindern geht es darum, diese Möglichkeiten bewusst zu nutzen und zu vergegenwärtigen. Gerade das junge Alter der Kinder ermöglicht es, das Übungsziel in spielerische Handlungen zu verpacken.

Anschaulichkeit

Von großer Bedeutung bei allen Übungen ist die Anschaulichkeit: Die Kinder müssen das, was sie wahrnehmen, in ihre eigene Erfahrungswelt einbetten können.

11.5 Formen der Hörerziehung

Pöhle (1990) unterscheidet zwischen zwei Formen der Hörerziehung: die *planmäßig gezielte Hörerziehung* und die *sporadische Hörerziehung*.

planmäßige Hörerziehung

Die planmäßig gezielte Hörerziehung wird bewusst organisiert und in der Frühförderung realisiert. Sie meint das Hörenlernen im Dialog, z.B. zwischen Frühförderin und

Kind oder Mutter und Kind und nicht – wie oftmals angenommen – das wiederholte und ständige Anbieten von Geräuschspielzeugen.

sporadische Hörerziehung

Die sporadische Hörerziehung ist darauf gerichtet, alle sich (zumeist spontan) anbietenden Möglichkeiten zu nutzen, in denen das Kind mit Hörschädigung seine durch die gezielte Hörerziehung erworbenen Fähigkeiten und Fertigkeiten der auditiven Perzeption anwenden, weiter ausbilden und neue Hörerfahrungen sammeln kann. Im Rahmen der Früherziehung bieten sich hier beispielsweise Handlungen im Haushalt, Spielsituationen oder spontane Erlebnisse beim Spazierengehen an. Auf diesem Wege wird das Interesse für akustische Umwelterscheinungen beim hörgeschädigten Kind hervorgerufen und die geistige Bereitschaft zur Auseinandersetzung gefördert. Sie lernen den Zusammenhang zwischen akustischer Erscheinung und Ereigniskomplex herzustellen (z. B. bei der Beobachtung von Spielhandlungen oder von Naturereignissen). Sie werden angehalten, akustische Erscheinungen ihren mutmaßlichen Ursachen zuzuordnen und mithilfe der Erwachsenen Erklärungsversuche vorzunehmen.

Zwischen beiden Formen besteht eine enge Wechselwirkung: Zum einen schafft die gezielte Hörerziehung die Voraussetzung für die sporadische. Diese wiederum kann auf das Kind stimulierend wirken, wenn nämlich das Kind Nutzen und Freude durch seine Hörerlebnisse erfährt.

12 Frühe Sprachförderung

Von Mareike Müller und Annette Leonhardt

Inputsprache

Eine frühe Sprachförderung hörgeschädigter Säuglinge oder Kleinkinder kann vor allem in Form einer an das Kind gerichteten Sprache, der sogenannten Inputsprache erfolgen. Diese soll durch sprachfördernde Aspekte in Sprache, Mimik und Gestik geprägt sein und außerdem die Aufmerksamkeit des Kindes berücksichtigen, interessante Informationen bieten und ein korrigierendes Feedback vornehmen.

12.1 Die fördernde Inputsprache

Bedeutung Inputsprache

Der Inputsprache durch Erwachsene ist nicht nur aus hörgeschädigtenspezifischer, sondern auch aus sprachwissenschaftlicher Sicht in den ersten Lebensjahren eines hörgeschädigten Kindes eine besondere Bedeutung zuzusprechen. Diese ist geprägt durch unterschiedliche Merkmale (z.B. natürlich akzentuierte Sprache, entwicklungsadäquate Fragen, Wiederholungen) und wird in den meisten Fällen vorwiegend durch die Mutter vorgenommen. Der Begriff der Inputsprache kann jedoch auch auf die an das Kind gerichtete Sprache von Vätern oder anderen Personen bezogen werden.

Untersuchungen ergaben, dass diese als kulturell abhängig und nicht als unerlässlich für den Spracherwerb anzusehen ist (vgl. Lieven 1994). Auch Kinder, die einen sprachlichen Input erhalten, der keine kindgerechten Merkmale aufweist, erlernen Sprache. Bei Kindern mit beeinträchtigter Sprachentwicklung zeigt sich jedoch ein besonders förderlicher Effekt, wenn in der ihnen präsentierten Inputsprache Elemente der kindgerechten Sprache zu finden sind (Szagun 2006, Rüter 2004).

12.2 Die Anwendung der Inputsprache als Sprachförderung in der Frühförderung

In der Förderung hörgeschädigter Kinder ist eine kindgerechte Inputsprache durch die Frühförderin und die Elternteile sinnvoll. Für die Wahrnehmung von Sprache sind dabei Rhythmus und Betonung aus hörgeschädigtenpädagogischer Perspektive von besonderer Bedeutung.

Aufgabe der Frühförderung

Die Frühförderin hat die Aufgabe, die durch die Behinderung des Kindes beeinträchtigten intuitiven Verhaltenweisen der Mutter (bzw. der Eltern) zu fördern und für die Kompetenzentwicklung ungünstige Interaktionsmuster der Eltern gegenüber ihrem Kind abzubauen bzw. zu ersetzen. Man geht davon aus, dass Mütter (Eltern) hörgeschädigter Kinder dazu neigen, eine semantisch und syntaktisch stark vereinfachte Sprache oder nur wenige Elemente einer fördernden Inputsprache anzuwenden. Im Folgenden werden nun vier Bereiche einer den Spracherwerb fördernden Inputsprache unter der Berücksichtigung von hörgeschädigtenspezifischen Elementen erläutert, nämlich *Aufmerksamkeit des Kindes*, *kontextbezogene Sprache*, *Fragen* und *Wiederholungen*.

Der Förderung des Spracherwerbs kommt im Rahmen einer hörgeschädigtenspezifischen Frühförderung eine zentrale Bedeutung zu. Diese kann jedoch nicht isoliert gesehen werden, sondern steht immer in Verbindung mit einer Förderung der sensomotorischen, emotionalen, sozialen und kognitiven Entwicklung.

Aufmerksamkeit des Kindes

Sicherstellung der Aufmerksamkeit

Die Sicherstellung der Aufmerksamkeit spielt im sprachlichen Input durch Erwachsene bei einem hörgeschädigten Kind eine bedeutende Rolle. Schon Maria Montessori postulierte die Bedeutung der Polarisation der Aufmerksamkeit für kindliche Bildungsprozesse. Zunächst kann dies durch eine einfache Aufforderung wie: „Schau mal!" oder die Nennung des Namens des Kindes erreicht werden. Indirekt können Mittel hinzugezogen werden, die die Sprache des Erwachsenen interessant gestalten und somit die Aufmerksamkeit des Kindes lenken. Dazu gehören beispielsweise eine melodische Intonation oder eine höhere Stimmlage. Aber auch Elemente wie das Betonen einzelner Wörter, ein

Flüstern oder ein rhythmisches Sprechen sind in der kindgerichteten Sprache anzusiedeln. Diese führen sowohl zu einer Segmentierung des Gesprochenen als auch zu einem Facettenreichtum der Sprache. Die Relevanz dieser wird aus hörgeschädigtenpädagogischer Sicht betont. Durch die Hervorhebung von Wörtern oder Satzteilen anhand erwähnter Mittel wird einerseits Sprache interessanter, andererseits führt sie zu einem besseren Verstehen (vgl. Rüter 2004, Szagun 2006).

In der Praxis bestätigt sich, dass Frühförderinnen die Aufmerksamkeit des Kindes berücksichtigen, indem sie vor allem viele Aufforderungen und Items, die die Aufmerksamkeit sicherstellen sollen, anbieten (vgl. Müller 2009). Auch wenden einige Frühförderinnen die Produktion von Lauten (*ohh*, *ahh*) an. Dies wird dazu genutzt, um die Sprache interessant zu gestalten und die Aufmerksamkeit des Kindes zu lenken. Zu einer abwechslungsreichen und interessanten Sprache kommt es auch durch den Einsatz unterschiedlicher Sprechmodi, wie Flüstern, lautes Sprechen, Betonungen oder Gebärden. Auch das relativ häufige Anwenden rhetorischer Fragen dient weniger dem Abfordern einer Antwort vom Kind als vielmehr dem Zweck, das Kind auf etwas aufmerksam zu machen.

Kontextbezogene Sprache

Der Begriff der kontextbezogenen Sprache wird hier genutzt, um unterschiedliche, sich auf das Setting oder den Kontext beziehende Elemente der frühen, an das Kind gerichteten Sprache zusammenzufassen, nämlich das handlungsbegleitende Sprechen, das Sprechen für das Kind, Aussagen und Kommentare über Sachverhalte aus dem Kontext, die Veranschaulichung von Sprache in Gegenständen und Bildern, soziale Routinen, Benennungen und Aufforderungen. Das handlungsbegleitende Sprechen und das Sprechen für das Kind werden schon lange in der Hörgeschädigtenpädagogik postuliert. Bereits van Uden (1980) betonte, dass das Sprechen für das Kind im Sinne eines Sprechens in einer Doppelrolle als förderlich einzustufen ist. Löwe umschreibt die Umsetzung in die Praxis wie folgt:

handlungsbegleitendes Sprechen

„Sie [die Eltern] müssen auf das Kind hören, auf es eingehen und das, was es sagen möchte, aber noch nicht sagen kann, zum Ausgangspunkt für die Hörerziehung machen" (1996, 57).

Das handlungsbegleitende Sprechen wird in seiner Relevanz für hörgeschädigte Kinder u.a. bei Löwe (1996) und Diller (2000) erwähnt, da der Sprache dadurch eine direkte Veranschaulichung zugrunde gelegt und so das Verstehen sowie die Begriffsbildung erleichtert wird.

an das Kind gerichtete Sprache

Aussagen und Kommentare über Sachverhalte aus dem Kontext haben ein ähnliches Ziel, denn auch ihnen liegen direkte Referenzen zugrunde. Jedoch stammt dieser Aspekt nicht aus der Hörgeschädigtenpädagogik, sondern stellt ein Element der an das Kind gerichteten Sprache dar. Diese wirken sich nach Szagun (2001, 2006) förderlich auf den Sprachfortschritt von Kindern mit CI (und Hörgeräten) aus. Außerdem wird in der Literatur postuliert, dass Kinder Wörter „in Situationen lernen, in denen sich ein Wort auf eine Reihe von Objekten oder Ereignissen beziehen könnte“ (Szagun 2006, 147).

Veranschaulichung durch Visualisierung

Die Veranschaulichung von Sprache mittels Gegenständen und Bildern findet sich in der Hörgeschädigtenpädagogik nicht nur in der Frühförderung, sondern auch im vorschulischen und schulischen Bereich, wo sie als wichtiges Unterrichtsprinzip im hörgeschädigtenspezifischen Unterricht hervorgehoben wird. Dieser Aspekt reiht sich in die zuvor erwähnten Aussagen und Kommentare über Sachverhalte aus dem Kontext und das handlungsbegleitende Sprechen ein. Das Prinzip der Anschaulichkeit meint im Allgemeinen das Erfassen und Begreifen mit allen Sinnesorganen und aus hörgeschädigtenpädagogischer Sicht vor allem die Veranschaulichung durch Visualisierung.

soziale Routinen

Die Anwendung sozialer Routinen wie *Hallo, Tschüss* oder *Danke* in der Inputsprache gegenüber hörgeschädigten Kindern wirken sich nach Szagun (2001, 2006) eher negativ auf den Sprachfortschritt der Kinder aus, denn sie „bieten keine neuen Informationen und keine variierenden grammatischen Strukturen“ (vgl. Szagun 2006, 202). Horsch (2008) dagegen stufte die Anwendung von sozialen Routinen in Form von Grußreaktionen in den ersten Lebensmonaten als positiv ein. Sie sieht diese als aufrechterhaltend für den Dialog und als das entscheidende Ereignis der ersten Lebensmonate. Nach den Studien ist davon auszugehen, dass sich soziale Routinen in den ersten Lebensmonaten als unabdinglich für die Beziehungsgestaltung zwischen Bezugsperson und Kind darstellen und im Laufe der Entwicklung des Kindes als eher negativ für den Sprachfortschritt einzustufen sind.

Benennungen

Häufig sind Benennungen durch den Erwachsenen in der an das Kind gerichteten Sprache zu finden. Diese können zur Begriffsbildung beitragen, denn die „Kategorisierung geschieht schneller, wenn Objekte benannt werden" (Szagun 2006, 154). Somit sind diese als sprachfördernd einzustufen.

Aufforderungen

Aufforderungen in der Inputsprache wurden bezüglich ihrer Wirkung auf den Spracherwerb ebenfalls in den Studien (über CI-Kinder) von Szagun (2001, 2006) untersucht. Dabei wird zwischen zwei Arten der Aufforderung unterschieden. Aufforderungen gegenüber dem Kind, die die vorliegende Handlung vorantreiben, zeigen einen positiven Effekt auf den Spracherwerb. Solche, die restriktiv formuliert werden und das Kind in seiner Handlung einschränken, haben eine negative Wirkung auf den Sprachfortschritt. Die eine vorliegende Handlung voranbringende Aufforderung wird als nicht aufdringlich formuliert und bewegt sich im Rahmen des Spiels und des Interesses des Kindes.

Fragen

In der Inputsprache des Erwachsenen gegenüber einem Säugling oder Kleinkind zeigen sich unterschiedliche Fragen. So sind Informationsfragen, Ja/nein-Fragen und Benennungsfragen zu beobachten.

Informationsfragen

Informationsfragen beginnen mit einem Fragewort (warum, was, wer usw.). Die Studien von Szagun (2001, 2006) zeigen, dass sich diese positiv auf den Sprachfortschritt eines hörgeschädigten Kindes auswirken. Diese fordern viele Informationen vom Kind ab und es wird sprachlich maximal in den Dialog einbezogen.

Ja/nein-Fragen

Ja/nein-Fragen korrelieren dagegen negativ mit dem späteren Sprachentwicklungsstand des Kindes. Der Grund liegt vermutlich darin, dass diese vom Kind nur ein Minimum an Sprache abfordern. Szagun (2001) stellt fest, dass gerade Mütter von hörgeschädigten Kindern diese Fragen besonders häufig anwenden, da sie dem eher niedrigen Sprachentwicklungsstand des Kindes entsprechen.

Benennungsfragen

Benennungsfragen sind solche Fragen, in denen das Kind nach einer Benennung gefragt wird. Die Anwendung dieser Frage scheint wenig Einfluss auf den späteren Sprachentwicklungsstand des Kindes zu haben. Dennoch wirken sich Benennungen durch den Erwachsenen positiv auf den Sprachfortschritt des Kindes aus.

Bedeutung Informationsfragen

Eine Studie von Müller (2009) zeigt, dass Fragen von den Frühförderinnen vor allem dazu genutzt werden, um dem Kind Sprache zu entlocken. Für eine gute Sprachentwicklung ist es zweckdienlich, viele Informationsfragen zu stellen, um dem Kind ein Maximum an Sprache abzufordern. Ja/nein-Fragen sind weniger sinnvoll, da sie dem Kind nur ein Minimum an Sprache abverlangen.

Wiederholungen

In der Inputsprache durch Erwachsene kann zwischen Wiederholungen der kindlichen Äußerung und Wiederholungen der eigenen Äußerung unterschieden werden.

Eine Wiederholung der kindlichen Äußerung soll nach Szagun (2001, 2006) in Form von wörtlichen Wiederholungen, Reformationen sowie Expansionen vorgenommen werden.

wörtliche Wiederholungen

Bei wörtlichen Wiederholungen erfolgt eine wörtliche Wiederholung der kindlichen Äußerung durch den Erwachsenen.

Reformationen

Bei Reformationen handelt es sich um eine implizite Korrektur einer fehlerhaften kindlichen Äußerung, indem diese durch den Erwachsenen fehlerlos korrigiert wird.

Expansionen

Expansionen fügen der kindlichen Äußerung in der Wiederholung zusätzliche Informationen an. Diese beziehen sich auf die in der kindlichen Äußerung enthaltene Thematik.

Erweiterungen

Reformationen und Expansionen fasst Szagun (2006) unter dem Begriff Erweiterungen zusammen. Diese wirken sich durch das in der Erweiterung enthaltene implizite Feedback positiv auf den Sprachfortschritt von Kindern aus. Im Besonderen werden grammatische Strukturen durch Erweiterungen angesprochen und gefördert. Außerdem sind diese im Dialog mit normal hörenden sowie hörgeschädigten Kindern deshalb als besonders positiv einzustufen, da sie unmittelbar in den Dialog eingebunden sind und diesen nicht unterbrechen.

Einsatz von Wiederholungen bei Säuglingen

Bei Säuglingen werden produzierte Laute durch den Erwachsenen ebenfalls wiederholt (vgl. Papoušek 2001). Dem liegen unterschiedliche Zwecke zugrunde. Durch die frühe Wiederholung der kindlichen Laute werden ein artikulatorisch korrektes Modell sowie ein korrektes auditives Feedback geliefert. Außerdem können sich Wiederholungen zu interaktiven Nachahmungsspielchen entwickeln. Diese motivieren das Kind, seine eigene Stimme spielerisch zu entdecken. Äußerungen des Kindes, die seine Befindlichkeit ausdrücken, werden durch den Erwachsenen empathisch nachgeahmt. Ein Zweck des Nachahmens kann auch der Ausdruck von Gegenseitigkeit und Gemeinsamkeit sein oder dem Aushandeln eines gemeinsamen Codes dienen.

In der Praxis der Frühförderung lassen sich Wiederholungen der eigenen Äußerung wiederum in inhaltliche und wörtliche Wiederholungen unterteilen.

inhaltliche und wörtliche Wiederholungen

Dabei sind inhaltliche Wiederholungen als positiv für den Sprachfortschritt einzuordnen, während wörtliche Wiederholungen negativ mit der Sprachentwicklung korrelieren. Der Grund für die negative Wirkung wörtlicher Wiederholungen liegt darin, dass diese dem Kind langweilig erscheinen und es dem sprachlichen Inhalt so weniger Aufmerksamkeit schenkt.

Wiederholungen in der Inputsprache

Durch die Hörschädigung der Kinder kann das Sprachverstehen beeinträchtigt sein. Aus diesem Grund ist es angebracht, Elemente in die Inputsprache zu integrieren, die dem

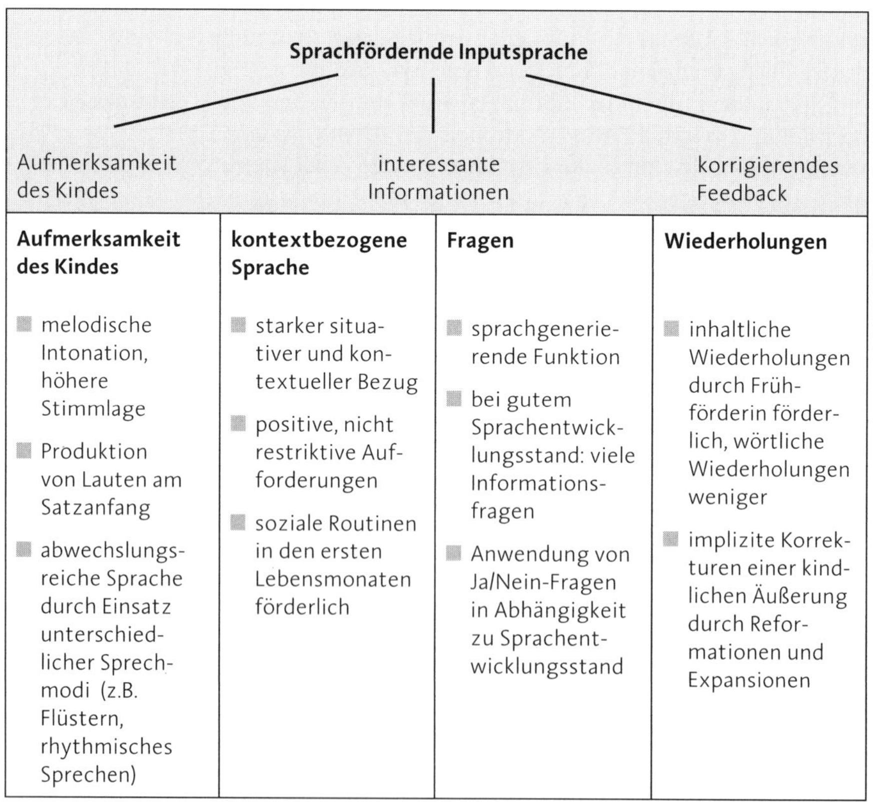

Aufmerksamkeit des Kindes	kontextbezogene Sprache	Fragen	Wiederholungen
■ melodische Intonation, höhere Stimmlage ■ Produktion von Lauten am Satzanfang ■ abwechslungsreiche Sprache durch Einsatz unterschiedlicher Sprechmodi (z.B. Flüstern, rhythmisches Sprechen)	■ starker situativer und kontextueller Bezug ■ positive, nicht restriktive Aufforderungen ■ soziale Routinen in den ersten Lebensmonaten förderlich	■ sprachgenerierende Funktion ■ bei gutem Sprachentwicklungsstand: viele Informationsfragen ■ Anwendung von Ja/Nein-Fragen in Abhängigkeit zu Sprachentwicklungsstand	■ inhaltliche Wiederholungen durch Frühförderin förderlich, wörtliche Wiederholungen weniger ■ implizite Korrekturen einer kindlichen Äußerung durch Reformationen und Expansionen

Abb. 1: Zusammenfassung Sprachförderung

Kind das Verstehen erleichtern. In der Praxis der Frühförderung wiederholen die Frühförderinnen ihre eigenen Äußerungen, wobei mehr inhaltliche als wörtliche Wiederholungen zu finden sind (vgl. Müller 2009). Die Studie belegt auch, dass der Inhalt häufig für ein besseres Verstehen wiederholt wird, es aber nur selten zu wörtlichen Wiederholungen kommt, die das Kind langweilen könnten. Zum Zweck des besseren Verstehens werden die unterschiedlichen Sprechmodi (z.B. Flüstern, lautes Sprechen oder Gebärden) eingesetzt. Durch das Hervorheben sinnverstehender Wörter wird das Kind darin unterstützt, den Inhalt eines Satzes zu erfassen. Zudem wird Sprache fast durchgängig durch Gegenstände oder Bilder veranschaulicht, wodurch ein direkter semantischer Bezug hergestellt werden kann.

Zusammenfassend lässt sich für die Praxis der Sprachförderung im Rahmen der Frühförderung hörgeschädigter Säuglinge und Kleinkinder Folgendes feststellen (vgl. Abb. 1).

IV Frühförderung

13 Die Pädagogisch-Audiologische Beratungsstelle

Von Kirsten Ludwig

Die Pädagogisch-Audiologische Beratungsstelle gibt es nicht. Spätestens mit der umfangreichen Evaluationsstudie von Renzelberg in der Zeit von 2001–2003 unter dem bezeichnenden Titel *Was ist eine ‚Pädagogisch-Audiologische Beratungsstelle'?* wurde für diese Sachlage der Nachweis erbracht. Nahezu jede Einrichtung, die im Grunde als solche zu verstehen ist, zeigt einrichtungsinterne Entwicklungen, strukturelle und konzeptionelle Besonderheiten. Die Beratungsstellen präsentieren sich in einer breiten Vielfalt und waren auch noch im Jahr 2007 „… von einer standardisierten Einrichtung weit entfernt …", wie aus einer Anschlussstudie hervorgeht (Renzelberg 2008).

Auf einrichtungsspezifische Unterschiede oder Besonderheiten kann im Folgenden nicht detailliert eingegangen werden. Im Vordergrund steht vielmehr die Darstellung von Merkmalen, wie sie für Pädagogisch-Audiologische Beratungsstellen charakteristisch sind bzw. sein sollten.

13.1 Entstehungshintergrund

Der Hörgeschädigtenpädagoge Armin Löwe (1922–2001) gilt als Gründer der ersten Pädagogisch-Audiologischen Beratungsstelle in Deutschland, was nicht ausschließt, dass vergleichbare Entwicklungen auch andernorts in Deutschland stattfanden.

So schreibt er:

erste Pädagogisch-Audiologische Beratungsstelle

„Gegen erhebliche Widerstände errichtete ich 1959 in Heidelberg die damals erste Pädaudiologische Beratungsstelle für Eltern hörgeschädigter Kinder im deutschsprachigen Mitteleuropa und machte diese damals schul- und klinikunabhängige Einrichtung zum Zentrum der frühen Hör-Spracherziehung in Elternhäusern hörgeschädigter Säuglinge und Kleinkinder" (Löwe 1992, 98).

Vorbilder

Löwe orientierte sich an Vorbildern aus nicht deutschsprachigen Ländern, insbesondere an den Arbeiten des niederländischen Gehörlosenpädagogen Antonius van Uden (1912–2008) vom Instituut voor Doven in Sint Michielsgestel sowie den Forschungen des britischen Ehepaars Irene (1883–1959) und Alexander (1896–1980) Ewing vom Department of Audiology and Education of the Deaf der Universität Manchester. Nach dem Heidelberger Vorbild wiederum entstanden deutschlandweit weitere Pädaudiologische Beratungsstellen, die jedoch überwiegend an Schulen für Hörgeschädigte angegliedert wurden.

Ziele und Aufgaben treffen im Wesentlichen für alle Beratungsstellen zu, Unterschiede lassen sich hingegen in den Organisations- und Angebotsstrukturen und auch in der Namensgebung feststellen.

Namensgebung

Für die Etablierung der Bezeichnung Pädagogisch-Audiologische Beratungsstelle in der Hörgeschädigtenpädagogik sind folgende Entwicklungen hintergründig: Pädaudiologie beschäftigt sich mit allen Fragen rund um das kindliche Hören und liegt sowohl im Aufgabenbereich von Medizinern als auch von Pädagogen. Um der pädag**o**gischen Ausrichtung Ausdruck zu verleihen, hielt sich über lange Zeit der Begriff der Päd**o**audiologie und entsprechend die institutionelle Bezeichnung Pädoaudiologische Beratungsstelle, was immer wieder zu Missverständnissen führte. Auf einer 1999 vom Berufsverband Deutscher Hörgeschädigtenpädagogen (BDH) einberufenen Arbeitssitzung vereinbarten Mediziner und Pädagogen eine eindeutige Positionierung: *Pädaudiologie* bezeichnet ein Spezialgebiet der Hals-Nasen-Ohren-Heilkunde und hat somit Gültigkeit für den Bereich der Medizin und klinischen Ausrichtung der Audiologie.

„Pädaudiologische Beratungsstellen arbeiten als selbstständige Einrichtungen oder in HNO-Kliniken in den Abteilungen für Phoniatrie und Pädaudiologie" (Leonhardt 2010, 151).

Pädoaudiologie wurde durch *Pädagogische Audiologie* ersetzt. Ihr obliegt weiterhin die pädagogische Diagnostik, Förderung und Beratung, angeboten von Pädagogisch-Audiologischen Beratungsstellen (so genannten PAB).

„Pädagogische Audiologie spielt eine ganz entscheidende Rolle bei Früherkennung, Früherfassung und Frühförderung von Kindern mit Hörschädigung" (BDH 2008, 3).

Die Pädagogisch-Audiologischen Beratungsstellen sind Abteilungen an den Förderzentren, Förderschwerpunkt Hören und ihnen unterstellt (Leonhardt 2010, 151).

13.2 Ziel und Aufgaben

Ziel

Zielsetzung der Pädagogischen Audiologie ist

> „… die Sicherstellung der audiologischen Grundlagen für eine optimale Entwicklung der Hörfähigkeit des Kindes unter Berücksichtigung seiner individuellen Gesamtentwicklung" (BHD 2008, 4).

Aufgaben

Demgemäß liegen die Aufgaben Pädagogisch-Audiologischer Beratungsstellen im Allgemeinen in der pädagogisch intendierten, prozessbegleitenden Diagnostik, Förderung von Kindern und Jugendlichen mit Hörbeeinträchtigungen sowie der Beratung ihrer Eltern bzw. Erziehungsberechtigten. Herausragenden und prägenden Stellenwert nehmen Frühdiagnostik, Frühberatung und Frühförderung in den Einrichtungen ein (Renzelberg 2004). Unmittelbar nach der Vermutung des Vorliegens einer Hörschädigung, die mit der verbindlichen Einführung des Neugeborenen-Hörscreenings in Deutschland im Jahr 2009 bereits im jungen Säuglingsalter erfolgen kann, geht es zuvörderst um die genaue Abklärung sowie enge Begleitung und Beratung der Eltern hinsichtlich technischer Versorgung und hörgeschädigtenspezifische Entwicklungsbegleitung des Kindes. Ebenso wird eine enge Kooperation mit Akustikern bei der Anpassung und technischen Einstellung von Hörgeräten und der Beratung bezüglich der Versorgung mit Cochlea Implantat und Einstellung von Sprachprozessoren angestrebt.

Frühförderung, Vorschul- und Schullaufbahnberatung

Mit zunehmendem Alter der Kinder sind beispielsweise Frühförderung, Vorschul- und Schullaufbahnberatung wesentliche Aufgabenschwerpunkte. Über die Pädagogisch-Audiologische Beratungsstelle wird in der Regel auch der Kontakt zur pädagogisch-audiologischen Frühförderung und den mobilen pädagogisch-audiologischen Diensten im Vorschul- und Schulalter hergestellt, nicht zuletzt, da diese Einrichtungen Teilbereich der Pädagogisch-Audiologischen Beratungsstelle sein können bzw. auch diese pädagogischen Dienstleistungen an Förderzentren für Hörgeschädigte angebunden sind.

Pädagogische Diagnostik

Zentrale Aufgabe ist die prozessbegleitende Hördiagnostik und Optimierung der Hörtechnik. Hördiagnostik umfasst sowohl Verfahren zur Feststellung des peripheren Hörstatus (z. B. Impedanz-, Ton- und Sprachaudiometrie, Knochenleitungsmessung) als auch Verfahren zur Überprüfung der zentral-auditiven Verarbeitungs- und Wahrnehmungsfunktion (z. B. psychoakustische Testverfahren zur Überprüfung des dichotischen Hörvermögens, Selektionsvermögens, Richtungshörens, der Lautdiskrimination und Hörgedächtnisspanne). Bei älteren Kindern werden auch Sprachstandsmessungen durchgeführt, daneben können psychometrische Tests zur Beurteilung der Gesamtentwicklung zum Einsatz kommen.

Überprüfung

Im erweiterten Sinne zählt auch die Überprüfung der technischen Hörhilfen (z. B. Hörgeräte, Cochlea Implantate, Hör-Sprechanlagen) hinsichtlich ihrer Einstellung und Optimierung sowie regelmäßigen Überprüfung auf die Funktionstüchtigkeit zu den diagnostischen Aufgaben.

Beratung

An die Auswertung der Eingangs- und Verlaufsdiagnostik schließt sich die prozessbegleitende Beratung an. Sie erfolgt unter Berücksichtigung der pädagogisch-audiologischen Befunde und vor dem Hintergrund des allgemeinen Entwicklungsstandes des hörgeschädigten Kindes bzw. Jugendlichen, seiner Hör-, Sprech- und Sprachkompetenz, Reaktionsmöglichkeiten, kognitiven Fähigkeiten sowie eventueller Verhaltensauffälligkeiten oder Mehrfachbehinderungen (BDH 2008).

Zielgruppe

Die Beratung kann im Grunde von allen an der Erziehung und Förderung des hörgeschädigten Kindes oder Jugendlichen Beteiligten in Anspruch genommen werden. Im Wesentlichen richtet sie sich in erster Linie an die Eltern, darüber hinaus beispielsweise auch an Erzieher, Lehrer oder Therapeuten.

Förderung

Inwiefern hörgeschädigtenspezifische Förderung für Kinder und Jugendliche von den Pädagogisch-Audiologischen Beratungsstellen direkt angeboten wird, ist abhängig von den jeweiligen Organisationsstrukturen. Es kann sein, dass Beratungsstellen lediglich diagnostisch und/oder beratend tätig sind.

Überwiegend ist an den Pädagogisch-Audiologischen Beratungsstellen auch die pädagogisch-audiologische Frühförderung angesiedelt. „PABs ohne vorschulische Arbeit sind eigentlich kaum denkbar", stellt Renzelberg (2004, 27) fest. Für manche Pädagogisch-Audiologischen Beratungsstellen sind Frühdiagnostik und Frühförderung

> „... das zentrale Kerngebiet des Aufgabenbereiches, auf dem sie schwerpunktmäßig agieren. Und manche waren oder sind im wesentlichen [sic] nichts anderes als Einrichtungen der Frühförderung" (Renzelberg 2004, 27).

Altersbereich

Infolge gegenseitiger Vernetzung und Kooperation der Pädagogisch-Audiologischen Beratungsstellen gelten deren Angebote für den Altersbereich vom Säugling bis zum Ende der Schulzeit.

Zuständigkeitsbereich

Sie bieten in der Regel ihre Dienstleistungen für alle hörgeschädigten Kinder und Jugendlichen sowie ihre Familien an, die im Einzugsgebiet des jeweiligen (kooperierenden) Förderzentrums liegen. Es werden demnach nicht nur die Kinder und Jugendlichen des ‚eigenen' Förderzentrums betreut, an das die Beratungsstelle angebunden ist, sondern auch die, die beispielsweise in allgemeinen Krippen, Kindergärten oder Schulen integriert sind oder andere Förderzentren besuchen, zum Beispiel im Falle des Vorliegens einer Mehrfachbehinderung. Die Inanspruchnahme obliegt der freiwilligen Entscheidung jeder Familie, es besteht keine gesetzlich verankerte Verpflichtung dazu.

13.3 Interprofessionelle Kooperation

Interprofessionelles Arbeiten ist charakteristisches und essenzielles Merkmal Pädagogisch-Audiologischer Beratungsstellen. Sie arbeiten

> „... grundsätzlich kooperativ, die Mitarbeiter sind selten alleine zuständig, sondern befinden sich nahezu durchgängig in kooperativen Arbeitszusammenhängen" (Renzelberg 2004, 64).

Die Notwendigkeit der berufsgruppenübergreifenden Zusammenarbeit ergibt sich in Konsequenz aus der Ziel- und Aufgabenstellung der Pädagogisch-Audiologischen Beratungsstellen, optimale Entwicklungsförderung und -begleitung für hörgeschädigte Kinder und Jugendliche zu gewährleisten.

außerinstitutionelle Partner

In Kooperation stehen zum einen die Mitarbeiter des Teams der jeweiligen Beratungsstelle untereinander. Zum anderen arbeitet dieses Team eng mit außerinstitutionellen Partnern, insbesondere Akustikern und Medizinern oder Institutionen wie Cochlear-Implant-Zentren oder Gesundheitsämtern zusammen.

Die Pädagogisch-Audiologischen Beratungsstellen sehen sich für die Initiierung und Koordination interdisziplinärer Maßnahmen verantwortlich (BDH 2008). Innerhalb der Beratungsstellenteams wird dies für gewöhnlich mittels regelmäßiger Teamsitzungen gehandhabt. Kontakte mit außerinstitutionellen Kooperationspartnern werden nach Bedarf gepflegt. Für gewöhnlich steht jede Pädagogisch-Audiologische Beratungsstelle mit zahlreichen einschlägigen Fachpersonen und Institutionen in engem und zuverlässigem Kontakt und betreibt darüber hinaus temporär bedarfsorientierte Netzwerkarbeit.

13.4 Öffentlichkeitsarbeit

In der Hörgeschädigtenpädagogik sind das Wissen über die Existenz von Pädagogisch-Audiologischen Beratungsstellen und deren Dienstleistungen fest etabliert. Für Mitarbeiter anderer sonderpädagogischer Fachbereiche sowie zum Beispiel für Mediziner, Therapeuten und auch für Eltern ist dies oftmals nicht zutreffend, was vor dem Hintergrund der geringen Prävalenz kindlicher Hörstörungen zu betrachten ist. Umso höher ist der Stellenwert der Öffentlichkeitsarbeit einzuschätzen, der in der Regel einen weiteren wichtigen Aufgabenbereich der Pädagogisch-Audiologischen Beratungsstellen einnimmt. Es geht darum, potenzielle Kooperationspartner und Dienstleistungsnutzer hinsichtlich Angebot und Professionalität der Beratungsstelle zu informieren. Entsprechend den Studienergebnissen von Renzelberg können Pädagogisch-Audiologische Beratungsstellen

Angebot und Professionalität

> „… nicht darauf vertrauen, dass Hilfsbedürftige und Ratsuchende um das Hilfeangebot wissen und den Weg in die Beratungsstellen finden“ (Renzelberg 2004, 21).

Daraus ergibt sich für die Beratungsstellen, sich überall dort präsentieren und einbringen zu müssen,

> „… wo potentiell Nachfrage nach spezieller hörgeschädigtenspezifischer Diagnose, Beratung und Unterstützung entstehen kann …“ (Renzelberg 2004, 21),

wie beispielsweise in Krippen und Kindergärten, Schulen, Fachkliniken oder Gesundheitsämtern, bei Logopäden, Pädiatern, HNO-Ärzten und Akustikern. Die Umsetzung erfolgt zum überwiegenden Teil durch Verteilung von Informationsmaterial oder Präsenz bei öffentlichen Veranstaltungen. Internetauftritte gewinnen zunehmend an Bedeutung. Renzelberg resümiert:

> „Der Bekanntheitsgrad einer Beratungsstelle ist zu großen Teilen von ihr selbst abhängig" (2004, 22).

13.5 Organisations- und Angebotsstruktur

Nach dem Vorbild der ersten gegründeten Beratungsstelle in Heidelberg entstanden in der Folge bundesweit Pädagogisch-Audiologische Beratungsstellen. Anders jedoch als das Heidelberger Vorbild etablierten sich die Beratungsstellen an Förderzentren für Hörgeschädigte, was Renzelberg folgendermaßen kommentiert:

> „Zentrale Entstehungsmotive war einerseits der Wunsch der Schule nach einem fachlich spezialisierten Diagnose- und Beratungsdienst, zum anderen die zunehmende Dringlichkeit eines vor- und außerschulischen Hilfeangebotes. Die Abklärung der audiologischen Voraussetzungen war zu komplex geworden, sie konnte nicht mehr nebenbei im Rahmen des Klassenzimmers geleistet werden, sondern machte die Einrichtung eines spezialisierten Servicedienstes erforderlich" (Renzelberg 2004, 13).

Verortung Pädagogisch-Audiologischer Beratungsstellen

Festzuhalten ist, dass nicht jedes Förderzentrum für Hörgeschädigte über eine Pädagogisch-Audiologische Beratungsstelle verfügt. Vielmehr sind die Förderzentren regional miteinander vernetzt und folglich auch in Kooperation mit Pädagogisch-Audiologischen Beratungsstellen anderer Förderzentren stehend. Ferner besteht zwischen den Beratungsstellen der einzelnen Bundesländer und auch darüber hinaus in der Regel eine enge Vernetzung und Kooperation. Die Zusammenarbeit und gegenseitige Unterstützung begünstigen, dass jede Pädagogisch-Audiologische Beratungsstelle ihre eigene Organisations- und Angebotsstruktur entwickeln konnte.

Basisprofile

Auf programmatischer und konzeptueller Ebene deckte Renzelberg (2004, 2008) mittels Clusteranalyse fünf verschiedene Basisprofile auf: *Die pädagogische Ambulanz* bietet ausschließlich hörgeschädigtenspezifische Förderung an, während der *audiologische Dienst* auf Diagnostik und entsprechende Beratung spezialisiert ist. Der *schulinterne Fachdienst* bietet sowohl Diagnostik und Beratung als auch Förderung, jedoch im Wesentlichen lediglich für das eigene Förderzentrum. Das Pendant dazu ist die *öffentliche Beratungsstelle*, die ihre Kompetenzen einrichtungsextern, aber kaum einrichtungsintern zur Verfügung stellt. Nach ihrem Selbstverständnis bieten *Pädagogisch-Audiologische Beratungsstellen* Diagnostik, Beratung und Förderung sowohl für interne als auch externe Klienten. Diese institutionell unterschiedlichen Profilentwicklungen unterstreichen die Notwendigkeit der gegenseitigen Vernetzung der Einrichtungen. Hierüber ist zu gewährleisten, dass allen hörgeschädigten Kindern und Jugendlichen und ihren Familien pädagogisch-audiologische Begleitung und Unterstützung zur Verfügung stehen. Unter dieser Voraussetzung kann gegenwärtig von einem deutschlandweit flächendeckenden Angebot ausgegangen werden.

flächendeckendes Angebot

Merkmale schulischer Anbindung

Die Anbindung an die Förderzentren bringt für viele Beratungsstellen mit sich, von schulischen Bedingungen geprägt zu sein. Dies kann beispielsweise die personellen Ressourcen sowie die räumliche und technische Ausstattung betreffen oder auch die Erreichbarkeit (Sprechzeiten während der Schul-, aber nicht während der Ferienzeit). In personeller Hinsicht ist kennzeichnend, dass Pädagogisch-Audiologische Beratungsstellen für gewöhnlich unter der Leitung eines Hörgeschädigtenpädagogen stehen und weitere Hörgeschädigtenpädagogen dem Team der Beratungsstelle angehören. Vertreter anderer Professionen (z. B. Erzieher, Logopäden, Akustiker, Psychologen, Frühförderer) erweitern oftmals das Team. Insgesamt betrachtet ist die Teamzusammensetzung einrichtungsintern sehr vielfältig, was im Zusammenhag mit der jeweils spezifischen Profilgebung zu sehen ist.

unterschiedliche Bezeichnungen

Neben der Profilbildung steht auch die Namensgebung für die Beratungsstelle im Zusammenhang mit der schulischen Anbindung. Nicht jede Pädagogisch-Audiologische Beratungsstelle wird als solche auch bezeichnet. Mitunter führen die Beratungsstellen keinen eigenen Namen oder bezeichnen sich als *Abteilung II* der Schule. Des Weiteren kommt beispielsweise *Audiologisches Zentrum* vor, auch *Beratungsstelle* oder *Sonderpädagogische Beratungsstelle* ohne Angabe des Adressatenkreises (z. B. für Hörgeschädigte) oder ohne Angabe der fachlichen Ausrichtung (z. B. für pädagogische Audiologie) (Renzelberg 2004).

13.6 Ausblick

Eine Abkopplung von den Förderzentren und Verselbstständigung der Pädagogisch-Audiologischen Beratungsstellen wird gegenwärtig nicht forciert. Im Gegenteil fordert der Berufsverband Deutscher Hörgeschädigtenpädagogen eine „Institutionalisierung der Pädagogischen Audiologie an allen Schulen für Hörgeschädigte unter Berücksichtigung der personellen, technischen, räumlichen und zeitlichen Voraussetzungen"(BDH 2008, 12) für die Sicherung und Weiterentwicklung des Angebots der Pädagogisch-Audiologischen Beratungsstellen.

Rolle der Hörgeschädigtenpädagogik

Entsprechend den Vorstellungen des BDH sollte auch weiterhin die Leitung der Beratungsstellen einem Hörgeschädigtenpädagogen obliegen. Sofern Vertreter anderer Berufsgruppen im Team der Beratungsstelle mitarbeiten, muss für deren hörgeschädigtenspezifische Einarbeitung Sorge getragen werden. Die Hörgeschädigtenpädagogik ist ein sehr spezifischer Wissenschaftsbereich, gekennzeichnet durch einen ausnehmend hohen Grad an Interdisziplinarität. Die rasanten Entwicklungen im technischen und medizinischen Bereich (Messverfahren, Cochlea Implantate, CI-Versorgung bei Säuglingen), Änderungen in der Gesetzgebung (Neugeborenen-Hörscreening, Integration) oder gesellschaftliche Entwicklungen (Inklusionsgedanke, Zunahme an Familien mit Migrationserfahrung, Empowerment, Team- und Kooperationsfähigkeit) sowie fortwährend neue Erkenntnisse, beispielsweise aus der Entwicklungspsychologie und Linguistik, nehmen Einfluss auf die Arbeit der Pädagogisch-Audiologischen Beratungsstellen und stellen einen enormen Anspruch an die stete Professionalisierung ihrer Mitarbeiter.

Die Arbeit der Pädagogisch-Audiologischen Beratungsstellen und damit die der Pädagogischen Audiologie ist ein interdisziplinäres und kooperatives Arbeitsfeld.

> „Ihre Ziele und Inhalte können nur im Zusammenwirken aller an der Förderung, Erziehung und Bildung von Kindern und Jugendlichen mit Hörschädigung beteiligten Personen verwirklicht werden" (BDH 2008, 11).

14 Das Cochlear-Implant-Zentrum

Von Arno Vogel

Mit Beginn der Versorgung von Kleinkindern mit einem Cochlea Implantat (CI) 1988 durch Prof. Dr. Dr. Ernst Lehnhardt an der Medizinischen Hochschule in Hannover stand sehr schnell fest, dass ein Erfolg der Maßnahme nur dann zu erwarten sei, wenn die Kinder, respektive ihre Eltern, intensiv über mehrere Jahre unterstützt werden. So kam es 1990 zur Gründung des ersten Cochlear-Implant-Zentrums „Wilhelm Hirte" in Hannover, dem mit der rasant steigenden Zahl an Implantationen bald weitere Gründungen innerhalb Deutschlands, Europas und der ganzen Welt folgten.

erstes Cochlear-Implant-Zentrum

14.1 Was ist ein CI-Zentrum?

Mit der Bezeichnung Cochlear-Implant-Zentrum, häufig auch Cochlear-Implant-Rehabilitationszentrum oder nur Implant-Zentrum, sind Einrichtungen gemeint, die Kindern und Jugendlichen oder Erwachsenen ein Gesamtkonzept einer CI-Versorgung bieten. Dieses umfasst den diagnostischen Bereich, die Operation, die anschließende Phase der Rehabilitation bzw. Habilitation und die lebenslange Nachsorge.

Es gehören stets zwei Arbeitsbereiche zusammen: Eine Klinik, die die medizinisch-audiologische Diagnostik und die Operation durchführt, sowie ein therapeutischer Bereich, zuständig für die präoperative pädagogisch-therapeutische Diagnostik, und die postoperative Betreuung, die Basistherapie (= Rehabilitationsphase), im Allgemeinen auch Reha-Phase genannt.

Arbeitsbereiche CI-Zentrum

Aufgrund der steigenden Zahl an Kliniken, die sich CI-Operationen zuwenden, kann ein Cochlear-Implant-Zentrum auch eine Reha-Einrichtung sein, die ihre Patienten aus unterschiedlichen Kliniken rekrutiert und sich schwerpunktmäßig mit der postoperativen Basistherapie bzw. Langzeitnachsorge befasst. Die folgenden Ausführungen beziehen sich ausschließlich auf den Bereich der CI-Versorgung bei Kindern.

14.2 Ablauf einer CI-Versorgung

Eine CI-Versorgung ist ein komplexes Verfahren, das von einem multiprofessionellen Team durchgeführt und im Wesentlichen von den drei Säulen *Medizin*, *Audiologie* und *Therapie* getragen wird.

präoperative Phase

In der präoperativen Phase erfolgen die Diagnostik, bei Bedarf die Verordnung bzw. Optimierung von HdO-Geräten, die Indikationsstellung, Voruntersuchungen (u.a. CT und MRT) sowie medizinische, audiologische und therapeutische Beratungen.

OP

Der Operation folgt ein ca. einwöchiger Klinikaufenthalt. Nach der anschließenden vier- bis fünfwöchigen Einheilungsphase findet die Erstanpassung des Sprachprozessors statt, i.d.R. im Rahmen eines einwöchigen stationären Aufenthaltes in der implantierenden Klinik, vereinzelt auch in einer Reha-Einrichtung.

postoperative Phase

Danach beginnt die Rehabilitations-Phase, die postoperative Basistherapie im therapeutischen Bereich.

14.3 Struktureller Rahmen

Die Konzepte der einzelnen Reha-Einrichtungen unterscheiden sich in diesem Bereich z.T. erheblich. Es stehen 40 bis 60 Reha-Tage zur Verfügung, die von den Krankenkassen je nach bestehendem Vertrag genehmigt werden. Die postoperative Basistherapie ist unumgänglicher Bestandteil einer CI-Versorgung. Bei begründetem Bedarf kann auf Antrag eine Verlängerung erfolgen.

Die Reha-Tage werden der Ausgangssituation des Kindes sowie den konzeptionellen Rahmenbedingungen des jeweiligen CI-Zentrums entsprechend über einen Zeitraum von zwei bis sechs Jahren verteilt. Die Aufenthaltsdauer kann je nach Zentrum zwischen einem Tag (ambulante Reha) und bis zu fünf Tagen (stationäre Reha) variieren.

ambulante Reha

So gibt es ambulant arbeitende Zentren, die ihre Patienten in kurzen Zeitabständen im Rahmen eintägiger Aufenthalte behandeln.

stationäre Reha

Andere führen die Reha ausschließlich stationär über mehrere Tage in zeitlich sich verändernden Intervallen durch. Häufig ist eine altersabhängige Betreuung im Rahmen von zwei Tagen bei Kleinkindern und drei bis fünf Tagen bei älteren Kindern bzw. Jugendlichen vorzufinden.

Nach Beendigung der Basistherapie setzt die lebenslange Nachsorge ein, eine ein- bis zweimal jährlich stattfindende medizinische, audiologische und therapeutische Kontrolle, die bei Bedarf erneute Optimierungen des Sprachprozessors beinhaltet.

lebenslange Nachsorge

14.4 Inhaltliche Struktur

Die Arbeitsfelder des therapeutischen Bereiches eines Cochlear-Implant-Zentrums sind die präoperative Phase sowie die postoperative Basistherapie.

präoperative Phase

Die präoperative Phase umfasst die Indikationsstellung sowie Beratung aus pädagogisch-therapeutischer Sicht. Von großer Bedeutung ist hierbei die Kooperation mit den Frühförderkräften bzw. Pädagoginnen und Pädagogen der Einrichtungen, die das Kind am Heimatort betreuen. Die Erfahrungen im direkten Umgang mit dem Kind bilden eine wichtige Grundlage vor dem Hintergrund der Einschätzung der Entwicklungsmöglichkeiten nach CI-Versorgung.

postoperative Basistherapie

In der postoperativen Basistherapie ist das Kind gemeinsam mit einer erwachsenen Begleitperson (zumeist Mutter oder Vater) im CIC. Die inhaltliche Gestaltung des Aufenthaltes hat zum Ziel, einen möglichst hohen Benefit aus der CI-Versorgung zu erzielen, insbesondere im Bereich der Hör- und Sprachentwicklung. So wird u. a. der Sprachprozessor den jeweiligen Entwicklungen entsprechend programmiert, der Umgang mit dem Gerät geschult, über aktuelle Entwicklungen informiert sowie ein individuell abgestimmtes Förderkonzept am Heimatort entwickelt. Das Kind wird im Spracherwerb bzw. in der Sprachentwicklung begleitet, den Eltern werden Hilfen und Anregungen gegeben, wie sie die Kommunikation mit ihrem Kind verbessern können.

14.5 Therapeutische Inhalte

Spracherwerb

Sprache kann in einem Cochlear-Implant-Zentrum nicht entwickelt werden. Kinder mit Cochlea Implantat erwerben, wie normal hörende Kinder auch, überall dort Sprache, wo im Alltag gesprochen wird und sie sprachliche Zuwendung erhalten. Dies kann bei kleinen Kindern vorwiegend zu Hause oder auch in der Kinderkrippe, bei älteren Kindern im Kindergarten oder auch in der Schule sein. Sprachbegleitendes Handeln, z. B. beim Anziehen, Spielen oder Spazierengehen spielt hierbei eine bedeutende Rolle. Die Unterstützung guter Bedingungen für den Spracherwerb im Umfeld des Kindes ist folglich eine wesentliche Aufgabe. Somit ist die direkte Einbindung der Eltern und weiterer enger Bezugspersonen in eine Reha-Maßnahme von grundlegender Bedeutung.

Ausgangspunkt der therapeutischen Förderung ist die Situation des Kindes. Es spielen beispielsweise nicht nur Alter des Kindes und Zeitpunkt der Implantation eine Rolle. Fragen, ob eine Mehrfachbehinderung besteht (vgl. Kap. 22, 23), ein Migrationshintergrund vorliegt (vgl. Kap. 21), besondere Situationen im Elternhaus die Entwicklung des Kindes beeinflussen (vgl. z. B. Kap. 24) oder welche Förder- bzw. Betreuungssituation am Heimatort besteht, beeinflussen das therapeutische Handeln.

weitere Ziele

Übergeordnete therapeutische Ziele sind u. a. die Entwicklung des Hörens als integraler Bestandteil im Leben des Kindes sowie die Entwicklung bzw. Verbesserung der lautsprachlichen und kommunikativen Fähigkeiten auf der Grundlage eines natürlichen hörgerichteten Spracherwerbs.

Die therapeutischen Inhalte können sehr unterschiedlich und vielfältig sein. Hier seien nur einige beispielhaft genannt:

- altersabhängig gestaltete Therapieangebote zur Initiierung bzw. Förderung des Hörens und der Sprache
- fein-, grob- und psychomotorische bzw. rhythmisch-musikalische Therapieangebote zur Unterstützung der Sprachentwicklung

Motorik

Die motorische Entwicklung ist eng mit der Sprachentwicklung verknüpft. Häufig haben Kinder mit Hörschädigung in motorischen Bereichen einen besonderen Förderbedarf. Dieser Bereich spielt daher in der Rehabilitationsphase bei vielen Kindern eine bedeutende Rolle.

Elternberatung

Ein tragender Bestandteil ist die Beratung und Betreuung der Eltern und weiterer Bezugspersonen. Themen können z. B. sein: technische Belange, Einschätzungen über die Sprachentwicklung des Kindes, Hinweise auf günstige Bedingungen für das Hören mit CI und für den Spracherwerb, Hilfen und Anregungen für die Kommunikation im Alltag, Förderempfehlungen am Heimatort oder Themen wie Kindergarten bzw. künftiger Beschulungsort.

audiologische Maßnahmen

Audiologische Maßnahmen eines jeden Reha-Aufenthaltes sind u. a. die Kontrolle des Cochlea-Implantat-Systems und die Folgeanpassungen (Optimierungen) eines Sprachprozessors, die gemeinsam durch einen Audiologen und einen Therapeuten erfolgen, ferner der Austausch defekter Teile, die Erläuterung des Zubehörs, Anleitung zur Handhabung, aber auch bei Bedarf die Verwendung von FM-Anlagen oder der Anschluss externer Geräte (z. B. eines Walkmans oder iPods).

Verlaufsdiagnostik

Eine Verlaufsdiagnostik bzw. Untersuchungen über die Hör- und Sprachentwicklung geben Informationen über die weitere Gestaltung notwendiger therapeutischer bzw. audiologischer Schritte.

Auch die Betrachtung der kognitiven, sozialen und emotionalen Entwicklung ist Inhalt einer Reha-Maßnahme nach CI-Versorgung.

Dokumentation

Die Dokumentation des Therapieverlaufs gibt Aufschluss über einen regelrechten bzw. unerwarteten Entwicklungsverlauf und erleichtert den Informationsfluss innerhalb des Teams.

Fortbildung

Häufig bieten Cochlear-Implant-Zentren Eltern und weiteren betreuenden Personen zusätzliche Fortbildungsangebote zum Themenbereich CI-Versorgung. In vielen Cochlear-Implant-Zentren werden zudem wissenschaftliche Untersuchungen zu ausgewählten Fragestellungen durchgeführt.

Interdisziplinarität

Die Versorgung mit Cochlea Implantaten erfolgt im Rahmen eines interdisziplinär arbeitenden Teams.

Neben medizinischen und audiologischen Professionen sind zahlreiche weitere Berufsfelder eingebunden, z. B. Hörgeschädigtenpädagogik und Logopädie, Sprachheilpädagogik und Psychologie, Hörgeräteakustik, Musikpädagogik, Sozialpädagogik und Motopädie, Ergotherapie und Psychomotorik.

15 Frühförderung nach dem Natürlichen Hörgerichteten Ansatz

Von Gisela Batliner

15.1 Entstehung dieses Arbeitsansatzes

Anfänge des Natürlichen Hörgerichteten Ansatzes

Entscheidend war die Entwicklung individuell tragbarer Hörgeräte Ende der 1950er und Anfang der 1960er Jahre, die Kindern ermöglichten, ganztags individuell angepasste Hörgeräte zu tragen. Mithilfe dieser wichtigen technischen Entwicklung konnte mit den Kindern viel natürlicher gesprochen werden als vor dieser Neuerung. Gleichzeitig wurde deutlich, dass Kinder mit Hörstörungen nach denselben Prinzipien Sprache erwerben können wie normal hörende Kinder. Daraus entwickelten sich weltweit Methoden zur hörgerichteten, lautsprachlichen Förderung hörgeschädigter Kinder. Als Vertreter sind exemplarisch dazu Doreen Pollack (USA), Antonius van Uden (Niederlande), Armin Löwe (Deutschland) und das Ehepaar Alexander und Ethel Ewing (Großbritannien) zu nennen.

Entwicklung des Natürlichen Hörgerichteten Ansatzes

Nachdem in den 1970er Jahren die Nutzung des Resthörvermögens und die Hörentwicklung der Kinder eine immer größerer Rolle spielten, trafen sich 1980 britische Fachleute, die landesweit hörgerichtet arbeiteten, um sich über ihre Arbeit auszutauschen. Um auch für andere ein Forum zu bieten, die in dieser Weise arbeiteten, bildeten sie die *Natural Aural Group* mit der Abkürzung *NAG*. Diese Gruppe betonte, dass ihre Arbeit sich von der traditionellen oralen Methode mit ihrem eher formalen Vorgehen unterscheidet, d.h., dass auch hörgeschädigte Kinder Sprache auf die gleiche Art und Weise erwerben können wie normal hörende Kinder: „Language is caught, not taught – Sprache wird nicht gelehrt, sie wird erworben." Die natürliche sprachliche Kommunikation mit dem Kind im täglichen Leben stand damit im Vordergrund, nicht ein formales Sprach- und Imitationstraining. Im Laufe der 1980er Jahre veränderte sich der Name der Arbeitsgruppe: Unterstützer der Gruppe hatten darauf hinwiesen, dass der Name NAG nicht so geeignet sei, weil das Verb *to nag nörgeln, meckern* bedeutet. Der neue

Name lautete *DELTA – Deaf Education through Listening and Talking*. Die Mitglieder dieser Gruppe waren fest davon überzeugt, dass hörgeschädigte Kinder Sprache am besten erwerben können, wenn mit ihnen so natürlich wie möglich gesprochen wird. So entstand in den frühen 1980er Jahren *The Natural Auditory Oral Approach – NAOA*. DELTA ist bis heute eine bedeutende Vereinigung in Großbritannien.

Heute gibt es im Englischen zwei synonym verwendete Bezeichnungen für diesen Arbeitsansatz:

The Natural Auditory Oral Approach – NAOA und *The Natural Aural Approach – NAA*.

Für die deutsche Bezeichnung wurde die kürzere Form gewählt: *Der Natürliche Hörgerichtete Ansatz – NHA*.

Mit der Tatsache, dass hörgeschädigte Kinder Sprache im natürlichen Dialog im Alltag erwerben konnten, gewann die Arbeit mit den Familien – also dem sozialen Umfeld des Kindes außerhalb von vorschulischen und schulischen Einrichtungen – stark an Bedeutung.

Eltern

So entwickelte sich in den letzten 50 Jahren auch das *Kernstück des NHA: Die Begleitung und Beratung der Eltern*. Typisch dafür ist der „Observational Approach in Parent Guidance". Dabei wird die spontane Eltern-Kind-Interaktion beobachtet und die Eltern bekommen anschließend ein unterstützendes Feedback dazu (s. 15.3). Diese Form der Elternarbeit findet sich zunehmend in aktuellen videogestützten Trainings- und Therapiekonzepten wieder, wie z. B. im Heidelberger Elterntraining zur Sprachförderung von Kindern im Alter von 2 bis 3 Jahren.

Zusammenfassend lässt sich sagen, dass die Arbeit nach dem NHA keineswegs neu ist; gleichzeitig ist sie mit ihrer speziellen Form der systemischen und ressourcenorientierten Elternarbeit und ihrem Fokus auf einem hörgerichteten, aktiven Spracherwerb im natürlichen Dialog hochaktuell. Der NHA wird in vielen Ländern der Welt gelehrt und praktiziert.

15.2 Was sind die wesentlichen Merkmale des NHA?

Rolle der Muttersprache

Über 90% der Kinder mit Hörstörungen wachsen in normal hörenden Familien auf: Ihre Muttersprache ist daher die Lautsprache; ebenso ist für Kinder aus gehörlosen Familien, die in deutscher Gebärdensprache (DGS) kommunizieren, DGS die Muttersprache. *Insbesondere in der ers-*

ten Spracherwerbsphase muss mit Kindern in einer Sprache kommuniziert werden, welche die Bezugspersonen mühelos, fehlerfrei und kompetent beherrschen. Normal hörenden Eltern zu empfehlen, ‚einfach' von Anfang an beide Sprachen (Laut- und Gebärdensprache) anzubieten, noch ohne zu wissen, wie die Hör- und Lautsprachentwicklung ihres Kindes verlaufen wird, bedeutet für diese Eltern, mit dem Kind zusätzlich in einer Fremdsprache zu kommunizieren, die sie selbst erst beginnen zu lernen – also noch nicht beherrschen.

Dies ist keineswegs ‚einfach'. In der Bilingualismus-Forschung zu zwei verschiedenen Lautsprachen ist inzwischen unbestritten, dass ein kompetentes muttersprachliches Angebot entscheidend für die Entwicklung der Kinder ist.

„Die Aufforderung an die Mutter, in einer für sie fremden Sprache mit dem Kind zu sprechen, nahm das Risiko in Kauf, dass die sprachbasierende Beziehung zwischen beiden Kommunikationspartnern u. U. erheblich gestört werde. … Wir alle kennen das unangenehme Gefühl, in einer anderen Sprache nicht angemessen kommunizieren zu können. Die dadurch entstehende Anspannung und Unsicherheit blockiert uns, emotional authentisch zu sein" (Diller 2010).

Dialog

In der Elternberatung zum Thema Muttersprache muss immer bedacht werden: Ein entspannter Dialog mit dem Kind, besonders im ersten Lebensjahr, ist insbesondere auch für eine gute Beziehungs- und Bindungsentwicklung entscheidend.

Der NHA bietet ein Konzept zur Frühförderung an, in dem das Kind in seinem sozialen Umfeld unterstützt wird, im natürlichen Dialog im Alltag aktiv über das Hören Sprache zu erwerben. Dies geschieht in erster Linie über die Begleitung und Beratung der Eltern und anderer Bezugspersonen, die mit dem Kind viel Zeit verbringen.

Die beste Förderung für das Kind ist eine gelungene Interaktion und sprachliche Kommunikation im Alltag.

Die dafür wesentlichen Aspekte werden nachfolgend beleuchtet.

Natürlicher Spracherwerb trotz Hörschädigung

Grundlegend für die Arbeit nach dem NHA ist die Überzeugung, dass auch hochgradig schwerhörige und gehörlose Kinder auf diesem natürlichen Weg, ohne formale Übungen, Sprache erwerben können.

„Hörenlernen ist heute unabhängig von der Art und dem Umfang des Hörschadens in nahezu allen Fällen kindlicher Hörstörungen möglich geworden. Damit sind die Möglichkeiten für eine altersgemäße Lautsprachentwicklung hörgeschädigter Kinder so gut wie noch nie" (Diller 2009, 177).

Die Erwartungshaltung der Frühförderin in Bezug auf die Entwicklung des einzelnen Kindes ist entscheidend für ihre Arbeit mit dem Kind und seiner Familie und abhängig von ihrer bisherigen Erfahrung, die sie mit der Entwicklung hörgeschädigter Kinder gemacht hat. Morag Clark berichtet dazu, dass sie noch immer weltweit Fachleuten begegnet, deren Erwartungen nicht den heute erreichbaren Möglichkeiten entsprechen (Clark 2009, 16).

Maximale Nutzung des Hörvermögens

Die maximale Nutzung des Hörvermögens wird erreicht durch

- eine möglichst frühe und kompetente Versorgung mit Hörgeräten und/oder Cochlea Implantaten
- regelmäßige Kontrolle, Einstellung und Wartung der Geräte durch erfahrene Fachleute
- tägliche Funktionskontrolle und Wartung durch die Eltern
- regelmäßige Kontrolle der Geräte zu Beginn jeder Frühförderstunde gemeinsam mit den Eltern
- Versorgung mit Zusatzgeräten wie FM-Anlagen (Mikrofonsysteme z.B. zur Verwendung in Gruppensituationen), deren individuelle Anpassung und regelmäßigen Wartung

Gestaltung einer Hör-Umgebung

Die Hörentwicklung wird durch eine interessante Hörumgebung angeregt und nicht durch ein Hörtraining erarbeitet:

- Das Kind erlebt Sprache ausschließlich in der natürlichen Interaktion im täglichen Miteinander beim Füttern, Wickeln, Spielen, Bilderbuch betrachten, Tisch decken, beim gemeinsamen Einkaufen ... Das wichtigste Instrument für das Hörenlernen und den Aufbau kommunikativer Fähigkeiten ist von Anfang an die Stimme der Bezugspersonen im gemeinsamen Dialog. *Ein natürlicher Dialog kann nicht vorgeplant werden!* Hören, Sprachverständnis und Sprechen werden daher nicht isoliert und formal geübt. Entscheidend ist, dass Sprache von Anfang an für das Kind bedeutungsvoll und dadurch interessant ist.

- Es wird natürlich gesprochen, das heißt:
  - Das sprachliche Angebot wird nicht nach bestimmten Kriterien vorselektiert, wie gut z. B. einzelne Wörter abzusehen oder auditiv zu diskriminieren sind.
  - Es wird nicht lauter, nicht überartikuliert, nicht überbetont oder stark verlangsamt gesprochen.
  - Es werden zusätzlich zur natürlichen Körpersprache keine Gebärdensysteme verwendet.
  - Es wird auf akustisch gute Bedingungen geachtet: Vermeidbare Nebengeräusche werden ausgeschaltet, wie etwa im Hintergrund laufende Radios oder Fernseher; Räume in Krippe und Kindergarten werden akustisch optimiert (s. Kap. 20) und es wird im Gruppenalltag auf gute Hörbedingungen geachtet, z. B. auf Gesprächsdisziplin im Stuhlkreis (s. Kap. 19).
  - Rhythmisch-musikalische Aktivitäten werden von Anfang an, also schon im Säuglingsalter, durch Lieder und Fingerspiele miteinbezogen. Das Kind wird zu Beginn der Hörentwicklung dabei unterstützt und angeregt, die Ursachen von Geräuschen im Alltag aktiv zu erkunden. Es werden jedoch keine speziellen Hörspiele und Übungen mit Geräuschen und Musikinstrumenten durchgeführt.

Ganzheitliche Unterstützung

In der Arbeit nach dem NHA wird das Kind ganzheitlich in seiner Gesamtentwicklung unterstützt, besonders auch in seinen Stärken zum Aufbau eines guten Selbstbewusstseins, was dem Kind u. a. den selbstbewussten Umgang mit seiner Hörstörung erleichtert.

Begleitung und Beratung der Eltern

Ziel ist es, den Eltern nach der Verunsicherung durch die Diagnose wieder Sicherheit in der Interaktion mit ihrem Kind zu geben. Dies gelingt am besten durch Aufzeigen ihrer Kompetenzen. So erleben sie, dass sie es richtig machen und in der Lage sind, dieses Kind mit seiner Hörschädigung zu erziehen und in seiner Hör- und Sprachentwicklung zu unterstützen.

Das Prinzip ist nicht: Die Frühförderin weiß, wie man das Kind fördert und zeigt den Eltern, die das nicht wissen, wie das geht. Vielmehr werden die bereits vorhandenen Kompetenzen der Eltern – ihre Ressourcen – erkannt und positiv verstärkt. Wie gelingt dies in der Praxis?

Eltern-Kind-Interaktion

Die Eltern sind grundsätzlich in jeder Frühförderstunde anwesend und auch selbst mit dem Kind aktiv. Sie ahmen nicht das Verhalten der Frühförderin nach, sondern agieren spontan mit dem Kind. So bleibt die ganz persönliche Art der Kommunikation erhalten; sie werden nicht zusätzlich verunsichert durch das ‚perfekte' Vorbild der Frühförderin und geraten nicht unter Druck bei dem Versuch, dieses Verhalten zu kopieren. Diese Unterstützung der Eltern in ihrer spezifischen Art der Kommunikation und den familieneigenen Erziehungsvorstellungen ist besonders auch bei Familien mit anderem kulturellen Hintergrund von großer Bedeutung.

Feedback

Die Eltern-Kind-Interaktion wird durch die Frühförderin beobachtet und die Eltern bekommen anschließend ein Feedback dazu: The Observational Approach in Parent Guidance.

Informationen für eine kompetente Beratung

Ausschließlich durch diese Beobachtung können Informationen gewonnen werden, die für eine kompetente Beratung notwendig sind:

- **Welche Kompetenzen und Handlungsstrukturen sind bereits vorhanden?** Nur so können Ressourcen erkannt und verstärkt werden!
- **Welche ergänzenden Beratungspunkte sind notwendig?** Nur so können individuell relevante Tipps gegeben werden!
- **Welche Fähigkeiten hat das Kind bereits erworben?** Nur so können auch kleine Entwicklungsfortschritte aufgezeigt werden!
- **Was interessiert das Kind gerade?** Nur so können ergänzende Tipps zu Spielen und Beschäftigungen gegeben werden!

„The special need of children with a hearing loss is not for something different but for more of normality" (Clark 2009).

Mit dieser Aussage betont Morag Clark aus Großbritannien, eine weltweit aktive Vertreterin des NHA, dass Hörgeschädigte besondere Bedürfnisse haben. Sie brauchen jedoch nicht etwas ganz *anderes*, was man mit normal hörenden Kindern nicht machen würde, sondern *mehr* von dem, was bei jedem Kind die Kommunikations- und Sprachentwicklung unterstützt – sie brauchen *mehr vom Normalen*.

Durch das positive Feedback können Eltern ihre bereits vorhandenen, intuitiven Handlungskompetenzen wahrnehmen und somit bewusster und mehr einsetzen – so können sie ihrem Kind *mehr vom Normalen* anbieten. Dazu ist es notwendig, den Eltern gut verständlich zu erklären, *warum* ihr Verhalten für ihr Kind im bereits erreichten Stadium der Hör- und Sprachentwicklung wertvoll ist – ein „Sie machen das wirklich gut“ reicht nicht aus (s. 17.3).

elterliche Mitgestaltung

Die Eltern gestalten durch ihre Vorschläge, Ideen, Themen und Fragen die Stunde entscheidend mit. Dazu gehört auch, dass Tipps der Frühförderin in Frage gestellt werden dürfen, wenn diese nicht für das Kind oder die Familie geeignet erscheinen oder nicht vollständig nachvollziehbar sind. Voraussetzung dafür ist ein gutes Vertrauensverhältnis, in dem die Kompetenz der Eltern ernst genommen wird. *Jede Frühförderung ist nur so gut, wie sie im System der Betroffenen umsetzbar ist!*

Interaktionsbeobachtung

Individuell relevante Alltagssituationen sind nach dem NHA neben dem Spiel elementare Bestandteile der Frühförderung. Der Alltag von Säuglingen und Kleinkindern besteht zum Großteil aus der Interaktion bei immer wiederkehrenden Handlungen, wie Füttern, Wickeln, Anziehen, Ausziehen, Waschen. Außerdem interessieren sich Kleinkinder oft mehr für Alltagsgegenstände – wie Spülmaschine, Waschmaschine, Lichtschalter, Telefon, Staubsauger, Besen, Töpfe, Gießkannen, Schubladen – als für Spielzeug.

Die Interaktionsbeobachtung und anschließende Beratung zur Kommunikation in diesen Situationen ist daher sehr wichtig.

Ablauf der Frühförderstunde

Der Ablauf einer Frühförderstunde richtet sich grundsätzlich nach den aktuellen Bedürfnissen und Themen des Kindes und der begleitenden Bezugsperson und ist daher nicht vorgeplant (s. Ziele). Teil jeder Stunde ist jedoch, außer der Überprüfung der technischen Hörhilfen, die Beobachtung einer Eltern-Kind-Interaktion und das entsprechende Feedback.

Daneben agiert auch die Frühförderin mit dem Kind und erklärt dazu, warum sie wie handelt und was sie in der Interaktion beim Kind beobachtet hat. Ebenfalls fester Bestandteil ist eine gemeinsame rhythmisch-musikalische Aktivität.

‚Hausaufgaben‘ werden nicht gegeben. Es wird aber z. B. ein Spiel oder Spielzeug ausgeliehen, an dem das Kind in der Stunde Freude hatte, oder der Mutter wird eine Beobachtungsaufgabe gegeben, etwa: „Achten Sie doch bitte darauf, ob Ihr Kind im Alltag auch schon oft den richtigen Sprecher ansieht, wenn mehrere Personen anwesend sind, so wie wir es heute hier beobachten konnten."

Alltags-dokumentation

Zu Beginn der Sprachentwicklung ist es sowohl für die Frühförderin interessant als auch für die Eltern aufbauend, wenn ein paar Tage lang die spontanen Äußerungen des Kindes notiert werden, wenn z. B. gerade Fortschritte zu sehen sind, wie beim Verwenden erster Zwei-Wortverbindungen. Oder die Mutter hat in der Stunde berichtet, dass das Kind derzeit gerne hilft, die Spülmaschine auszuräumen; in der Stunde werden ergänzende Tipps dazu gegeben, wie dabei die Sprachentwicklung unterstützt werden kann, und diese zu Hause ausprobiert.

Man sollte sich für jedes Kind möglichst viel Zeit nehmen – das Gleiche gilt für Kinder mit einer Hörstörung. Es werden jedoch bewusst keine Förderstunden zu Hause empfohlen, wie z. B. jeden Tag eine Stunde gezielt mit dem Kind zu arbeiten: Sprache wird im Alltag und nicht in Fördereinheiten erworben!

Dokumentation der Entwicklung

Es werden regelmäßig Entwicklungsberichte geschrieben, die auch die Eltern bekommen; sie sind somit Teil der Elternarbeit und werden entsprechend verständlich geschrieben. Diese Transparenz schafft Vertrauen, gibt den Eltern Sicherheit und sie sehen die Fortschritte des Kindes auch ‚schwarz auf weiß'. Außerdem können andere Bezugspersonen, die nicht oder nur selten in den Stunden anwesend sind, auf diese Weise einbezogen werden. Ferner werden regelmäßig Videoaufnahmen gemacht, die mit den Eltern besprochen bzw. zur Verlaufsdokumentation auch für die Eltern als Zusammenschnitt kopiert werden.

Der Therapieraum und das Material

Material

Grundsätzlich wird das Material danach ausgewählt, wie Handlungsanlässe geschaffen werden können, durch die Eltern und Kind oder Frühförderin und Kind in eine möglichst intensive und lange Interaktion kommen und damit auch ins Gespräch. Es geht also nicht darum, möglichst viel Material anzubieten, das Geräusche erzeugt. Dies gilt ganz besonders für Kinder im ersten Lebensjahr und für spät diagnostizierte Kinder zu Beginn der Hörentwicklung.

„Die Frühfördertasche, gefüllt mit Klang erzeugenden Spielzeugen, hat ihren Wert aufgrund der Erkenntnisse zur präverbalen Kommunikationsentwicklung verloren“ (Batliner 2008, 27).

Frühförderung zu Hause

Finden die Frühförderstunden zu Hause in der Familie statt, sollten in erster Linie die vorhandenen Möglichkeiten genutzt werden: Das Spielzeug des Kindes, Haushaltstätigkeiten, in die das Kind einbezogen wird, usw. So ist am besten die Umsetzbarkeit im Alltag gegeben. Durch mitgebrachtes Material können Spielideen des Kindes aufgegriffen und ergänzt und natürlich auch neue Anregungen gegeben werden. Eine Stunde, die jedoch in erster Linie durch die ungewohnten und dadurch interessanten Spielzeuge der Frühförderin gestaltet wird, unterstützt die Eltern zu wenig hinsichtlich ihrer Themen und der Interaktion mit dem Kind im Alltag. Dazu ein Beispiel:

Ein 18 Monate altes Kind hat von seiner Oma einen Steckturm geschenkt bekommen und es geht darum, was man damit machen kann. Nachdem beobachtet wurde, was Kind und Mutter schon selbst dazu für Ideen haben, wird im Feedback erklärt, was warum positiv war und wie sich das Material sonst noch nutzen lässt.

in der Frühförderstelle

Findet die Frühförderstunde in einem Therapieraum der Einrichtung statt, sollte dieser für Eltern und Kind eine Atmosphäre bieten, in der sie sich öffnen können. Für die Eltern ist dies wichtig, damit sie im Gespräch mit der Frühförderin offen und entspannt über den Alltag mit ihrem Kind, ihre aktuellen Themen und Fragen berichten. Für das Kind sollte es eine Atmosphäre sein, in der es Lust hat, selbst aktiv zu werden, in der es Sachen findet, mit denen es sich beschäftigen will und wodurch sich Kommunikationsanlässe ergeben.

Der Raum sollte möglichst vertraut wirken, eher wie ein Kinderzimmer zu Hause und nicht wie ein Therapieraum.

Das Material sollte vielseitig sein, damit die Erwachsenen auf die persönlichen und aktuellen Interessen jedes Kindes eingehen können. Für die Umsetzung der Beratung im Alltag ist es wichtig, dass das Material weitgehend den Spielsachen entspricht, die das Kind auch zu Hause hat, wie Autos, Puppen, Tiere, Bausteine, Mal- und Bastelmaterial. Kinder bringen auch gerne etwas mit, was sie zeigen wollen. Das können Kastanien, ein Spielzeug oder ein Foto sein – das sind immer gute Einstiege in die Stunde. Auch Haushaltsgegenstände, wie Staubsauger oder ein Spülbecken, sollten genutzt werden können.

Eigeninitiative anregen

Das Material sollte größtenteils zur freien Verfügung stehen, damit die Kinder selbst darauf zugehen, somit ihre Interessen zeigen, und sich natürliche Interaktionen entwickeln können.

Die interdisziplinäre Zusammenarbeit

Die interdisziplinäre Zusammenarbeit mit allen anderen Fachleuten, wie Hörgeräte-Akustiker, Mitarbeiter von CI-Zentren, Pädaudiologen und Erzieherinnen, ist für eine erfolgreiche Arbeit unverzichtbar.

Die Ziele

Es werden keine Ziele für einen bestimmten Zeitraum festgelegt: weder für die einzelnen Frühförderstunden noch für Zeiträume wie z.B. das nächste halbe Jahr.

Wie bereits erwähnt, wird in jeder Stunde der Entwicklungsstand des Kindes angesprochen, besonders jeder kleine Fortschritt, immer bezogen auf das Verhalten in konkreten Interaktionssituationen. Bei keinem Kind, auch nicht beim normal hörenden, ist es jedoch möglich vorauszusagen, in welchem Tempo, also in welchem Zeitraum und in welchem Umfang, es neue Entwicklungsstufen erreichen wird. Largo zeigt mit seinen Längsschnittstudien, wie groß die Normbreite und Variation in der normalen kindlichen Entwicklung in allen Bereichen ist, auch in der Sprachentwicklung. Dazu ein Beispiel:

> „Das zeitliche Auftreten von *Mama* und *Papa* ist von Kind zu Kind sehr unterschiedlich. Einige Kinder haben bereits mit 9 bis 10 Monaten Namen für ihre Eltern. Bei etwa der Hälfte der Kinder ist dies mit 12 Monaten der Fall. Andere, vor allem Jungen, rufen ihre Eltern erst mit 15 bis 20 Monaten beim Namen" (Largo 2009, 387).

Beratungsinhalte

Es ist also auch bei einem hörgeschädigten Kind unmöglich vorauszusehen, wann es *Mama* sagen oder den ersten Zweiwortsatz bilden wird, auch wenn daran gezielt gearbeitet wird. Daher muss in jeder Stunde durch Beobachtung neu bestimmt werden: Welche Entwicklungsstufen hat es erreicht oder gefestigt? Gibt es neue Themen, die das Kind interessiert oder die für die Eltern wichtig sind? Daraus leiten sich die aktuellen Beratungsinhalte ab.

Vermeidung einer Defizitorientierung

Mit Eltern Ziele zu besprechen und einen bestimmten Zeitraum, in dem diese erreicht werden sollen, würde bedeuten, den Blick darauf zu richten, was das Kind noch nicht kann und was es erreichen soll und nicht darauf, was es bereits erreicht hat. Diese Sichtweise wäre defizitorientiert.

> „Defizitbeseitigung ist messbarer als die Entdeckung oder Aktivierung von Ressourcen. ... Dennoch sind es genau diese, aus einer Ressourcenperspektive heraus entstehenden Lern- und Förderprozesse, welche die Qualität unserer Arbeit ausmachen" (Hintermair/Tsirigotis 2004, 194).

Außerdem können durch eine zeitliche und inhaltliche Festlegung falsche Erwartungen entstehen, sowohl zu hohe als auch zu niedrige, die unser Handeln bestimmen. Wie oft überraschen Kinder durch Entwicklungsschritte, die man noch gar nicht vermutet! Durch die Fixierung eines bestimmten Zieles verliert man auch leicht den Blick für das ganze Kind und seine Gesamtentwicklung.

Ein weiteres Problem dabei ist, dass Eltern durch eine feste Zielsetzung noch zusätzlich zu ihren bereits bestehenden Sorgen in Bezug auf die Entwicklung des Kindes unter Druck geraten: Was passiert, wenn die gesteckten Ziele nicht erreicht werden? Wer ist dafür verantwortlich: Das Kind, die Mutter, die Tagesmutter, die Frühförderin? Wer hat was nicht richtig gemacht? War die Einschätzung der Entwicklung des Kindes durch die Frühförderin zu hoch? Bedeutet das vielleicht, dass das Kind noch weitere Entwicklungsprobleme hat? Eine naheliegende Folge festgelegter Ziele ist auch, dass Eltern ihre Kinder noch mehr mit anderen vergleichen (Wer hat welche Ziele schon erreicht?), was selten konstruktiv ist.

Vernetzung der Entwicklungsbereiche

Grundsätzlich sind alle Entwicklungsbereiche miteinander vernetzt. Einzelne Entwicklungsschritte können daher nicht isoliert nacheinander abgearbeitet werden. Selbstverständlich ist es Grundlage jeder Arbeit mit Kindern und Eltern, die Meilensteine der Hör-, Sprach- und Gesamtentwicklung zu kennen. Wann diese einzelnen Entwicklungsstufen erreicht werden, ist jedoch sehr individuell und nicht vorhersagbar.

Übergeordnete Ziele

Die übergeordneten Ziele, die für alle hörgerichteten Arbeitsansätze beschrieben werden, gelten selbstverständlich auch für den NHA. Diese sind:

- eine möglichst optimale Nutzung des Resthörvermögens durch Hörgeräte oder die Verwendung von Cochlea Implantaten;
- eine hohe Lautsprachkompetenz, auch als Grundlage für eine den individuellen Begabungen entsprechende Schul- und Berufsausbildung;
- die Unterstützung des Kindes in allen Entwicklungsbereichen, insbesondere auch in seinen Stärken;
- die erfolgreiche Integration des Kindes in seiner Familie, seinem sozialen Umfeld und der hörenden Gesellschaft;
- die erfolgreiche Integration der Hörschädigung in das Leben des Kindes.

Spezifisch ist der Weg, auf dem diese Ziele erarbeitet werden. Typisch für den NHA sind die Form der Elternarbeit, der Observational Approach in Parent Guidance mit Schwerpunkt auf der Stärkung der bereits vorhandenen Kompetenzen und der ausschließliche Spracherwerb im natürlichen Dialog im täglichen Leben.

15.3 Praxis der Frühförderung nach dem NHA – Beispiel einer Frühförderstunde

Das folgende Beispiel zeigt, wie effektiv Frühförderstunden nach dem NHA verlaufen können, ohne dass vorgeplante Fördereinheiten angeboten werden:

Martin (Name geändert) wurde im Alter von 3 Monaten mit Hörgeräten versorgt. In der BERA zeigten sich keine Reizantworten. Mit 14 Monaten erhielt er sein erstes CI, mit 22 Monaten sein zweites.

Die Frühförderstunde findet zu Hause statt. Martin ist 2;4 Jahre alt. Nachdem gemeinsam die Funktion der Cochlea Implantate überprüft wurde, berichtet die Mutter: „Martin ist zurzeit am liebsten immer bei mir. Er will alles mitmachen, was ich mache, und interessiert sich kaum für sein Spielzeug." Die Frühförderin bestätigt, dass das typisch ist für dieses Alter: Die Kinder wollen die Welt um sich erkunden und die Handlungen der Erwachsenen imitieren. „Das kann im Alltag ganz schön anstrengend sein", ergänzt die Frühförderin, was die Mutter lächelnd bestätigt.

Gleichzeitig wird von der Frühförderin betont, wie wertvoll diese gemeinsamen Haushaltstätigkeiten auch für den Spracherwerb sind: Es gibt so viele verschiedene Themen und gleichzeitig aber auch viel natürliche Wiederholung in den immer wiederkehrenden Handlungen. Die Frühförderin fragt nach, welche Arbeit als nächste in der Küche ansteht und ob diese gemeinsam durchgeführt werden kann. Daraufhin räumt die Mutter mit dem Kind gemeinsam die Spülmaschine ein und die Frühförderin beobachtet die Interaktion. Die Mutter gibt die Gegenstände einzeln dem Kind: „Hier ist noch ein kleiner Teller. Die kleinen Teller kommen oben rein." Martin kann *oben* schon gut verstehen, auch wenn er dabei auf den Teller achtet und die Mutter nicht ansieht, wenn sie spricht. Auf dem nächsten Teller sind noch Krümel, er steigt damit auf den Kinderhocker vor dem Spülbecken und wischt sie ab, so, wie er dies schon oft beobachtet hat. Auch dazu ergibt sich ein kurzer Dialog.

Anschließend gibt die Mutter ihm ohne Kommentar einen sehr großen Teller. Martin hat Mühe ihn zu halten und sagt spontan: „Teller schwer!" Die Mutter geht darauf ein: „Ja, der große Teller ist schwer, pass auf!" Die Spülmaschine ist schon relativ voll, Martin weiß nicht, wohin er ihn stellen soll und sieht die Mutter fragend an. Die Mutter kommentiert: „Oh, es ist schon ganz schön voll. Der große Teller hat keinen Platz mehr. Gib ihn mir, wir spülen ihn später mit der Hand." Weitere Interaktionen folgen. Nach insgesamt etwa fünfzehn Minuten sind die beiden fertig.

Anschließend geht Martin zu seiner Kugelbahn, beschäftigt sich alleine damit und die Mutter bekommt von der Frühförderin ein

Feedback zum Verhalten und Entwicklungsstand des Kindes:

- Es wurde deutlich, wie viel Freude Martin mit seiner Mutter an der gemeinsamen Tätigkeit hatte und wie konzentriert er dabei war – die beste Voraussetzung für eine intensive Kommunikation und gute Höraufmerksamkeit!

- Martins Sprachverständnis für Kommentare, Fragen und Aufforderungen in vertrauten Alltagssituationen ist schon sehr gut und er benötigt dafür nicht das zusätzliche Absehen der Sprache. Dies war gut zu sehen, da die Mutter in der engen Küche hinter ihm stehen musste, um ihm das Geschirr zu geben.
- Er imitiert einzelne Wörter aus dem Dialog mit der Mutter spontan, wendet aber auch Sprache schon gezielt an; in der Regel sind dies Zwei-Wortverbindungen.

Feedback zum Verhalten der Mutter:

- Sie kommentiert ihre Handlungen und gibt sprachliche Anweisungen: „Hier ist noch ein kleiner Teller. Die kleinen Teller kommen oben rein." Dabei zeigt sie nicht automatisch auf das obere Fach, sondern wartet erst mal ab, ob der sprachliche Hinweis verstanden wurde.
- Sie spricht nicht zu viel und gibt dem Kind die Möglichkeit, auch selbst Gedanken zu entwickeln und sprachlich auszudrücken. So gibt sie ihm den großen Teller ohne Kommentar und Martin sagt von sich aus: „Teller schwer!"
- Der große Teller passt nicht rein. So ergibt sich ein echter Grund, darüber zu sprechen, dass die Maschine voll ist und wie man das Problem lösen kann.

Natürliche Sprachanlässe

Natürliche Sprachanlässe entstehen oft, wenn etwas nicht so verläuft wie erwartet: Dieser Punkt der Interaktion wird im Feedback besonders positiv verstärkt. Um den Wert dieser echten Dialoge zu verdeutlichen, die so unspektakulär wirken und gar nicht nach Förderung aussehen, wird im Kontrast erklärt, was keine echten Sprachanlässe sind: Wenn Kinder z.B. ständig bei irgendwelchen Gegenständen oder Abbildungen gefragt werden „Welche Farbe ist das?", um zu testen, ob das Kind es schon richtig sagen kann. Ergänzend zu dem positiven Feedback wird von der Frühförderin angeregt, das nächste Mal in einer ähnlichen Situation gemeinsam mit dem Kind eine Lösung zu finden und nicht, wie in dem Beispiel, das Spülen des Tellers mit der Hand als Lösung vorzugeben.

Anschließend wird noch gemeinsam mit der Kugelbahn gespielt, wobei die Frühförderin zeigt, wie ein kleines Tier, das in die Bahn gestellt wird, die Kugel stoppen kann. Martin geht auf diesen Vorschlag ein und hat an diesem Spiel Spaß. Die Frühförderin greift damit das Spielinteresse des Kindes auf und gibt einen ergänzenden Tipp, wie man sprachlich einen neuen Aspekt in das Spiel einbringen kann: „Welches Tier soll die Kugel stoppen? Wann darf die Kugel weiter rollen?" ... Zum Schluss wird noch zusammen ein Singspiel durchgeführt, das Martin schon gut kennt.

Zusammenfassung

Zusammenfassend zeigt dieses Beispiel, wie sich der Inhalt der Frühförderstunde aus den aktuellen Themen der Mutter und des Kindes heraus entwickelt; sowohl die Mutter als auch das Kind gestalten Verlauf und Inhalt der Stunde mit. Dieses aktive Gestalten ist auch innerhalb des Dialoges, in der sozialen Interaktion (auch *Format* genannt), von großer Bedeutung:

> „Wenn Kinder merken, dass sie als Partner wahrgenommen werden, auf den es ankommt, der das Format mitgestalten und verändern kann, der Verantwortung darin übernehmen und Erfolg dabei haben kann sowie die Freude darüber mit der Mutter teilen darf, dann entstehen Bildungsanlässe, die dem Kind helfen, basale Bildungsprozesse selbst zu leisten" (Horsch 2010, 80).

In dieser Stunde war es nicht nötig und auch nicht sinnvoll, mitgebrachtes Spielzeug einzusetzen, es gab ausreichend Material und Dialoganlässe durch die natürliche Umgebung des Kindes.

Der Mutter wurden durch das Feedback die Fortschritte des Kindes verdeutlicht. Außerdem wurden der Mutter ihre Handlungsstrategien in der Interaktion mit dem Kind bewusst gemacht. Sie erlebte sich dadurch als kompetent und erfuhr, warum ihr Verhalten positiv war für ihr Kind. Es ist leicht nachvollziehbar, dass diese eigene Erfahrung viel effektiver die weitere Eltern-Kind-Interaktion und damit auch den Spracherwerb unterstützt als eine Situation, in der die Frühförderin erklärt oder vormacht, wie man das Kind beim Einräumen der Spülmaschine sprachlich am besten fördern kann. Damit würden die Ressourcen der Mutter nicht genutzt und sie würde in eine Co-Therapeuten-Rolle gedrängt, in der sie das Verhalten der Frühförderin imitieren soll.

> „Es muss klar gesagt werden, dass jede Familie einzigartig ist und jeder Elternteil auf seine persönliche Art kommuniziert; dies muss bewahrt werden, außer wenn es sich negativ auf die Lautsprachentwicklung auswirkt" (Clark 2009, 58).

16 Bilinguale Frühförderung

Von Claudia Becker

16.1 Ziele der bilingualen Frühförderung

Ziele

Die bilinguale Frühförderung ermöglicht hörgeschädigten Kindern einen frühen Zugang sowohl zu einer gesprochenen Sprache als auch zu einer Gebärdensprache. Der parallele Erwerb beider Sprachen erweitert die kommunikativen Optionen der Kinder und ihrer Familien. Auf diese Weise wird eine stabile Kommunikation sichergestellt, die eine entscheidende Voraussetzung für die gesamte Entwicklung des Kindes sowie seine Integration in die Familie und die Gesellschaft ist. In den letzten Jahrzehnten hat die Forschung die Effektivität einer bilingualen Erziehung hörgeschädigter Kinder nachgewiesen. Für einen frühen Beginn einer solchen Erziehung sprechen vor allem die im Folgenden aufgeführten Gründe (für eine ausführliche Begründung unter Berücksichtigung empirischer Studien s. Günther et al. 2009).

Gründe für eine bilinguale Frühförderung

Erstspracherwerb

Ein altersangemessener Erstspracherwerb ist eine notwendige Voraussetzung für die kognitive sowie die sozial-emotionale Entwicklung und damit eine wichtige Basis auch für schulische Erfolge.

Dieser ist durch eine gesprochene Sprache bei einer Hörschädigung nicht gesichert. Bereits bei einer mittelgradigen Schwerhörigkeit und besonders bei einer hochgradigen Hörschädigung kann der Lautspracherwerb zeitlich verzögert oder gestört sein (z. B. Yoshinaga-Itano et al. 2008, Holzinger 2006).

Auch eine frühe optimale technische Versorgung mit Hörgeräten oder mit Cochlea Implantaten (CI) ist kein Garant für eine altersentsprechende Lautsprachentwicklung (Szagun 2010). Fehlt den Kindern eine voll zugängliche Sprache, können sie sich nicht oder nur eingeschränkt in der Interaktion mit ihrer Umgebung die Welt entsprechend ihrem Alter erschließen. So haben verschiedene Studien gezeigt, dass im Vergleich zu hörenden Kindern bei Kindern mit einer Hörschädigung ein deutlich höheres Risiko für Störungen in der kognitiven Entwicklung sowie in der sozial-emotionalen Anpassung besteht (Holzinger 2006, Holzinger et al. 2007, Hintermair 2007). Eingeschränkte Sprachkompetenzen und fehlendes Weltwissen können zu Problemen in der Entwicklung von Lese- und Schreibkompetenzen führen, was das schulische Lernen zusätzlich erschwert (Schäfke 2005, Becker 2010). Die Gebärdensprache kann den Erstspracherwerb absichern, da mit ihr eine visuell wahrnehmbare Sprache zur Verfügung steht. Preisler et al. (2002) zeigten, dass bei hörgeschädigten Kindern mit CI das Lernen einer Gebärdensprache positive Effekte sowohl auf die kommunikative wie auch auf die psycho-soziale Entwicklung hat, wobei Kinder mit den besten Fähigkeiten in der Lautsprache auch über gute Gebärdensprachkompetenzen verfügten.

Gebärdensprache

Die Gebärdensprache kann als Brücke in den Laut- und Schriftspracherwerb dienen.

Obwohl Gebärdensprachen visuell ausgerichtet sind, werden sie in den gleichen Hirnarealen verarbeitet wie Lautsprachen, sodass mit dem Erwerb einer Gebärdensprache ebenso neuronale Vernetzungen im Sprachbereich angelegt und aktiviert werden, wie dies mit Lautsprachen möglich ist (Emmorey 2002, 117ff, 227ff).

Die Gebärdensprache kann die Phase des zeitverzögerten Lautspracherwerbs überbrücken und die Familienkommunikation in der frühen Kindheit absichern. Die Kinder bauen mit dem Gebärdenspracherwerb ein Sprachsystem auf, das ihnen die Konstruktion von Bedeutungen und damit auch den Erwerb von Weltwissen ermöglicht. An diese sprachlichen und kognitiven Wissensstrukturen können die Strukturen der gesprochenen Sprache und der Schriftsprache angeknüpft werden. Bereits Basiskompetenzen in der Gebärdensprache können z. B. beim Erwerb der Schriftsprache hilfreich sein (Strong/Prinz 1997, Swanwick 2003).

früher Zugang zu Laut- und Gebärdensprache

Ein möglichst früher Zugang nicht nur zur Lautsprache, sondern auch zur Gebärdensprache ist wichtig.

Zwar kann eine Gebärdensprache auch später noch gelernt werden, aber die Kompetenzen können durch den verspäteten Erwerb (schon ab dem 6. Lebensjahr) negativ beeinflusst sein (Morford 2004, Becker 2009). Bei spätem Zugang sowohl zur Lautsprache als auch zur Gebärdensprache kann es passieren, dass Kinder und Erwachsene dann in beiden Sprachen Störungen aufweisen.

Zielgruppe

Für welche Kinder ist die bilinguale Frühförderung geeignet? Sie ist für alle Kinder mit einer mittel- bis hochgradigen Hörschädigung bzw. Gehörlosigkeit sinnvoll, da sie ein Sicherheitsnetz für die gesamte sprachliche, kognitive und emotional-soziale Entwicklung bietet. Sie ist besonders für die Kinder notwendig, bei denen die Wahrnehmung von gesprochener Sprache massiv eingeschränkt ist, sodass erhebliche Verzögerungen im Lautspracherwerb erwartbar sind. Dies gilt auch für Kinder, die mit einem CI versorgt werden und deren Lautsprachentwicklung zunächst nicht absehbar ist.

16.2 Frühes Erlernen von Laut- und Gebärdensprache

Kinder können mühelos zwei oder sogar noch mehr Sprachen von Anfang an erwerben. Das frühkindliche Gehirn ist in der Lage, hochspezielle Muster im (mehr-)sprachlichen Input zu entdecken und damit verschiedene Sprachen gleichzeitig zu lernen. Gelingt es den Kindern, gute Kompetenzen in beiden Sprachen zu erlangen, können sie sogar kognitive Vorteile gegenüber monolingualen Kindern aufweisen (Cummins 2000, 173ff).

Pettito et al. (2001) belegten, dass ein früher Erwerb einer Laut- und Gebärdensprache weder eine Verzögerung im Spracherwerb verursacht, noch dass er zu Konfusionen im regulären Spracherwerbsprozess führt. Sie zeigten auch, dass Kinder bereits in sehr frühen Jahren fähig sind – oft schon von den ersten Wörtern an – die beiden Sprachen zu unterscheiden. Die Kinder entwickeln eine Sensibilität für die Gesprächspartner, d.h. sie wissen sehr früh, mit welchem Gesprächspartner sie welche Sprache verwenden.

Hörenlernen und Gebärdensprache

Bischoff et al. (2004) haben darüber hinaus anhand einer Fallstudie gezeigt, dass auch das Hörenlernen durch den Gebärdenspracherwerb in keiner Weise negativ beeinflusst wird.

Phasen bilingualer Sprachentwicklung

In der frühen bilingualen Sprachentwicklung lassen sich verschiedene Phasen unterscheiden.

Vorsprachliche Phase

In der vorsprachlichen Phase zeigen alle Kinder ähnliche Verhaltensweisen. Unabhängig vom sprachlichen Input und dem Hörvermögen probieren Babys bereits in den ersten Monaten ihren Sprechapparat aus, produzieren einzelne Laute und kombinieren diese miteinander. Gleichzeitig bewegen sie ihre Hände und Arme auch in rhythmischer Art und Weise. Diese vorsprachlichen Lautproduktionen und Hand- und Armbewegungen sind ein wichtiger Schritt zum Erwerb der phonetisch-phonologischen Strukturen der gesprochenen Sprache sowie der Gebärdensprache.

vokales Babbeln

Mit zunehmendem Alter (ca. 6 Monate) orientieren sich sowohl die lautlichen Produktionen als auch die manuellen Bewegungen an dem sprachlichen Input, den die Kinder bekommen. Kinder, die auditiv Zugang zur gesprochenen Sprache haben, beginnen Konsonanten-Vokal-Verbindungen der gesprochenen Sprache ihrer Umgebung zu wiederholen. Dieses Verhalten wird als vokales Babbeln (oder auch Lallen) bezeichnet.

manuelles Babbeln

Kinder mit gebärdensprachlichem Input wiederholen isolierte Parameter einer Gebärde wie einzelne Handformen oder Bewegungen. Diese Phase wird in Analogie zum vokalen Babbeln als manuelles Babbeln bezeichnet.

erste Wörter und Gebärden

Schließlich benutzen Kinder ab dem Alter von 10–12 Monaten die ersten Wörter bzw. die ersten Gebärden. Dabei sind Gesten ein wichtiger Wegbereiter für den Erwerb dieser ersten sprachlichen Zeichen – dies gilt sowohl für Wörter als auch für Gebärden. So benutzen Kinder bereits vor den ersten Wörtern oder Gebärden Zeigegesten und referenzielle Gesten mit dem Ziel zu kommunizieren. Sie zeigen mit den Fingern oder der Hand auf Gegenstände, um die Aufmerksamkeit des Interaktionspartners darauf zu lenken oder zu erreichen, dass ihnen etwas gegeben wird.

Auch kommunizieren sie mit referenziellen Hand- oder Körperbewegungen oder Mimik, indem sie beispielsweise die Faust an das Ohr halten und damit ein Telefon bedeuten. Diese Gesten sind zunächst kontextgebunden, d. h. sie beziehen sich nur auf Gegenstände in ihrer unmittelbaren Umgebung und sind dabei ikonisch, d. h. bildhaft. Später benutzen die Kinder abstraktere Gesten (z. B. Kopfschütteln, Winken). Diese vorsprachliche gestische Kommunikation ist eine wichtige Brücke sowohl in den Erwerb der Lautsprache als auch in den der Gebärdensprache.

Zweiwort- bzw. Zweigebärdenphase

So zeigte eine Studie von Goodwyn et al. (2000), dass Kinder, die früh viele Gesten benutzten, auch später einen großen expressiven Wortschatz aufweisen. Auch beim Übergang zur Zweiwort- bzw. Zweigebärdenphase im Alter von ungefähr 1;7 Jahren spielen Gesten eine wichtige Rolle.

So kombinieren Kinder zunächst erste Wörter bzw. Gebärden mit einzelnen Gesten, bevor sie zwei sprachliche Zeichen miteinander verbinden. Ab diesem Zeitpunkt beginnen die Grammatikentwicklung und die Ausdifferenzierung des Wortschatzes.

Pettito et al. (2001) belegten, dass die Kinder, die parallel eine Laut- und Gebärdensprache lernen, die beschriebenen Meilensteine im Spracherwerb zu den gleichen Zeitpunkten wie monolingual aufwachsende Kinder erreichen. Unterschiede im zeitlichen Verlauf der bilingualen Sprachentwicklung und in den sprachlichen Kompetenzen und Präferenzen der Kinder sind nicht mit ihrer Bilingualität oder Monolingualität zu erklären, sondern sind auf Umgebungsfaktoren wie den sprachlichen Input der Eltern und anderer wichtiger Bezugspersonen zurückzuführen.

In Tabelle 1 sind die wichtigsten Meilensteine des frühen bilingualen Spracherwerbs zusammengefasst. Einen guten Überblick über den Gebärden- und Lautspracherwerb geben Leuninger (2000), zum vokalen und manuellen Babbeln

Tab. 1: Meilensteine des frühen bilingualen Erwerbs einer Laut- und einer Gebärdensprache

Alter	**Entwicklung der Lautsprache**	**Entwicklung der Gebärdensprache**
	einzelne Laute und Lautkombinationen sowie Bewegungen von Händen und Armen, die z.T. rhythmisch sind	
ca. 0;6	vokales Babbeln	manuelles Babbeln
ca. 0;10	erste Gesten: zuerst Zeigegesten, etwas später referentielle Gesten	
ca. 1;0	erste Wörter	erste Gebärden
ca. 1;7	die ersten 50 Wörter und Wort-Gesten-Kombinationen, dann Zweiwort-Äußerungen; Beginn des Grammatikerwerbs	die ersten 50 Gebärden und Gebärden-Gesten-Kombinationen, dann Zweigebärden-Äußerungen; Beginn des Grammatikerwerbs
ca. 2;0	Drei- und Mehrwortäußerungen	Drei- und Mehrwortäußerungen

Pettito/Marentette (1991) und Masataka (2006), für den Lautspracherwerb Szagun (2008) und für den Erwerb von Gesten Volterra et al. (2006).

Hörgeschädigte Kinder haben unterschiedlich Zugang zur Gebärden- und Lautsprache, sodass der Verlauf des bilingualen Spracherwerbs von Kind zu Kind stark variieren kann.

Zugang zur Gebärdensprache

mit gehörlosen Eltern

Nur wenige hörgeschädigte Kinder haben durch ihre Eltern einen frühen natürlichen Zugang zur Gebärdensprache. Dies trifft i.d.R. nur auf Familien zu, in denen die Eltern eine Gebärdensprache verwenden, weil sie selbst gehörlos sind. Gehörlose Eltern gehen in besonderem Maße auf die kommunikativen Bedürfnisse ihrer Kinder ein, da sie aus eigenen Erfahrungen ihre Wahrnehmungsbedingungen kennen. Sie passen ihren Interaktionsstil den visuellen Bedürfnissen des Kindes an und reagieren sensibel auf die gestischen und gebärdensprachlichen Äußerungen ihres Kindes. Damit unterstützen sie wesentlich den Gebärdenspracherwerbsprozess.

mit hörenden Eltern

Die Mehrheit der Kinder mit einer Hörschädigung hat hörende Eltern, die die Gebärdensprache bei der Geburt ihres Kindes nicht beherrschen. Die Eltern werden zunächst lautsprachlich mit ihrem hörgeschädigten Kind kommunizieren. Dabei passen auch sie sich i.d.R. intuitiv an die Wahrnehmungsbedingungen ihres Kindes an. Sie kompensieren die fehlenden akustischen Signale durch den verstärkten Einsatz von Mimik und Gestik und interagieren vermehrt taktil mit dem Kind (Koester et al. 2000, 59ff).

Visuell orientierte interaktive Verhaltensweisen, die ab der zweiten Hälfte des 1. Lebensjahres den Übergang in die manuelle Babbelphase und den Erwerb erster Gebärden unterstützen, bleiben allerdings aus, wenn die Eltern nicht entsprechend geschult werden. Ihnen fehlt die Sensivität für das manuelle Verhalten und angemessene responsive Strategien, um unterstützend auf entsprechende Angebote des Kindes reagieren zu können. So zeigten Koester et al. (2000, 67f), dass hörende Eltern z. B. die körperlichen Bewegungen ihres Kindes eher als schwieriges Verhalten empfinden und versuchen, dieses zu unterbinden, während gehörlose Eltern die körperlichen Aktivitäten als Form der Kommunikation und Kontaktaufnahme interpretieren und positiv aufgreifen.

mögliche Schwierigkeiten

Selbst wenn hörende Eltern bereit sind, früh die Gebärdensprache zu lernen, bleibt ihr gebärdensprachlicher Input für das Kind in den ersten Monaten oder sogar Jahren begrenzt. Die Eltern müssen die Gebärdensprache gleichzeitig mit ihren Kindern lernen, wobei die Kinder möglicherweise schneller Fortschritte machen als ihre Eltern. Sprachvermischungen im elterlichen Input bleiben nicht aus, da sie für einen Zweitspracherwerb normale Zwischenstadien sind. Die gebärdensprachliche Kommunikation der Eltern mit dem Kind wird deshalb häufig in der ersten Zeit eine Mischform aus gesprochener Sprache mit begleitenden Gebärden sein. Auch wird es nicht allen Eltern gleichermaßen gelingen, eine hohe Gebärdensprachkompetenz zu erreichen, die ihnen eine flüssige Kommunikation ermöglicht. Ihre Funktion als Vorbild für die Gebärdensprache ist damit eingeschränkt, sodass in der Frühförderung Wege gefunden werden müssen, dass die Kinder Kontakt zu gebärdensprachkompetenten Bezugspersonen bekommen.

Zugang zur Lautsprache

Abhängig u. a. vom Grad der Hörschädigung und dem Nutzen, den ein Kind aus der technischen Versorgung mit Hörgeräten oder CIs zieht, ist ein auditiver Zugang zur Lautsprache und ein weitgehend natürlicher Lautspracherwerb möglich (Szagun 2010).

hörende Eltern

Die Bezugspersonen, die hörend und lautsprachorientiert sind, dienen dann als sprachliche Vorbilder. Sie benötigen allerdings Unterstützung, ihr kommunikatives Verhalten an die Wahrnehmungsbedingungen ihres hörgeschädigten Kindes anzupassen.

gehörlose Eltern

Sind die Eltern gehörlos und kommunizieren gebärdensprachlich, benötigen die Kinder andere Personen in ihrer Umgebung, mit denen sie lautsprachlich kommunizieren (z. B. Großeltern, Frühförderer).

verzögerter Lautspracherwerb

Beachtet werden muss, dass der Zugang zum Hören und damit zur gesprochenen Sprache oftmals um Monate oder Jahre verzögert ist, wenn Hören erst durch die Versorgung mit CIs möglich ist. Außerdem bleibt die Wahrnehmung der gesprochenen Sprache auch mit technischen Hörhilfen eingeschränkt, und Schwächen in der gesprochenen Sprache, die besonderer Interventionen bedürfen, können bleiben (Szagun 2010, 31). Bleibt der auditive Zugang zur gesprochenen Sprache stark eingeschränkt oder ist gar nicht möglich, können massive Störungen im Lautspracherwerb auftreten. Der Erwerb der gesprochenen Sprache ist dann häufig nicht ausschließlich auf natürlichem Wege durch Interaktionen mit den Bezugspersonen möglich, sondern bedarf z.B. einer zusätzlichen logopädischen Förderung. Der Zugang zur Lautsprache erfolgt dann vor allem im fortgeschrittenen Alter auch über die Schriftsprache.

Eltern mit Migrationshintergrund

Wird in der Familie z.B. aufgrund eines Migrationshintergrunds nicht Deutsch gesprochen, sondern eine andere gesprochene Sprache oder auch Gebärdensprache, wächst das Kind nicht nur in einem bilingualen, sondern in einem dreisprachigen Umfeld auf, das in der Frühförderung berücksichtigt werden muss.

Auswirkungen auf den bilingualen Spracherwerb

Welche Auswirkungen können diese unterschiedlichen Bedingungen auf den bilingualen Spracherwerb hörgeschädigter Kindern haben? Je nachdem, über welche individuellen Ressourcen das Kind verfügt und welchen sprachlichen Input es bekommt, kann sich eine der Sprachen zur dominanten Sprache des Kindes entwickeln.

Gebärdensprache als dominante Sprache

So gibt es Kinder, die zunächst die Gebärdensprache schneller lernen als die gesprochene Sprache. Die Gebärdensprache kann dann als Grundlage für den Aufbau der gesprochenen oder geschriebenen Lautsprache genutzt werden.

Lautsprache als dominante Sprache

Genauso kann es aber auch sein, dass sich die Lautsprache zur dominanten Sprache des Kindes entwickelt. Archbold et al. (2000) zeigten, dass es kein Nachteil ist, wenn auch bei CI-Versorgung erst die Gebärdensprache benutzt und dann zur Lautsprache übergegangen wird. Wenn die Lautsprache sich zur dominanten Sprache des Kindes entwickelt, steht ihnen mit der Gebärdensprache weiterhin eine kommunikative Alternative zur Verfügung, die in schwierigen Kommunikations- und Hörsituationen eingesetzt werden kann. Außerdem ermöglicht sie die Kommunikation mit anderen hörgeschädigten gebärdensprachorientierten Menschen und die Teilhabe an der Gebärdensprachgemeinschaft.

Sprachvermischung

Der unterschiedliche sprachliche Input kann darüber hinaus zu Sprachvermischungen führen. Die Ausprägung dieser Mischformen ist abhängig von Umweltfaktoren wie dem elterlichen Input und laufen meist nach einem festen Muster im Verlauf des Spracherwerbs ab. Wenn in der Frühförderung oder im Kindergarten und in der Schule die Sprachentrennung unterstützt wird, lösen sich diese Vermischungen aber schnell wieder auf (Pettito et al. 2001, 475ff).

16.3 Bausteine der bilingualen Früherziehung

Die bilinguale Frühförderung muss auf die vorher beschriebenen Voraussetzungen der Kinder und ihrer Familien sowie die unterschiedlichen Spracherwerbsverläufe flexibel reagieren können.

familienzentrierte/ressourcenorientierte Frühförderung

Es genügt nicht, nur eine Methode oder einen Weg bereitzustellen, sondern die bilinguale Frühförderung muss sich im Rahmen einer familienzentrierten und ressourcenorientierten Begleitung kreativ an die Bedürfnisse der Familien anpassen und unterschiedliche Schwerpunkte setzen können (Hintermair 2009). Der Fokus der Früherziehung in den ersten Lebensjahren des Kindes liegt auf der Optimierung der Eltern-Kind-Interaktion sowie der Unterstützung der Eltern in ihrer Fähigkeit, eine effektive Umgebung für den bilingualen Spracherwerb sowie die kognitive und psychosoziale Entwicklung zu schaffen. Dafür muss die bilinguale Frühförderung verschiedene Bausteine bereithalten (→ Abb. 1).

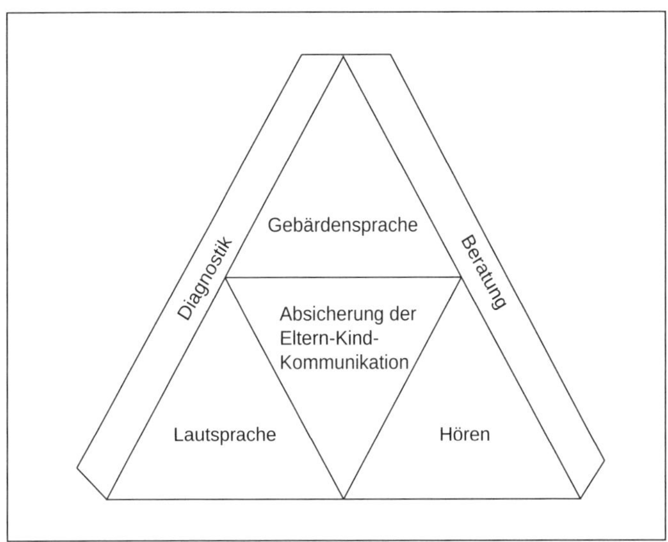

Abb. 1: Bausteine der bilingualen Früherziehung

Baustein 1: Beratung und Begleitung der Eltern

Preisler et al. (2002, 412) haben gezeigt, dass die Zufriedenheit der Eltern mit ihren Entscheidungen ein wichtiger Faktor für eine positive Entwicklung des hörgeschädigten Kindes ist. Eltern sollte deshalb für die Verarbeitung der Diagnose und insbesondere für Entscheidungen über geeignete Förderkonzepte und technische Hörhilfen genügend Zeit gegeben werden. Eine bilinguale Früherziehung ist vor allem für Familien mit hörenden Eltern, die die Gebärdensprache nicht beherrschen, eine besondere Herausforderung. Aus diesem Grund kann ein solcher Ansatz auch Gefühle der Angst, der Unsicherheit und der Überforderung bei den Eltern auslösen. Sie benötigen deshalb besondere Unterstützung in Form von Beratung und Begleitung. Als vorteilhaft für die Sprachentwicklung hat sich erwiesen, dass die Begleitung der Familie direkt nach der Diagnostik beginnt (Yoshinaga-Itano et al. 1998).

Inhalte einer ressourcenorientierten Elternberatung

Inhalte einer ressourcenorientierten Elternberatung und -begleitung in der ersten Zeit sollten u. a. sein:

- **Aufklärung über**
  - die Auswirkungen einer Hörschädigung auf die frühkindliche Kommunikation, den Spracherwerb und die Persönlichkeitsentwicklung;
  - die verschiedenen Optionen der Frühförderung, zu denen auch die bilinguale Frühförderung gehört;
  - Möglichkeiten und Grenzen verschiedener technischer Hörhilfen;
  - Möglichkeiten der Lebensgestaltung von bilingualen und monolingualen hörgeschädigten Kindern und Erwachsenen.
- **Unterstützung der Eltern bei Entscheidungen für Förderkonzepte durch**
  - eine Ressourcendiagnostik und
  - das Aufzeigen von verschiedenen Wegen, die an den Ressourcen ausgerichtet sind.

Baustein 2: Absicherung der frühen Eltern-Kind-Interaktion

Ein entscheidender Motor für den frühkindlichen Erstspracherwerb ist eine gut funktionierende Interaktion der Eltern mit ihrem Kind und eine starke emotionale Bindung (Pressman et al. 1999, Janjua et al. 2002). In den ersten zwei

Lebensjahren kommt es zunächst weniger auf die sprachliche Form an, sondern mehr auf den Inhalt. Es ist also nicht entscheidend, ob die frühe Interaktion primär lautsprachlich oder gebärdensprachlich geprägt ist oder Mischformen enthält, sondern dass sie bedeutungsvoll ist und sich an den kindlichen Bedürfnissen orientiert. Zu einem kindzentrierten unterstützenden Kommunikationsstil gehören besonders in den ersten zwei Lebensjahren Verhaltensweisen, die an den Wahrnehmungsbedingungen des Kindes ausgerichtet sind.

1. Lebensjahr

Im 1. Lebensjahr wirken unabhängig vom kindlichen Hörvermögen visuell ausgerichtete Verhaltensweisen unterstützend. Hierzu gehören z. B. die Kontaktaufnahme durch vermehrten Blickkontakt mit großen Augen, die Akzentuierung und Verlangsamung der gesprochenen Sprache und auch der Gebärdensprache, mehrfache Wiederholungen der Äußerungen, der verstärkte Einsatz von Mimik und Gestik sowie von taktilem Verhalten, das der Rhythmik der gesprochenen bzw. gebärdeten Sprache angepasst ist (Koester et al. 2000, Spencer 2003).

2. Lebensjahr

Spätestens im 2. Lebensjahr verändert sich die Eltern-Kind-Interaktion. Das Kind lernt die ersten Wörter und Gebärden. Es benötigt dabei besondere Strategien und Formen der unterstützenden Kommunikation, z. B. zur Aufmerksamkeitsfokussierung und Sensivität für gestisches und gebärdensprachliches Verhalten (Überblick in Spencer 2003, Hintermair 2004).

Strategien zur Kontaktaufnahme für die Interaktion

Hier sollten verstärkt Mimik sowie Hand- und Körperbewegungen eingesetzt werden, die die Kinder ermutigen, sich den Eltern interessiert zuzuwenden.

Ferner sollte ein positives Feedback gegeben werden, wenn das Kind Blickkontakt aufnimmt (z. B. durch Winken, Lächeln, in die Hände klatschen).

Um Aufmerksamkeit zu bekommen, kann man das Kind berühren und diese Berührungen halten, auch wenn das Kind seine Aufmerksamkeit auf einen Gegenstand richtet (z. B. leichtes Anstupsen oder Berühren des Armes oder der Schulter, Gesicht behutsam drehen).

Strategien zur Aufmerksamkeitsfokussierung

Hörgeschädigten Kindern fällt es schwer, ihre Aufmerksamkeit auf einen Gegenstand zu richten und gleichzeitig die gesprochenen und/oder gebärdeten Äußerungen der Eltern wahrzunehmen. Deshalb müssen Strategien benutzt werden, die die Aufmerksamkeit des Kindes zwischen dem Referenten und dem sprachlichen Input teilen, um bedeutungsvolle Beziehungen zwischen Wörtern bzw. Gebärden und ihren Referenten herzustellen:

einige Anregungen

Mit Kommentierungen sollte gewartet werden, bis das Kind sich von seiner Aktivität abgewendet und Blickkontakt aufgenommen hat. Diese Strategie führt zwar zu einer Verlangsamung der Kommunikation, die aber keine Konsequenzen für den Spracherwerb hat. Durch Zeigen auf einen oder Berühren eines Gegenstandes kann auf diesen aufmerksam gemacht und dann die Aufmerksamkeit des Kindes zurückgeholt werden (z.B. behutsam Gesicht oder Schultern drehen), die entsprechende Gebärde zur Bezeichnung des Gegenstandes ausgeführt und schließlich erneut der Gegenstand berührt oder auf ihn gezeigt werden (Klammerstrategie). Die ausgeprägte Ausführung und häufige Wiederholung einer Gebärde bzw. eines Wortes stellen sicher, dass das Kind das sprachliche Zeichen auch aufnehmen kann. Ferner können gezielt Gegenstände in das Blickfeld des Kindes gerückt werden.

Das Kind muss die Chance erhalten, die Aufmerksamkeit aufzuteilen, ohne unter Zugzwang zu geraten. Dies kann durch weniger Kommunikation und kurze Äußerungen, die aber für das Kind interessant und bedeutungsvoll sind, erreicht werden. Man kann sich selbst und auch Objekte in das Gesichtsfeld des Kindes rücken, indem man sich beispielsweise direkt neben das Kind setzt und Körperkontakt hält: Das Kind muss die Aufmerksamkeit nicht mehr aufteilen, wenn Eltern sich gemeinsam mit den Objekten in seinem Blickfeld befinden. Die Hände bewegen sich beim Gestikulieren oder Gebärden im Gesichtsfeld und am Körper des Kindes und verbinden so die Gebärden mit der Realität der Kinder.

Schärfen der Sensivität und Responsivität der Eltern für manuelle Angebote des Kindes

Die Eltern sollten neben der vokalen Babbelphase auch für die gestische Babbelphase sensibilisiert werden. Die Eltern sollen ermutigt werden, selbst Gesten einzusetzen, und ihnen sollte gezeigt werden, wie sie die gestischen Angebote ihres Kindes aufgreifen können.

Baustein 3: Gebärdensprache in der Familie anbahnen

Vermittlung der Gebärdensprache an die hörenden Eltern

Die Inhalte des Gebärdensprachunterrichts müssen auf die individuellen Bedürfnisse und den Familienalltag zugeschnitten sein, damit das Gelernte direkt umsetzbar ist.

Schwerpunkt

Der Schwerpunkt sollte zunächst auf der Sensibilisierung für die gestische Kommunikation und dem Aufbau eines Gebärdenschatzes für die alltägliche familiäre Kommunikation liegen. Hinzu kommen dann grammatische Strukturen. Später sollten auch diskursive Strategien Inhalte des Unterrichts sein, z. B. „Wie erzähle ich eine Geschichte in Gebärdensprache?“, „Wie lese ich ein Bilderbuch mit Gebärden vor?“.

Eltern sollten nicht überfordert werden. Es geht zunächst darum, die Kommunikation abzusichern, wobei Sprachvermischungen von Laut- und Gebärdensprache bewusst in Kauf genommen werden können, solange die Kommunikation inhaltlich bedeutsam ist. Die Eltern müssen sich in der Kommunikation mit ihrem Kind als selbstwirksam erleben und sollten nicht durch zu hohe Ansprüche an ihre Gebärdensprachkompetenz verunsichert werden.

Methoden

Das gebärdensprachliche Angebot muss auf die strukturellen Ressourcen der Familie zugeschnitten sein. Wenig geeignet sind meist Kurse z. B. an Volkshochschulen, die weder zeitlich noch inhaltlich an den elterlichen Bedürfnissen ausgerichtet sind. Als besonders effektiv hat sich erwiesen, wenn gehörlose Erwachsene für einige Stunden in der Woche in die Familie kommen (Hintermair/Lehmann-Tremmel 2003). Darüber hinaus sind Eltern-Kind-Kurse sinnvoll sowie der Einsatz von Selbstlernmedien wie multimediale Wörterbücher für die Deutsche Gebärdensprache (z. B. Verlag hörgeschädigte kinder 1999, Kestner 2009).

Anbahnung der Gebärdensprache beim hörgeschädigten Kind

gebärdensprachliche Angebote

Hörgeschädigte Kinder sollten möglichst schon im ersten Lebensjahr gebärdensprachliche Angebote erhalten, damit sie den Übergang von der manuellen Babbelphase in die Phase des Erwerbs erster Gebärden schaffen. In den ersten zwei Jahren kann das Kind durch die verstärkte gestische

Kommunikation und das Angebot von Gebärden vor allem durch die Eltern an die Gebärdensprache herangeführt werden.

gebärdensprachliche Vorbilder

Da das elterliche Sprachangebot zunächst auch Sprachvermischungen enthalten wird, ist es notwendig, dass das Kind spätestens ab dem 2. Lebensjahr, wenn die Grammatikentwicklung beginnt, Kontakt zu gebärdensprachlichen Vorbildern hat. Dies können z. B. gehörlose bzw. gebärdensprachkompetente Frühförderer sein, die die Familie besuchen oder die eine Krabbelgruppe o. ä. anbieten. Durch eine solche personen- und situationsgebundende Sprachverwendung wird auch die Sprachentrennung angebahnt.

Medien

Ab dem 2. und 3. Lebensjahr können die Kinder auch gemeinsam mit ihren Eltern ihren Gebärdenschatz durch den Einsatz von kindgerecht gestalteten Medien wie z. B. multimedialen Bilderbüchern erweitern (Tommys Gebärdenwelt, Kestner 1999; Kasimir mit Gebärdensprache, Bundeselternverband gehörloser Kinder e. V. 2009 u. a.).

Baustein 4: Förderung der Lautsprache

In den ersten Lebensjahren steht die Unterstützung des Erwerbs der gesprochenen Sprache im Vordergrund, später kommt die Anbahnung der Schriftsprache hinzu.

lautsprachliche Vorbilder

Kinder werden i. d. R. von Anfang an mit Personen Kontakt haben, die ausschließlich lautsprachlich mit ihnen kommunizieren (z. B. Großeltern, Freunde, Nachbarn). Dadurch lernen sie früh in ihrem Alltag die *personen- und situationsgebundene Trennung der Sprachen* kennen.

Sinnvoll sind *lautsprachliche Angebote* durch die Eltern und/oder die Frühförderer, die sich auf bestimmte Alltags- und Spielsituationen beschränken. Diese sollten besonders in den ersten Lebensjahren in den Alltag des Kindes auf natürliche Art und Weise integriert werden. Gute Tipps hierzu gibt z. B. Batliner (2001, 81ff).

Durch *gemeinsames Bilderbuchlesen* (auch mit Gebärden), das schon in der frühen Kindheit beginnen kann, werden Fähigkeiten gefördert, die eine wichtige Vorausetzung für den Spracherwerb allgemein und insbesondere auch für den Schriftspracherwerb sind. Den Eltern sollten dabei Tipps gegeben werden, wie Bilderbücher auch *mithilfe von Gebärden* vorgelesen werden können (Swanwick/Watson 2005).

Baustein 5: Hörenlernen in der bilingualen Frühförderung

Das Hörenlernen ist eine wichtige Voraussetzung für den erfolgreichen Erwerb einer Lautsprache und spielt deshalb auch in der bilingualen Frühförderung eine bedeutende Rolle. Dabei ist eine bestmögliche Versorgung durch geeignete Hörgeräte oder CIs zu empfehlen. Allerdings sollte den Eltern für die Entscheidung für CIs genügend Zeit gegeben werden. Szagun (2010) hat in ihrer Studie gezeigt, dass eine sehr frühe Entscheidung für eine Implantation nicht notwendig ist, da keine Überlegenheit im Spracherwerb von Kindern, die im 1. Lebensjahr mit CIs versorgt wurden, festgestellt wurde gegenüber Kindern, die bis zum 4. Lebensjahr implantiert wurden.

Hörenlernen im Alltag

Profitieren die Kinder von den Hörhilfen, findet das Hörenlernen von selbst im Alltag statt. Es kann unterstützt werden, indem auf Geräusche im Alltag aufmerksam gemacht wird und diese mit Inhalten und Sprache verknüpft werden (Batliner 2001, 81ff). Für den Austausch über diese Höreindrücke eignet sich auch die Gebärdensprache. Da Gebärden ohne Einschränkungen wahrgenommen werden können, wird die Konzentration des Kindes nicht durch die erschwerte Wahrnehmung und Verarbeitung des gesprochenen Wortes bzw. Satzes abgelenkt, sondern kann sich ausschließlich auf die Verarbeitung der Höreindrücke und die Verknüpfung mit den entsprechenden Inhalten richten.

Baustein 6: Begleitende Diagnostik

Auf der Grundlage einer engen begleitenden Diagnostik können Entscheidungen gefällt werden, auf welche Bereiche in der bilingualen Frühförderung Schwerpunkte gelegt werden sollen und ob sie eventuell nach einiger Zeit verschoben werden müssen. Die Diagnostik sollte deshalb nicht nur auf die auditiven Fähigkeiten der Kinder beschränkt sein, sondern auch die kommunikativen Ressourcen und die laut- und gebärdensprachliche Entwicklung der Kinder erfassen.

16.4 Rahmenbedingungen für die bilinguale Frühförderung

Frühförderzentren müssen u.a. folgende Strukturen bereitstellen, damit eine bilinguale Frühförderung erfolgreich sein kann:

- **Ein Team bestehend aus hörenden und hörgeschädigten Frühförderern**
  Das Personal muss u.a. über hohe Gebärdensprachkompetenzen und methodisch-didaktische Fähigkeiten für die bilinguale Förderung verfügen, die in der Aus- und Fortbildung vermittelt werden müssen. Eine besondere Funktion haben dabei schwerhörige oder gehörlose Frühförderer für Familien mit hörenden Eltern, da sie als gebärdensprachliche Vorbilder und authentische Ansprechpartner den Familien zur Seite stehen (z.B. Erfahrungsbericht von Förster 2010).

- **Zeitlicher Umfang, der an den familiären Bedürfnissen orientiert ist**
  Die häusliche Begleitung der Familien sollte mehrere Stunden pro Woche umfassen. Gute Erfahrungen wurden mit zwei bis drei Stunden pro Woche gemacht (Hintermair/Lehmann-Tremmel 2003, 252).

- **Gruppenangebote, die an den Ressourcen der Familien ausgerichtet sind**
  Es bieten sich z.B. Gebärdensprachkurse für Eltern an den Wochenenden oder wochenweise während der Ferien mit Kinderbetreuung oder in Eltern-Kind-Gruppen an.

- **Diagnostische Instrumente und entsprechendes diagnostisches Know-How**
  Früherziehern steht oft nur eine Stunde pro Woche für eine Familie zur Verfügung. Auch verfügt nicht jede Frühfördereinrichtung über gebärdensprachkompetentes Personal. Können Frühförderzentren nicht mit den eigenen Kapazitäten eine umfangreiche bilinguale Frühförderung anbieten, ist die Vernetzung und Kooperation mit weiteren Kostenträgern und Einrichtungen bzw. gehörlosen Erwachsenen sinnvoll (z.B. Hintermair/Lehmann-Tremmel 2003).

Von der bilingualen Frühförderung zur bilingualen Bildung in Kindergarten und Schule

Ab dem 2. und 3. Lebensjahr müssen die Kinder in beiden Sprachen beim Ausbau der Grammatik und ihres Wortschatzes unterstützt werden. Im Kindergarten und spätestens in der Grundschule ist außerdem die bewusste Trennung der beiden Sprachen wichtig, damit sich Sprachvermischungen auflösen können. In dieser Zeit sollten auch für die Eltern weiterhin Angebote zur Verfügung stehen, ihre Gebärdensprachkompetenz auszubauen, um den wachsenden kommunikativen Bedürfnissen ihrer Kinder in beiden Sprachen gerecht werden zu können.

17 Elternberatung und Elternbegleitung

Von Astrid Siebeck

17.1 Begrifflichkeiten

Die im Rahmen der Frühförderung stattfindenden Prozesse werden zwar vorrangig mit der unmittelbaren Kindförderung assoziiert, das Handlungsfeld der Pädagogisch-Audiologischen Beratungs- und Frühförderstellen erstreckt sich jedoch auf die gesamte Familie, beziehungsweise auf alle an der Erziehung des behinderten Kindes beteiligten Personengruppen (Kindergarten, Großeltern etc.).

Die wesentliche Rolle dabei spielen die Eltern als wichtigste Bezugspersonen des in der Frühförderung betreuten Kindes.

Zusammenarbeit mit Eltern

Die Terminologie, mittels welcher die Kooperation zwischen den Fachpersonen der Frühförderung auf der einen und Eltern auf der anderen Seite am Zutreffendsten beschrieben werden kann, ist nicht unumstritten. Sohns (1998, 33) etwa spricht von *Elternarbeit* und begründet dies dadurch, dass dies eine gewisse Professionalität im Umgang mit den Eltern ausdrücke und sich so von Bezeichnungen wie *bezahlte Mitmenschlichkeit* (Thurmair 1988, 193) abgrenze. Weiss (1989a, 7) wählt die neutralere Bezeichnung *Zusammenarbeit mit den Eltern*. Auch die Begriffe *Elternberatung* oder *Elternbegleitung* werden herangezogen, um die Zusammenarbeit mit Eltern (nicht nur) hörgeschädigter Kinder in der Frühförderung näher zu beschreiben.

Eltern fungieren in diesem Rahmen als Fürsprecher und Interessensvertreter ihrer noch sehr jungen Kinder. Im Zuge der flächendeckenden Einführung des universellen Neugeborenen-Hörscreenings gewinnt dieser Aspekt in der letzten Zeit besonders an Bedeutung. Die damit verbundenen Möglichkeiten der frühzeitigen Diagnostik der als unsichtbare Behinderung geltenden Hörschädigung führen zu einem früheren Einsetzen der und einer längeren Verweildauer in der Frühförderung (Leonhardt/Wendels 2007).

Früherfassung

Während in anderen Behinderungsbereichen schon länger mit einer großen Anzahl sehr junger Kinder gearbeitet wird, lag das bundesweit durchschnittliche Erfassungsalter hörgeschädigter Kinder noch im Jahr 2004 bei 36 Monaten (Bundesgemeinschaft der Eltern und Freunde hörgeschädigter Kinder e.V. 2006). Mit einer flächendeckenden Etablierung des Neugeborenen-Hörscreenings dagegen konnte das Alter zum Erstdiagnosezeitpunkt auf drei Monate herabgesetzt werden (Hoth 2009, 8). Die wesentlichen Pfeiler der Frühförderung allerdings – Ganzheitlichkeit, Interdisziplinarität, Elternorientierung und Integration (Weiss, Neuhäuser et al. 2004) – bleiben davon unberührt.

17.2 Eltern einbeziehen – warum?

Für die Notwendigkeit der Kooperation von Eltern von Kindern mit Behinderungen und Fachleuten in der Frühförderung werden unterschiedliche Begründungszusammenhänge genannt, die im weiteren Verlauf näher beschrieben werden (vgl. Weiss 1989b, 72ff).

Wirksamkeit der Fördermaßnahmen

alltagsrelevante Förderimpulse

Die in den Frühförderstunden gesetzten Förderimpulse müssen, um wirksam zu werden, im Alltag der Familie fortgesetzt werden. Förderprogramme, die Eltern einbezogen (Bronfenbrenner 1975, vgl. z.B. auch Dunst, Snyder et al. 1989) und die familienorientiert gestaltet waren (Brooks-Gunn, Hearn 1982; Jaehne, Malzan et al. 1995), zeigten sich effizienter als Maßnahmen, die lediglich auf die Behandlung des Kindes mit Behinderung zielten.

Entwicklungsförderung des Kindes

individuelles Förderkonzept

Daneben gelten natürlich die besonderen Bedürfnisse des behinderten Kindes selbst (vgl. Ludwig 2003, 37ff) als wesentlich für den Einbezug der Eltern. Ein individuelles Förderkonzept soll den damit verbundenen, unterschiedlich ausgeprägten, negativen Folgeerscheinungen entgegenwirken:

> „Unter Ausnutzung auch noch so geringer Hörreste sowie vorhandener und potenzieller Fähigkeiten und Möglichkeiten des Kindes, sind ihm der Erwerb kommunikativer Kompetenz sowie seine Identitätsfindung und Integration in Familie und Gesellschaft zu ermöglichen“ (Ludwig 2003, 53f).

Dazu muss die Familie als primäre Sozialisationsinstanz in die Fördertätigkeit miteinbezogen werden.

Belastungserleben der Eltern

Auch die Bedürfnisse der betroffenen Eltern selbst sind eine wichtige Begründung für die Notwendigkeit des Einbezugs von Eltern in die Arbeit der Frühförderung. Die Unterstützung der Eltern bei der Bewältigung der Behinderung ihres Kindes gilt vielfach als notwendige Voraussetzung für die Wahrnehmung einer aktiven Rolle im Erziehungs- und Förderprozess. Begründet wird dies angesichts der schwierigen Familiensituation und der entstehenden Alltagskonflikte und -belastungen für Eltern mit einem behinderten Kind. Untersuchungen zur Belastung von Eltern eines mit einem Cochlea Implantat versorgten Kindes gelangten zu dem Ergebnis, dass sich – im Vergleich zu Eltern hörender Kinder – die subjektive Belastung im interaktionsbezogenen Bereich bei Eltern gehörloser Kinder als deutlich erhöht darstellt und die Beziehungsgestaltung zum Kind erschwert verläuft (Horsch/Weber 1997, 63–79).

Hintermair, der Eltern hörgeschädigter Kinder aus den Bereichen Früherziehung, Kindergarten und Grundschulstufe in Nordrhein-Westfalen befragte, zeigte, dass vor allem

> „für die Mütter belastungsintensivere Momente hinzukommen, wenn das hörgeschädigte Kind eine zusätzliche Behinderung hat bzw. wenn das Kind gehörlos/resthörig ist" (Hintermair 2002, 132).

Behinderungsverarbeitung als zentrales Thema

Wie erste Studien zur Verarbeitungssituation bei Eltern, deren Kind im Rahmen des Neugeborenen-Hörscreenings erfasst wurde, zeigen, bleibt die Behinderungsverarbeitung als zentrales Thema bestehen (Hintermair 2008).

Auch der häufig berichtete Förderdruck bei den betroffenen Eltern scheint nun zwar nicht mehr durch die vormals oft späte Diagnose (und damit vermeintlich verpasste Förderzeit) bedingt, aber aufgrund von Normalisierungsdruck und Normalisierungserwartungen durch neue technische und medizinische Möglichkeiten weiter zu bestehen (2008).

‚Kunden'-Orientierung

Die aus der Wirtschaft kommende Qualitätsdebatte hat sich auf Bereiche wie das soziale Gesundheitswesen, Altenpflege, Soziale Dienste, Behindertenhilfe und andere Institutionen pädagogischer Arbeit wie die Frühförderung ausgedehnt. Den höchsten Stellenwert in all diesen Qualitätsmodellen hat die Rolle des Kunden. Dieses Verständnis stößt beim Versuch der Übertragung auf den Bereich der sozialen Arbeit auf Grenzen und Widerstände und die Bezeichnung Kunde für die Nutzer und Nutzerinnen sozialer Dienstleistungen ist nicht unumstritten.

nutzerorientierte Qualität in der Frühförderung

Doch auch im sozialen Bereich gilt: Die Nutzer stellen mehr und mehr Ansprüche an die Organisation. Kunden- beziehungsweise nutzerorientierte Qualität in der Frühförderung meint,

> „die leistungsbezogenen Ziele einer Einrichtung mit den Wünschen und Erwartungen der Nutzer abzustimmen. Die Anforderungen der Nutzerinnen und Nutzer sind nicht ausschließlich handlungsleitend für die Ausgestaltung der Dienste, müssen jedoch für die Qualitätsentwicklung neben fachlichen Standards zunehmend Berücksichtigung finden" (Korsten/Wansing 2000, 150).

Auch hier sind es, bedingt durch das noch sehr junge Alter der betreuten Kinder, die Eltern, die in der Rolle der Sprecher für ihre Familie auftreten.

Einsparungen im sozialen Bereich

Angemerkt sei hier auch, dass vor dem Hintergrund zunehmender Einsparungen im sozialpolitischen Bereich davon auszugehen ist, dass der Einbezug der Eltern in die Förderarbeit (auch) als Möglichkeit gesehen wird, Kosten einzusparen. Ohne den Einbezug der Eltern in die Förderarbeit wäre ein häufigeres Angebot der Frühfördermaßnahmen als – wie derzeit üblich – im Schnitt einmal pro Woche, oder ein grundsätzlich ganzjähriges (auch während der Schulferien) Stattfinden der Fördermaßnahmen vonnöten. Eine Überlegung, die umzusetzen mit erheblichem finanziellem Aufwand für die Träger verbundenen wäre.

17.3 Wie soll die Einbeziehung der Eltern aussehen?

Heute besteht Einigkeit über die Bedeutung des Einbezugs der Eltern in die Arbeit der Pädagogisch-Audiologischen Beratungs- und Frühförderstellen. Die Art und Weise dieser Zusammenarbeit war in den letzten 40 Jahren grundlegenden Veränderungen unterworfen.

Modelle der Zusammenarbeit

In Anlehnung an die von Speck (1983, 1984, 1989) vorgenommene Einteilung lassen sich in der Zusammenarbeit mit den Eltern behinderter Kinder drei unterschiedliche idealtypische Modelle unterscheiden: das Laienmodell, das Co-Therapeuten-Modell und das Modell der partnerschaftlichen Zusammenarbeit.

Im Prinzip sind diese nur theoretisch so streng voneinander abzugrenzen: Überlagerungen oder Vermischungen der einzelnen Konzepte in der praktischen Arbeit sind durchaus möglich (Weiss 1989b, 85). Die Rolle der Eltern ist dabei stets eine andere.

Das Laienmodell

Kennzeichen des Laienmodells ist neben einer „klare[n] Ungleichgewichtigkeit der Kompetenzen" die „eindeutige Abhängigkeit der Eltern" (Speck 1984, 140). Die Eltern werden als „Laien" im Sinne von „Nicht-Fachleuten" eingeschätzt und behandelt (1984, 140). Fachleute führen diagnostische und pädagogisch-therapeutische Tätigkeiten am Kind durch, deren Art und Notwendigkeit von ihnen festgelegt werden. Eltern dienen hauptsächlich als „Zubringer von Informationen und [...] Empfänger von Ratschlägen und Anweisungen" (1984, 140). Die Legitimation dieser Rollenverteilung wird in der fachlichen Kompetenz und Autorität der Fachleute gesehen: Sie sind die Experten der diagnostischen und pädagogischen Eingriffe.

Zwar wird das Laienmodell „heute von keiner Disziplin als noch adäquat vertreten" (Weiss 1989a, 14), in der Realität sind damit Facetten wie eine „einseitig dirigistische Position" (Speck 1983, 13) aufseiten der Fachleute in Verbindung zu bringen.

Allzu pauschal allerdings sollte das Laienmodell nicht verurteilt werden (Weiss 1989b, 96). Die Geburt eines behinderten Kindes führt aufgrund fehlender Erfahrungen zunächst zu Verunsicherungen. Eltern hörgeschädigter Kinder sind in der Mehrzahl hörend, und man könnte also von den Eltern als Laien sprechen, wenn sie über keine Erfahrungen mit dem Thema Behinderung im Allgemeinen oder Hörschädigung im Speziellen verfügen. Dass ihnen, im Gegensatz zur Geburt eines gesunden Kindes, in den meisten Fällen kein überliefertes Wissen vorliegt, auf das sie zurückgreifen können, kommt in dem von Balzer/Rolli (1979) geprägten und vielfach verwendeten Begriff der *traditionslosen Elternschaft* zum Ausdruck, der besagen soll, dass die Eltern zur Bewältigung der mit der Geburt und weiteren Entwicklung eines behinderten Kindes verbundenen Anforderungen nur begrenzt auf tradiertes Erfahrungswissen zurückgreifen können.

Studie zur Zufriedenheit von Eltern hörgeschädigter Kinder

Von Interesse sind in diesem Zusammenhang die in den Interviews der Studie zur Zufriedenheit von Eltern hörgeschädigter Kinder mit den Pädagogisch-Audiologischen Beratungs- und Frühförderstellen in Bayern (Siebeck 2007, 236f) getätigten Aussagen zum Vorwissen der Eltern:

„[...] dass halt alte Leute Hörgeräte haben, [...]. Das [...] ist im Endeffekt das Wissen, [...] obwohl ich mich als relativ interessiert in den verschiedensten Sachen bezeichnen würde, aber in diese Richtung würde ich sagen, da war ich also auch völlig unbedarft. Ein Kind mit Hörgeräten, ich hab vorher noch nie ein Kind mit Hörgeräten gesehen. Nicht einmal zufällig jetzt irgendwie, oder so“ (Interview H) (Siebeck 2007, 236f).

„[...] man hat ja vorher nie mit hörgeschädigten Kindern zu tun gehabt, es wär mir nie in den Sinn gekommen, dass es so was, ... gut ..., dass es so was gibt, na klar, aber das hab ich noch nie irgendwo so kennen gelernt und ist mir gar nicht so [...] bekannt geworden“ (Interview I) (2007, 236f).

„[...] der Begriff Schwerhörigkeit, den hab ich nie in Zusammenhang gebracht mit Kindern, nur mit alten Leuten. Also ich dachte, ein Kind hört, oder es hört nicht. Also das ist so ‚ne laienhafte Vorstellung, obwohl ich ja nicht auf den Kopf gefallen bin, aber das war für mich überhaupt kein Thema“ (Interview K) (2007, 236f).

„Ich wusste eigentlich überhaupt nicht, dass es so etwas gibt, wenn man jetzt nicht [...] schwerhörige Menschen [...] in der näheren Umgebung hat, hat man da überhaupt keine Erfahrungswerte“ (Interview M) (2007, 236f).

Dementsprechend wird den Frühförderern und Frühförderinnen von den meisten Eltern ein großes Fachwissen zuerkannt (2007, 196) – ein Umstand, der deutlich macht, dass die Laienhaftigkeit in diesem Bereich von den (hörenden) Eltern oft selbst empfunden und geäußert wird.

Wichtig ist jedoch zu beachten, dass es sich dabei um ein *bereichsspezifisches* Laientum handelt, was bestimmte fachliche Gesichtspunkte anbelangt und nicht die Person der Eltern als solche betrifft.

Das Co-Therapeuten-Modell

Unter der Zusammenarbeit von Eltern und Fachleuten im Sinne des Co-Therapeuten-Modells ist die „aktive Mitwirkung der Eltern an Therapie und Förderung des Kindes unter ‚fachmännischer Anleitung'" (Weiss 1989b, 86) zu verstehen.

Beteiligung der Eltern am Förderprozess

Zur Entstehung dieses Modells haben neben ökonomischen Überlegungen vor allem wissenschaftliche Erkenntnisse auf den Gebieten der Wirksamkeit der frühen Förderung geführt. Die Beteiligung der Eltern am Förderprozess bewirkt größere Fortschritte des Kindes und die im Rahmen der Frühförderung gesetzten Förderimpulse müssen im Alltag der Familie weitergeführt werden, um Entwicklungsfortschritte zu gewährleisten. Zunächst stellte sich das in den 1960er Jahren eingeführte Co-Therapeuten-Modell als eine Verbesserung der elterlichen Position dar: Diese wurden jetzt „in ihrer Bedeutung für die Umsetzung der professionellen Hilfe für das Kind ernster genommen" (Speck 1984, 141) und stärker in die Arbeit der Experten einbezogen. Deren Rolle im Rahmen dieses Modells ist die eines Therapeuten, genauer gesagt eines Co-Therapeuten.

Wie die Vorsilbe bereits impliziert, hatten Therapeuten/Therapeutinnen auf der einen und Eltern auf der anderen Seite dabei keine gleichwertige Bedeutung:

> „Professionals largely worked on the assumption that they knew best what the child should learn and therefore what the parents should do at home" (Mittler/Mittler 1983, 9).

Beispiele für eine Förderung nach co-therapeutischem Verständnis sind das Aufstellen von Lernzielen für die Eltern als auch für ihre Kinder, das Stellen von Hausaufgaben und die Kontrolle bezüglich deren Erledigung oder Nicht-Erledigung. Damit treten Eltern in die Funktion einer externen Instanz. „Sie sind nicht mehr sie selbst, sondern der verlängerte Arm eines anderen" (Speck 1984, 143), was zu einer Veränderung der originären Elternrolle im Sinne der Pädagogisierung und Therapeutisierung führen kann. Leistungsdruck, ständiger Handlungsdruck im Sinne einer gezielten Förderung bei den Eltern, aber auch Unsicherheiten und Schuldgefühle können als Nebenwirkungen auftreten und das Eltern-Kind-Verhältnis belasten.

In diesem Zusammenhang aber zeigt die Datenlage der oben erwähnten Untersuchung (Siebeck 2007), dass Eltern sich auf der einen Seite *Überwachung* und *Forderung* wie auch *Lob* vom Frühförderer wünschen, was dafür spricht, dass Eltern die betreuenden Fachkräfte in der Kindförderung tatsächlich um einiges kompetenter einschätzen als sich selbst – andererseits ist es ihnen aber auch wichtig, Kritik äußern zu können.

Dies spricht für ein Bestehen des lediglich bereichsspezifischen (auf die Kindförderung bezogenen) Laientums bei Eltern hörgeschädigter Kinder und drückt eine gewisse Ambivalenz in den elterlichen Ansprüchen an die Frühförderfachkräfte aus (2007, 285).

Partnerschaftliche Zusammenarbeit

„Partnerschaftliche Kooperation ist dann gegeben, wenn sich Eltern und Fachleute im Sinne eines Ergänzungsverhältnisses um das gemeinsame Ziel, die bestmögliche Entwicklung des Kindes im Rahmen seiner psychophysischen Dispositionen, bemühen. Beide Seiten bringen dabei ihre spezifischen Verantwortlichkeiten, Kompetenzen, sowie Sicht- und Handlungsweisen, beruhend auf ihrer Zugehörigkeit zu unterschiedlichen Systemen, ein. Dabei ist von einer grundsätzlichen Gleichwertigkeit des häuslich-familiären und des fachlich-professionellen Systems auszugehen, die sich gerade aus ihrer gegenseitigen Ergänzungsbedürftigkeit im Blick auf das gemeinsame Ziel ergibt" (Weiss 1989b, 90).

partnerschaftliche Kooperation als anerkannte Form der Zusammenarbeit

Die von Speck als Postulat formulierte partnerschaftliche Kooperation von Eltern und Fachleuten gilt heutzutage in der Fachwelt als allgemein anerkannte Form der Zusammenarbeit von Eltern und Fachleuten. Kennzeichen einer partnerschaftlichen Zusammenarbeit von Eltern und Fachleuten in der Frühförderung sind:

- Zusammenarbeit in gegenseitigem Respekt
- Einbringen von Informationen und Fähigkeiten beider Seiten
- Wissens- und Kompetenzaustausch in offener Weise
- gemeinsamer Prozess der Entscheidungsfindung
- Anerkennung der je spezifischen Individualität der Familie und des behinderten oder von Behinderung bedrohten Kindes
- gegenseitige Mitteilung von Gefühlslagen

Im Bereich der Förderung hörgeschädigter Kinder ist dabei vor allem auch die Wahl des geeigneten Kommunikationsmittels für die betreuten Kinder ein Thema.

Zwar handelt es sich bei diesen überwiegend um schwerhörige, lautsprachlich geförderte Kinder. In der Zusammenarbeit nach partnerschaftlichem Verständnis ist dennoch eine neutrale Information über möglicherweise infrage kommende, unterschiedliche Methoden der Förderung angezeigt.

17.4 Fazit

Zusammenarbeit Frühförderer-Eltern

In der Zusammenarbeit zwischen (v.a. hörenden) Eltern hörgeschädigter Kinder und Frühförderern ist im Blick auf die elterliche Bedürfnislage eine gewisse Divergenz zu beobachten: Auf der einen Seite erwarten diese von den in ihren Augen hoch qualifizierten und einzig zugänglichen Professionellen oft eindeutige Empfehlungen bis hin zur Festlegung der Kommunikationsmittel, teilweise sogar Vorschriften bezüglich der konkreten Elternmitarbeit. Auf der anderen Seite möchten sie in der allgemeinen Zusammenarbeit und beim Festsetzen der Förderziele gleichberechtigte Partner sein. Dies spricht für ein Nebeneinander verschiedener Paradigmen in der Frühförderarbeit mit Eltern hörgeschädigter Kinder. Diese sehen sich sowohl als Laien in einem umgrenzten Bereich als auch als generell gleichberechtigte Partner (vgl. Weiss 1989b).

divergierende Ansprüche

Den sich daraus ergebenden divergierenden Ansprüchen nach direktiver Anleitung einerseits und Mitspracherecht und Gleichberechtigung andererseits dürfte in der Praxis nicht immer leicht zu begegnen sein.

Häufigkeit von Pädagogisch-Audiologischen Beratungs- und Frühförderstellen

Förderlich für das Empfinden des bereichsspezifischen Laientums vonseiten der Eltern kann neben der relativen Seltenheit von Hörschädigungen und dem dadurch in der

Regel geringen Vorwissen auf diesem Gebiet auch die Zentralisierung der Pädagogisch-Audiologischen Beratungs- und Frühförderstellen sein. Diese Monopolstellung signalisiert bereits nach außen, dass sich hier die weithin einzigen Spezialisten zur Frühförderung hörgeschädigter Kinder befinden. Den Eltern scheint diese Abhängigkeit von der sie betreuenden Frühförderstelle auch bewusst zu sein: So geben nahezu alle befragten Eltern an, dass in ihrer Nähe kein alternatives Förderangebot existiert (Siebeck 2007, 165f).

Entsprechend äußert die überwältigende Mehrheit Dankbarkeit für das Angebot der Frühförderstelle. Interviewaussagen lassen vermuten, dass sich diese teilweise auf die bloße Existenz des Angebots bezieht (2007, 166f).

Es muss also vermutet werden, dass die Monopolstellung der Frühförderstellen nicht förderlich ist, um selbstbewusste Nutzer im Sinne von Kunden zu begleiten, die ihre Bedürfnisse einklagen und sich in der Zusammenarbeit als grundsätzlich gleichwertige Partner fühlen können. Dass nämlich durchaus eigene Kompetenzen für die Förderung des Kindes gesehen werden, zeigt das Zurückführen von sowohl sprachlichen als auch allgemeinen Entwicklungsfortschritten des Kindes (auch) auf das familiäre Umfeld.

Mitspracherecht Eltern

Grundsätzlich gilt es, die Eltern in ihrem Wunsch nach Mitspracherecht zu bestärken und sie zum Darlegen ihrer Bedürfnisse zu ermutigen. Unterstützend dabei kann der Kontakt zu anderen betroffenen Eltern als Informations- und Ansprechpartner aber auch zu hörgeschädigten Erwachsenen in ihrer Funktion als Identifikations- und Rollenmodell sein.

V Krippe und Kindergarten/Vorschule

18 Auswahlkriterien für Krippe und Kindergarten

Von Gisela Batliner

Nachfolgend wird vorgestellt, welche vorschulischen Einrichtungen Kindern mit einer Hörschädigung in Deutschland zur Verfügung stehen und welches die wichtigsten Auswahlkriterien sind, um für jedes Kind die beste Lösung zu finden.

18.1 Fallbeispiele

komplexe Entscheidungsfindung

Um zu zeigen, wie komplex und individuell die Entscheidungsfindung im Einzelfall ist, einige Beispiele, angelehnt an konkrete Fälle (Namen geändert):

Kind mit mittelgradiger Schwerhörigkeit

Thorsten wird mit 4 Jahren als mittelgradig schwerhörig diagnostiziert. Er besucht bereits seit einem Jahr den allgemeinen Kindergarten, fühlt sich dort wohl und ist sozial gut integriert. Er verbleibt nach der Hörgeräteanpassung in seiner Gruppe, die Erzieherinnen werden durch die Eltern über die Handhabung der Geräte informiert und die Eltern gehen mit ihm einmal wöchentlich zur Sprachtherapie. Außerdem steht das Förderzentrum, Förderschwerpunkt Hören mit der mobilen sonderpädagogischen Hilfe (msH-Hören) für Beratungen vor Ort im Kindergarten zur Verfügung.

Anmerkung: Die Bezeichnungen der Einrichtungen und mobilen sonderpädagogischen Dienste zur Begleitung der Kinder in allgemeinen Einrichtungen variieren bundesweit, wie „Förderzentrum für Hören und Kommunikation“, „Landesbildungszentrum für Hörgeschädigte“ oder „Integrationsfachdienst“ anstatt „msH-Hören“.

Kind mit früher bilateraler CI-Versorgung

Bei Lisa wird nach der Geburt eine an Taubheit grenzende Schwerhörigkeit diagnostiziert. Sie bekommt mit 8 Wochen Hörgeräte und mit 11 Monaten eine bilaterale CI-Versorgung. Mit 3;4 Jahren ist ihre Sprachentwicklung nahezu altersentsprechend und sie wird in dem allgemeinen Kindergarten, in dem auch schon der größere Bruder war, aufgenommen. Die Erzieherinnen haben in einer Schnupperwoche Lisa näher kennen gelernt und sind motiviert, mit Unterstützung der Eltern und der Pädagogisch-Audiologischen Frühförderstelle das Kind zu integrieren.

Kind mit zusätzlichem Förderbedarf

Rafael ist ein Kind mit Down-Syndrom. Im Alter von 2 Jahren wurde eine mittel- bis hochgradige Schwerhörigkeit festgestellt, und er wurde erfolgreich mit Hörgeräten versorgt. Die Familie ist stark in der Kirchengemeinde engagiert und ihr sind in der Erziehung christliche Werte sehr wichtig. Der katholische Kindergarten der Gemeinde hat eine integrative Gruppe mit 15 Kindern. Diese kleinere Gruppe, zwei Erzieherinnen und eine Heilpädagogin bieten Rafael gute Bedingungen, um in seinem sozialen Umfeld zu verbleiben und gleichzeitig umfassend gefördert zu werden. Auch hier begleitet die msH-Hören die Familie, die Erzieherinnen und das Kind.

Kind mit mehrsprachigem Hintergrund

Wladimir wurde mit 2;8 Jahren als hochgradig hörgeschädigt diagnostiziert. Er bekam ein Hörgerät und ein CI. Die Familiensprache ist Russisch. Zum Zeitpunkt des Kindergarteneintritts mit 3;2 Jahren steht er in beiden Sprachen noch ganz am Anfang des Spracherwerbs: Er versteht und spricht einzelne Wörter. Um Wladimir nach der späten Diagnose optimale Bedingungen für den weiteren Hör- und Spracherwerb zu geben, besucht er den Kindergarten des Förderzentrums, Förderschwerpunkt Hören, mit einer Gruppengröße von 8 Kindern. Die Eltern gehen zusätzlich mit Wladimir zu einer Logopädin, die sie u.a. zum weiteren Spracherwerb in der Muttersprache Russisch berät.

Umgekehrte Integration

Kerstin wurde mit 18 Monaten als hochgradig schwerhörig diagnostiziert. Sie bekam Hörgeräte und nach einer Verschlechterung des Hörvermögens mit 2;8 Jahren zwei Cochlea Implantate. Bei Kindergarteneintritt mit 3;6 Jahren ist Kerstin in der Sprachentwicklung noch deutlich verzögert, hat aber schon Sprachverständnis für gewohnte Alltagsthemen und verständigt sich in Zwei- bis Drei-Wort-Kombinationen. Unter günstigen Bedingungen könnte Kerstin einen Kindergarten vor Ort besuchen. Der einzige Kindergarten im Dorf ist jedoch ein Altbau mit einer schlechten Raumakustik. Das pädagogische Konzept lässt den Kindern viel Freiraum (in der Freispielzeit sind z. B. alle Türen offen und die Kinder können wählen, wo sie sich aufhalten möchten) und sieht nur wenige tägliche Rituale vor. Die Erzieherinnen der Gruppe mit 25 Kindern sind bereits durch mehrere Kinder sehr beansprucht, die viel Aufmerksamkeit und Zuwendung erfordern. Die Eltern entscheiden sich daher für den Kindergarten des Förderzentrums, Förderschwerpunkt Hören, in der nächsten Stadt, der eine integrative Gruppe mit normal hörenden Kindern im Sinne der umgekehrten Integration anbietet.

18.2 Vorschulische Betreuungsformen

Schulvorbereitende Einrichtung

Die vorschulischen Angebote für Kinder mit Hörschädigungen sind in Deutschland nicht einheitlich geregelt. Teilweise gibt es sogar innerhalb einzelner Bundesländer unterschiedliche Bestimmungen, insbesondere für die Integration. In einigen Bundesländern ist die Bezeichnung SVE (Schulvorbereitende Einrichtung) für den Kindergarten an einem Förderzentrum für Kinder mit Hörschädigung üblich. Kinderkrippen sind immer allgemeine Einrichtungen und Krippenplätze sind in Deutschland so rar, dass meist keine Auswahl verschiedener Einrichtungen zur Verfügung steht. Neu ist, dass derzeit an einzelne integrative Kindergärten integrative Kinderkrippen angegliedert werden.

Die häufigsten vorschulischen Betreuungsformen

- **Kindergärten an Förderzentren, Förderschwerpunkt Hören**
  - Gruppen für Kinder mit Hörschädigungen
  - Gruppen für Kinder mit Hörschädigungen und zusätzlichen Entwicklungsbeeinträchtigungen
  - integrative Gruppen (umgekehrte Integration, d.h. normal hörende Kinder gehen in den Kindergarten des Förderzentrums)
- **Kindergärten an Förderzentren für Kinder mit Hörschädigungen und zusätzlichem Förderbedarf**
- **Heilpädagogische Kindergärten**
  - heilpädagogische Gruppen
  - integrative Gruppen
- **Allgemeine Kindergärten**
  - städtische und kirchliche Kindergärten
  - Elterninitiative-Kindergärten, z.B. Waldkindergärten
  - Kindergärten mit alternativen Pädagogikformen, wie Montessori oder Waldorf: Hier ist der Besuch des jeweiligen Kindergartens oft Voraussetzung, um später einen Schulplatz an diesen Einrichtungen zu bekommen.

In allgemeinen Kindergärten können Kinder einen ganz normalen Platz bekommen, als Einzelintegrations-Kind aufgenommen werden oder auf einen Integrationsplatz in einer integrativen Gruppe kommen. Eine Gruppengröße im allgemeinen Kindergarten beträgt 25 Kinder, in integrativen Gruppen meist 15, davon fünf Integrationsplätze. Die Gruppengröße in Elterninitiative-Kindergärten und Kindergärten mit alternativen Pädagogikformen liegt oft unter 25 Kindern.

In der Praxis stehen selbstverständlich nicht allen Kindern alle Möglichkeiten zur Verfügung. Selbst in einer Großstadt mit vielen Angeboten sollte auf Wohnortnähe geachtet werden, damit die Integration im sozialen Umfeld gewährleistet ist. Außerdem ergeben sich zwangsläufig Überschneidungen: Ein Montessori-Kindergarten ist z.B. häufig ein Elterninitiative-Kindergarten.

18.3 Auswahlkriterien

Für die Auswahl einer geeigneten Einrichtung müssen neben den örtlichen Gegebenheiten die individuelle Vorgeschichte des Kindes, seine Persönlichkeit und sein soziales Umfeld miteinbezogen werden. Nur so kann entschieden werden, ob für eine langfristige Integration des Kindes in die Gesellschaft eine allgemeine Einrichtung oder ein Förderzentrum den individuellen Bedürfnissen des Kindes in Bezug auf seine Gesamtentwicklung am besten gerecht werden kann.

Kriterium: Förderzentrum

Vorteile eines Kindergartens am Förderzentrum, Förderschwerpunkt Hören

- Die kleinen Gruppen (in der Regel nicht mehr als 10 Kinder) bieten viel persönliche Zuwendung durch die Erzieherinnen und einen geringeren Lärmpegel.
- Die Pädagoginnen haben Erfahrung mit hörgeschädigten Kleinkindern und spezielles Wissen in diesem Bereich.
- Die Räume sind akustisch entsprechend ausgestattet.
- Im Gruppenalltag wird auf akustisch gute Bedingungen geachtet, wie z.B. Gesprächsdisziplin oder Gruppengespräche über eine Höranlage.
- Die Kinder bekommen in der Gruppe intensive Hör- und Sprachförderung.
- Die Kinder erleben, dass sie mit ihrer Hörbeeinträchtigung nicht alleine sind.
- Kinder, die Gebärdensprache zur Kommunikation benötigen, bekommen in speziellen Gruppen ein kompetentes Angebot und sind mit Kindern zusammen, die auch gebärdensprachlich kommunizieren.
- Im Förderzentrum gibt es zusätzlich
  - eine Betreuung durch Hörgeräteakustiker zur Überprüfung der Hörtechnik,
  - Psychologen zur Kontrolle der Gesamtentwicklung des Kindes und Beratung der Eltern,
  - Einzelförderungen, zusätzlich zur Förderung in der Gruppe.

Die Erfahrung zeigt allerdings, dass etwa 80% aller Kinder mit Hörschädigungen (leichtgradig schwerhörig bis gehörlos) heutzutage im vorschulischen Bereich allgemeine Einrichtungen besuchen.

Kriterium: Wohnortnähe

Vorteile einer Integration des Kindes im allgemeinen Kindergarten in Wohnortnähe

- **Durch die Nähe zum Wohnort**
  - entfallen die meist langen Fahrten im Schulbus, die in der Regel nötig sind, wenn das Kind ein Förderzentrum

besucht. Die Kinder müssen nicht so früh aufstehen, der Weg ist nicht anstrengend und sie sind nach dem Kindergarten schneller zu Hause;
- wird das Kind täglich von den Eltern gebracht und abgeholt. Dadurch besteht ein täglicher Kontakt zu den Erzieherinnen und zu anderen Eltern; Kontakte zu Kindern außerhalb der Kindergartenzeit sind einfach zu organisieren und es fallen dabei keine weiten Fahrten an;
- können Eltern oder andere Bezugspersonen schnell vor Ort sein, wenn das Kind erkrankt oder sich verletzt hat.

Durch das gemeinsame Leben und Lernen mit normal hörenden Kindern
- erleben die hörgeschädigten Kinder ein sehr gutes Sprachvorbild;
- erfahren sie die Lautsprache als natürliches Kommunikationsmedium;
- lernen die Kinder, in ihrem sozialen Umfeld zurechtzukommen – auch wenn nicht alle Bedingungen für sie optimal sind;
- besteht bei guter Entwicklung die Möglichkeit, dem Kind mit vertrauten Kindern den Start in der allgemeinen Schule zu erleichtern und diese vertrauten Mitschüler können gleichzeitig Vorbild für die neuen Mitschüler im Umgang mit dem hörgeschädigten Kind sein.

Weitere Aspekte
- Durch eventuell vorhandene ältere Geschwisterkinder sind die Eltern und das Kind bereits mit dem Kindergarten vertraut und sowohl die Erzieherinnen als auch das hörgeschädigte Kind kennen sich schon vom Bringen und Abholen;
- Die Frühförderung durch die Pädagogisch-Audiologische Beratungsstelle läuft weiter – bei Besuch des Kindergartens bzw. der Schulvorbereitenden Einrichtung des Förderzentrums wird diese dagegen in der Regel beendet. So werden die Eltern weiter eng begleitet und haben regelmäßig einen vertrauten Ansprechpartner. Außerdem können die Inhalte der Frühförderstunden auf die gerade aktuellen Bedürfnisse des Kindes in seiner Familie abgestimmt und durch die Eltern im Alltag umgesetzt werden. Dies entfällt weitgehend, wenn die Einzelförderung am Förderzentrum ohne Eltern durchgeführt wird.

Weitere Auswahlkriterien

- Passen die Öffnungszeiten zu den Bedürfnissen der Familie: Nachmittagsbetreuung, Feriengruppe, ...?
- Welche Gebühren fallen an?
- Gibt es neben Elternabenden Möglichkeiten des regelmäßigen Einzelgesprächs zum Austausch über die Entwicklung des Kindes?
- Wie viel Elternmitarbeit wird gefordert und wie viel kann die Familie leisten (Feste organisieren, Renovierungsarbeiten, ... – besonders relevant bei Elterninitiative-Kindergärten)?
- Wie sind die Spiel- und Lernangebote (vielseitiges Material, Raumausstattung und Akustik, Außengelände, Ausflüge, musikalische Früherziehung, ...)?
- Gibt es einen Ruhe- bzw. Rückzugsraum (Kuschelzimmer, Traumzimmer)?
- Bietet das Konzept durch klare Abläufe und Rituale (gemeinsames Frühstück, Stuhlkreis, fester Ausflugstag, ...) Orientierung für das hörgeschädigte Kind, wenn es noch am Beginn der Sprachentwicklung ist?
- Sind die Erzieherinnen offen für eine Zusammenarbeit mit den Fachleuten, wie z.B. für Beratungen zur Verbesserung der Raumakustik?

Berücksichtigung individueller Bedürfnisse

Neben Überlegungen, welche spezifischen Umstände für ein hörgeschädigtes Kind günstig sind, sollte auch folgender Aspekt bedacht werden: Welcher Typ ist das Kind generell? Kann es sich in einer größeren Gruppe gut behaupten und sich selbstständig für ein Material, eine Beschäftigung oder einen Spielpartner entscheiden? Oder braucht es häufig noch einen Erwachsenen neben sich und einen klar strukturierten Tagesablauf?

Der Kindergarten ist in der Regel die erste Bildungseinrichtung für ein Kind und damit auch ein Ort, an dem es in Zukunft viel Zeit verbringen wird. Daher sind nicht zuletzt auch ganz subjektive Kriterien für die Entscheidung der Eltern von Bedeutung: Gefällt ihnen die Atmosphäre in der Einrichtung, sind ihnen die Erzieherinnen sympathisch und erscheinen sie kompetent, gehen sie bei den ersten Begegnungen liebevoll und interessiert auf das Kind zu – kurz, können sich die Eltern vorstellen, ihr Kind morgens mit einem guten Gefühl zu verabschieden?

Zusammenfassend lässt sich sagen, dass hörgeschädigte Kinder, genauso wie gut hörende, von kleinen Gruppen, guter Raumakustik, Gesprächsdisziplin und aufmerksamer, individueller Betreuung profitieren. Wenn dazu eine respektvolle, offene Zusammenarbeit zwischen Eltern und Fachleuten gelingt, wird die Kindergartenzeit für alle Beteiligten erfolgreich verlaufen.

19 Hör- und Sprachförderung in Krippe und Kindergarten

Von Gisela Batliner

19.1 Hörförderung und Spracherwerb allgemein

Der erste Schritt zu einer guten Förderung des Kindes in Krippe und Kindergarten ist die Wahl der passenden Einrichtung (Kap. 18). Ist diese erfolgt, haben die Erzieherinnen und die Kinder der Gruppe einen großen Einfluss auf die Entwicklung des hörgeschädigten Kindes, da sie mit ihm viel Zeit verbringen. Bei dem Begriff Hörförderung tauchen schnell Bilder von Geräusche-Spielen und musikalischen Aktivitäten auf. Selbstverständlich profitieren gerade auch hörgeschädigte Kinder von musikalischen Angeboten, angefangen bei den ersten Liedern für Babys über Kreisspiele bis hin zum Erlernen eines Musikinstrumentes.

Spracherwerb im Dialog

Das wichtigste Instrument ist jedoch von Anfang an die Stimme der Bezugspersonen. *Der Hör- und Spracherwerb findet von Anfang an im Dialog, d.h. in der Interaktion im Alltag und Spiel statt.* So ist die Interaktion im Gruppenalltag beim Wickeln, Füttern, Spielen, Bilderbuch ansehen, Aufräumen, Tisch decken oder auf dem Spielplatz für das Kind die beste Therapie.

Hörumgebung gestalten

Es gilt daher, eine Hörumgebung zu schaffen, in der Kinder mit Hörstörungen sich gut orientieren und aktiv Sprache erwerben können (Kap. 20). Daher ist es neben allen anderen Maßnahmen besonders wertvoll, wenn ein Nebenraum zur Verfügung steht, in dem regelmäßig in Kleingruppen gearbeitet werden kann. Für eine gezielte Hör- und Sprachförderung in der Gruppe müssen wir uns bewusst machen, welche Aspekte der Interaktion den Spracherwerb eines Kleinkindes generell unterstützen und welche davon für ein hörgeschädigtes Kind besonders relevant sind.

Gesamtentwicklung

Da der Hör- und Spracherwerb eng vernetzt ist mit allen anderen Entwicklungsbereichen, ist es wie bei allen Kindern wichtig, immer das ganze Kind in seiner Gesamtentwicklung im Blick zu behalten, besonders auch mit seinen individuellen Begabungen. Die Entwicklung eines gesunden Selbstbewusstseins, z.B. durch die Förderung der Stärken des Kindes, ist neben einer hohen Sprachkompetenz entscheidend dafür, ob es dem Kind gelingen wird, seine Hörschädigung langfristig gut in sein Leben zu integrieren.

Integration in Krippe und Kindergarten

Die Erfahrung zeigt, dass etwa 80% aller Kinder mit Hörschädigungen (leichtgradig schwerhörig bis gehörlos) allgemeine vorschulische Einrichtungen besuchen; in Krippen sind es 100%, da es keine Krippen für hörgeschädigte Kinder gibt. Dazu kommt, dass über 90% der Kinder in normal hörenden Familien aufwachsen. Aus diesem Grund werden in diesem Kapitel keine Hinweise zur Förderung der gebärdensprachlichen Kompetenz in der Gruppe gegeben (Kap. 16).

Kinder mit Gebärdensprache

Kinder, die Gebärden für die Kommunikation benötigen, besuchen in der Regel die Kindergärten der Förderzentren, wo dieser Bereich kompetent unterstützt wird.

Unterstützte Kommunikation bei Mehrfachbehinderung

Werden diese Kinder jedoch in integrative Gruppen aufgenommen oder andere Kinder, die aufgrund einer Mehrfachbehinderung Unterstützte Kommunikation (UK) in Form von Gebärden, Bildkartensystemen oder elektronischen Kommunikationshilfen benötigen, müssen die Erzieherinnen sich selbstverständlich darauf einstellen und entsprechend fortbilden.

Hörtechnik

Wichtigste Voraussetzung für eine gelungene Kommunikation und damit auch für eine erfolgreiche Förderung des Kindes ist, dass neben allen Aspekten, die im Kapitel 23 zur Raumakustik beschrieben werden, die Hörtechnik des Kindes fehlerfrei funktioniert. Die Erzieherinnen müssen daher in die Handhabung von Hörgerät und/oder CI eingewiesen werden und auch einfache Maßnahmen zur ‚Pannenhilfe' beherrschen.

19.2 Hör- und Sprachförderung im Dialog

Im Folgenden sind Beispiele zu finden, welche Aspekte die Kommunikation mit hörgeschädigten Kindern sichern und somit gleichzeitig seine Hör- und Sprachentwicklung effektiv unterstützen. Die Beispiele beziehen sich auf Kinder in den ersten drei Lebensjahren.

Die Kontaktaufnahme

Wenn wir mit dem Kind sprechen wollen, müssen wir zunächst absichern, ob es höraufmerksam und kommunikationsbereit ist. Wenn das Kind beispielsweise am Basteltisch sitzt oder in der Bau-Ecke spielt, gehen wir zu dem Kind hin, sprechen es mit dem Namen an und nehmen Blickkontakt auf, um zu zeigen, dass wir mit ihm sprechen möchten.

Höraufmerksamkeit/ Kommunikationsbereitschaft

Es ist einerseits sehr wichtig, mit hörgeschädigten Kindern viel sprachlich zu kommunizieren, gleichzeitig ist aber die Beachtung der Aufnahmebereitschaft des Kindes von großer Bedeutung. Dies gilt besonders für Kinder zu Beginn der Hörentwicklung. So sollte beispielsweise eine Erzieherin in der Krippe, die ein 14 Monate altes Kind auf dem Schoß hat und mit ihm spricht, immer beachten, ob das Kind auch wirklich im Kontakt mit ihr ist. Dies zeigt es u.a. durch Blickkontakt, Mimik, Gestik und Lautieren. *Ein Berieseln des Kindes mit Sprache, ohne dass eine Interaktion entsteht, fördert nicht die Hörentwicklung, sondern reduziert die Höraufmerksamkeit des Kindes für Sprache!*

Beginnt ein hochgradig hörgeschädigtes Kind, auf seinen Namen zu reagieren, ist das ein Meilenstein in der Hör- und Dialogentwicklung. In diesem Stadium muss in der Gruppe konsequent darauf geachtet werden, dass das Kind nur dann mit dem Namen angesprochen wird, wenn daraufhin auch eine Interaktion mit dem Kind erfolgt.

> Ein gelungenes Vorgehen wäre z.B., wenn die Erzieherin ein 16 Monate altes Kind, das gerade mit einer Kugelbahn spielt, folgendermaßen anspricht: „Lukas (Kind wendet sich der Erzieherin zu), schau mal (Erzieherin zeigt unter das Regal)! Da ist noch eine Kugel. Die ist unter das Regal gerollt."

Wenn dagegen der Name des Kindes nur genannt wird, um zu testen, ob es tatsächlich schon darauf reagiert, wird das Kind in Zukunft nicht mehr darauf achten, da die Zuwendung zum Sprecher für das Kind keine Konsequenz hat.

WIE soll die Erzieherin mit dem hörgeschädigten Kind sprechen?

Dialogkriterium: Form

In normaler Lautstärke sprechen, nicht zu leise und nicht zu laut. Für die Verstärkung (Hörgerät) und passende Lautstärke (CI) sind die technischen Hörhilfen zuständig. Außerdem verändern sich Mimik und Aussprache, wenn mit dem Kind lauter gesprochen wird.

Lautstärke

Auf normale Geschwindigkeit achten, nicht zu schnell und auch nicht zu langsam. Beim verlangsamten Sprechen verändern sich die Sprachmelodie, die Betonung und der Sprechrhythmus (die Prosodie).

Geschwindigkeit

Normale Artikulation verwenden, aber nicht überartikulieren, da dies das zusätzliche Absehen der Sprache erschwert, weil die Bewegungen dadurch verzerrt werden. Außerdem leidet die natürliche Prosodie darunter.

Artikulation

Mit natürlicher, lebendiger Prosodie sprechen. Aus der Prosodie können hörgeschädigte – wie auch normal hörende – Kinder viel Inhalt entnehmen (auch schon in einem Alter, in dem sie noch kein Sprachverständnis haben), wie z. B., ob es sich um ein Lob handelt, einen sachlichen Kommentar, eine Bestätigung oder eine ungeduldige Anmerkung. Außerdem werden inhaltlich wichtige Wörter durch Lautstärkekontraste hervorgehoben, wie „Das kannst Du ja schon *ganz alleine!*" Daher ist eine natürliche und lebendige Prosodie sehr wichtig. Außerdem wird dem Kind damit ein natürliches Sprechvorbild gegeben, wodurch auch eine natürliche Prosodie beim Kind selbst gefördert wird.

Prosodie

Wichtige Inhaltspunkte sollten wiederholt werden, z. B.: „Schau mal, Anna möchte auch mal schaukeln. Lässt Du sie auch mal schaukeln?" oder „Möchtest du die Knete haben? Ja – die Knete?" Diese Wiederholungen sind in der ersten Spracherwerbsphase sehr wichtig, da ein hörgeschädigtes Kind Wörter häufiger als ein normal hörendes Kind in der jeweiligen Situation hören muss, um deren Bedeutung verstehen zu lernen. Hat das Kind bereits ein gutes Sprachverständnis erreicht und benötigt die Wiederholungen nicht mehr, muss darauf geachtet werden, diese wieder zu reduzieren. Das Kind soll lernen, in der Regel auf einmalige Ansprache zu reagieren und den Inhalt zu verstehen. Wenn es aber gewohnt ist, dass immer alles mehrfach gesagt wird, wird seine Höraufmerksamkeit für Sprache eher abnehmen.

Wiederholung

Wichtige Inhalte redundant formulieren. Kinder mit

Redundanz

Hörstörungen müssen oft aus einzelnen Teilen, die sie verstanden haben, den Sinn einer Aussage kombinieren. Das kann akustisch oder inhaltlich bedingt sein. Daher sollten wichtige Aussagen redundant angeboten werden, d. h., dass der Inhalt durch mehrere Begriffe transportiert wird: So ist es schwerer zu verstehen, wenn nur gesagt wird: „Max, komm bitte mit raus!", als wenn gesagt wird: „Max, komm bitte mit, wir gehen nach draußen in den Garten. Wir wollen doch noch Kastanien sammeln." Beim zweiten Beispiel kann Max aus mehreren Wörtern entnehmen, was gleich passieren wird. Falls er das Wort „draußen" nicht gehört oder verstanden hat, kann er aus „Garten" und „Kastanien sammeln" den Inhalt kombinieren.

Körpersprache

Natürliche Körpersprache verwenden. Mit allen Kindern wird in den ersten Lebensjahren im Gespräch mehr Mimik und Gestik eingesetzt; dies ist auch für hörgeschädigte Kinder wichtig. Eine lebendige Körpersprache macht die Kommunikation natürlich und unterstützt das, was inhaltlich durch die Sprache vermittelt werden soll.

WORÜBER soll mit dem hörgeschädigten Kind gesprochen werden?

Dialogkriterium: Inhalt

Grundsätzlich gilt: Ein natürlicher Dialog kann nicht vorgeplant werden! Zum Inhalt eines Dialoges sollte jedoch folgendes beachtet werden:

Empathie

Auf das Thema des Kindes eingehen. Das kann beim Baby ein freudiges Strampeln, später ein Zeigen mit dem Finger oder auch Sprache sein, wie z. B. die Frage eines Kindes, das die ersten Zwei-Wortverbindungen anwendet und seine Freundin auf der Spielempore im Gruppenraum vermutet: „Anna oben?"

gemeinsames Thema

Joint Attention – das gemeinsame Thema: Die Tatsache, sich mit dem gleichen Gegenstand zu beschäftigen, heißt nicht zwangsläufig, über das gleiche Thema zu sprechen:

> Ein 18 Monate alter Junge beobachtet fasziniert die Kugeln auf der Kugelbahn, wie sie ganz alleine und schnell weiterrollen und in die nächste Schiene plumpsen. Die Erzieherin sagt: „Schau mal, da kommt die rote Kugel, die ist rot!" Die beiden haben kein gemeinsames Thema:

Die Erzieherin spricht über die Farbe der Kugel, das Kind interessiert sich dagegen dafür, dass die Kugeln schnell rollen.

Das Kind wird nur aufmerksam zuhören, wenn über das Thema gesprochen wird, das es gerade interessiert. Daneben kann es sinnvoll sein, das Kind auf einen anderen Aspekt seines Spiels aufmerksam zu machen; wenn es darauf aber nicht eingeht, sollte zu seinem Thema zurückgekehrt werden.

über Gegenstände sprechen

Über Gegenstände zu sprechen, statt Gegenstände zu benennen meint nicht „Schau mal, das sind die Gummistiefel. Diese Schuhe heißen Gummistiefel", sondern „Oh je, deine Gummistiefel sind aber ganz schön schmutzig" oder „Hast Du neue Gummistiefel? Die sind aber schön blau". Die Eigenschaften von Gegenständen, Tieren und Menschen sind viel interessanter als allein deren Namen. Am Tiger ist z.B. spannend, dass er scharfe Zähne hat, beißen und sehr schnell laufen kann. An einer Tasse kann beispielsweise interessant sein, dass sie heiß ist, beim Runterfallen zerbrechen kann, schmutzig ist, oder dass Pu der Bär darauf abgebildet ist.

Wiederholung

Die Aussage des Kindes sollte in einer bestimmten Form wiederholt werden. Nicht *wie* das Kind etwas sagt, ist zu Beginn der Sprachentwicklung von Bedeutung, sondern *was* es mitteilen möchte.

Dazu ein Beispiel: Kind: „Schau apu!" Erzieherin: „Der Stift ist kaputt? Oh, der ist abgebrochen. Komm, wir holen einen Spitzer." So fühlt sich das Kind verstanden und es hört die korrekte Aussprache, Grammatik und Wortwahl, ohne dass es direkt korrigiert wird und das Gefühl bekommt, etwas falsch gemacht zu haben.

Sprachniveau

Das Sprachniveau muss immer etwas über dem des Kindes liegen. So kann es u.a. „Sandalen" nur lernen, wenn nicht immer nur „Schuhe", oder „zerbrochen", wenn nicht nur „kaputt" gesagt wird.

Themen aufgreifen

Um Themen aus dem Kindergarten auch zu Hause im Dialog noch einmal aufgreifen zu können, sind neben den täglichen kurzen Gesprächen mit der Erzieherin beim Abholen auch Mitteilungsheftchen und Fotos (z.B. vom Ausflug oder zu Beginn das Gruppenfoto) sinnvoll. Dazu gehört auch, dass Geschichten, Lieder oder Bilderbücher, die in der Gruppe gerade Thema sind, an das Kind ausgeliehen oder als Kopie mitgegeben werden.

WIE kann das Kind zum Sprechen/zur aktiven Sprache angeregt werden?

Dialogkriterium: Sprachanregung/Sprachanlässe

Sprechen, sich mitteilen und verstanden zu werden, ist ein Grundbedürfnis jedes Menschen. Wenn ein Kind dazu in der Lage ist, wendet es seine Sprachkompetenz auch an. Sprache erzwingen zu wollen, wenn das Kind nicht spricht, führt zu einem Rückzug des Kindes oder einem Machtkampf zwischen den Interaktionspartnern: Wenn ein Kind beispielsweise an der Schaukel steht und die Aufforderung der Erzieherin „Sag: Ich will auch schaukeln!“ nicht umsetzen kann, erreicht es nicht, was es will und fängt an zu schreien.

Sprache kann aber mit einfachen Mitteln im alltäglichen Miteinander beim Kind angeregt werden, ohne diese zu fordern.

Geduld

Abwarten, dem Kind Zeit geben, Gedanken zu entwickeln und diese sprachlich umzusetzen. Dies ist besonders nach Fragen wichtig, weil ein hörgeschädigtes Kind den Inhalt der Frage oft länger reflektieren muss, bis es antworten kann. In einem natürlichen Dialog wechseln sich Sprecher und Zuhörer ab. Eine Pause ist ein Signal an das Kind, dass es jetzt die Rolle des Sprechers übernehmen kann. So sollte z. B. nach dem Umblättern eines Bilderbuches erst einmal abgewartet werden, ob das Kind auf der neuen Seite etwas zeigt oder sprachlich kommentiert. Auf diese Weise erfährt der Erwachsene auch, was das Kind interessiert, und kann darauf sprachlich eingehen.

natürliche Sprachanlässe

Natürliche Sprachanlässe ergeben sich für das Kind oft, wenn etwas nicht so verläuft wie erwartet: Das Kind erwartet, dass es auf der Schaukel noch einmal angeschubst wird und die Erzieherin wendet sich gerade einem anderen Kind zu. Das Kind sagt ungeduldig: „Noch mal!“ Ein Ball hat Luft verloren und springt nicht mehr. Das Kind sagt: „Ball kaputt.“ Das Kind findet an der Garderobe seine Mütze nicht und sagt: „Meine Mütze ist weg.“

Um Sprache zu locken, kann man daher erwartete Reaktionen kurz verzögern. Beispielsweise werden nicht sofort wieder neue Seifenblasen für das Kind gepustet, sondern es wird kurz abgewartet, bis das Kind „mehr“ sagt, Blickkontakt aufnimmt, oder auf die Seifenblasendose zeigt und dazu „äää“ lautiert. Daran sieht man, dass die ersten eigenen Wörter auch oft mit Emotionen verbunden sind. So gehören zu den ersten 20 Wörtern oft „heiß“, „nein“, „mehr“, „aua“ und „haben“.

Fragen stellen

Kinder können schon sehr früh unterscheiden, ob man echte Fragen stellt oder das Kind nur testen möchte. Grundsätzlich sind Fragen natürlich eine Möglichkeit, Kinder zum Sprechen anzuregen. Man sollte aber nicht zu häufig Fragen stellen, da die Kommunikation dann nicht dialogisch ausgewogen, sondern einseitig verläuft. Zu Beginn der Sprachentwicklung können Alternativfragen hilfreich sein: „Möchtest du Wasser oder Tee?“ Das Kind hört die passenden Begriffe und bekommt so ein Modell für eine mögliche Antwort. Können Kinder schon auf offene Fragen antworten, ist es dagegen wichtig, sie nicht durch Alternativfragen einzuschränken und diese wieder zu reduzieren.

direkte Rede

Im Spiel mit Puppen und Figuren, beim Bilderbuch ansehen oder Geschichten erzählen sollte immer wieder die direkte Rede verwendet werden. Dabei bieten wir mit verstellter Stimme neue Hörerfahrungen. Die Maus spricht vielleicht mit hoher Stimme und schnell, der Bär mit tiefer Stimme und langsam. Diese Beiträge machen das Spiel und das Bilderbuch ansehen lebendig und regen Kinder zur spontanen Nachahmung an. So sagt die Maus im Bilderbuch z.B. zu ihren 14 Mäusekindern „Gute Nacht, schlaft gut!“ oder der Bär warnt ein anderes Tier mit „Pass auf!“ Auch Tierlaute, wie „muh, wauwau“ usw. sind direkte Rede und regen zum Imitieren an. Letztere sollten aber nicht zu sehr überbetont werden.

Ergänzungen

Wenn das Kind noch wenig spricht, können wir Sprache auch locken, indem wir das Kind einen Vers, eine Liedzeile oder einen Satz ergänzen lassen: „Alle Vöglein sind schon“ – „da“. „Weißt Du noch, wer morgen kommt? Morgen kommt der?“ – „Nikolaus“. „Was brauchen wir zum Tisch decken? Löffel, Teller und?“ – „Becher“.

Begriffe entwickeln durch Begreifen

Hörgeschädigte Kinder lernen Wortbedeutungen nicht mit Bildkarten. Auch der aktive (gesprochene Wortschatz) entwickelt sich zu Beginn nicht durch Bilder, sondern in konkreten Alltags- und Spielsituationen. Kinder lernen durch immer neue Erfahrungen im Alltag und Spiel, durch Begreifen, Tasten, Festhalten, Sehen, Klettern, Laufen, Hüpfen usw. und durch die Sprache, die sie dazu hören. Jedes Kind sollte daher viele Möglichkeiten zur Bewegung haben, um konkrete Erfahrungen mit seiner Umgebung zu machen. Ein Baustellenbuch ersetzt nicht die Erfahrungen, die das Kind mit allen Sinnen macht, wenn einmal die Arbeiten auf einer Baustelle gemeinsam beobachtet werden und das

Kind im Sandkasten mit anderen Kindern Baustelle nachspielt.

was berücksichtigt werden muss

Auch wenn das Kind sehr gute Fortschritte im Hören und in der Sprachentwicklung macht, darf nicht vergessen werden, dass das Hören und damit der ganze Alltag für das Kind anstrengender sind als für ein normal hörendes Kind. Hören muss für das Kind etwas Positives und Lohnendes sein. Es gibt immer wieder Tage oder Phasen, in denen die Höraufmerksamkeit schlechter oder besser ist, und es kann viele Ursachen haben, warum ein hörgeschädigtes Kind mal nicht reagiert (natürlich muss sichergestellt sein, dass die Hörgeräte und/oder Cochlea Implantate funktionieren):

Es ist in eine Handlung vertieft, es ist müde, es ist gedanklich abgelenkt, es versteht den Inhalt der Wörter noch nicht, es ist gerade laut in der Umgebung, oder es hat einfach gerade keine Lust zuzuhören, wie jedes normal hörende Kind auch. Außerdem hören Kinder, die mit Hörgeräten versorgt sind, bei Erkältungen oft zeitweise schlechter, da zu der Innenohr-Hörstörung noch ein Mittelohrproblem und damit eine Schallleitungsschwerhörigkeit dazukommt.

Was ist im Stuhlkreis zu beachten?

idealer Sitzplatz

Der ideale Sitzplatz im Stuhl- oder Kissenkreis ist der Platz, welcher der Hauptsprecherin leicht schräg gegenüberliegt. So kann das Kind deren Absehbild, Mimik und Gestik gut sehen und Anschauungsmaterial, das gezeigt wird, gut erkennen. Die Erzieherin sollte nicht mit dem Rücken zur Lichtquelle (Fenster, Lampe) sitzen, da sonst ihr Gesicht im Schatten ist. Auch für Kinder, die für das Sprachverständnis kein zusätzliches Absehen benötigen, ist dies sinnvoll.

Erlebnismappe

Viele hörgeschädigte Kinder haben zu Hause eine persönliche Erlebnismappe, in der durch Fotos, Zeichnungen und andere Illustrationen Dinge, Personen und Erlebnisse festgehalten werden, die für das Kind wichtig sind. Für Kinder, die im Stuhlkreis noch wenig erzählen können, kann zur Unterstützung ein aktuelles Blatt aus dieser Mappe mitgebracht werden, um der Gruppe damit etwas zu berichten.

in der Gruppe

Möchte das Kind noch nicht gerne vor der ganzen Gruppe sprechen, helfen zu Beginn Fragen, auf die es mit Ja oder Nein antworten kann.

Beim Gruppengespräch ist es hilfreich, wenn der Name des Kindes genannt wird, das gleich sprechen wird. Hört das hörgeschädigte Kind die Aufforderung der Erzieherin „Ja,

Lisa!“, kann es sich zu dem Kind hin orientieren, das sich gemeldet hat, und ihm konzentriert zuhören. Fängt aber einfach ein Kind an zu sprechen, weil die Erzieherin ihm kurz zugenickt hat, muss das hörgeschädigte Kind erst suchen, wer jetzt spricht. Bis es den Sprecher gefunden hat, hat der seinen Beitrag oft schon beendet. Insgesamt sollte natürlich darauf geachtet werden, dass nur ein Kind spricht.

Erzählkreise sollten außerdem durch ein Ritual unterstützt werden: Das Kind, das gerade erzählt, hat eine *Erzählmuschel* oder einen *Erzählstein* in der Hand und gibt den Gegenstand weiter, wenn es fertig ist. Wenn das Kind schon eine FM-Anlage verwendet, kann auch der Sender weich gepolstert in ein Körbchen gelegt und dieses weitergegeben werden. Durch diesen Gegenstand ist immer offensichtlich, wer gerade dran ist. Wenn hörgeschädigte Kleinkinder es nicht schaffen, allen Kindern zuzuhören, und gedanklich abschweifen, können sie so auch schnell wieder die Orientierung bekommen, wer inzwischen an der Reihe ist, wenn sie wieder auf die Erzählungen achten.

Beiträge von anderen Kindern sollten wiederholt werden, wenn diese sehr leise oder undeutlich gesprochen haben.

Wie bei allen kleinen Kindern ist die Unterstützung von Erklärungen und Geschichten durch Anschauungsmaterial wertvoll: Bilder, Figuren, Naturmaterialien, …

Themenwechsel

Themenwechsel müssen angekündigt werden. Je enger das Thema ist, desto kleiner ist der Wahrscheinlichkeitsbereich, welche Begriffe verwendet werden. Das Kind kann somit optimal verstehen und auch kombinieren, falls einzelne Wörter nicht verstanden werden. Wenn z. B. über die Natur im Herbst gesprochen und von den bunten Blättern zum Igel übergeleitet werden soll, könnte das so aussehen: „Jetzt haben wir gesehen, wie viele bunte Farben die Blätter haben, die ihr mitgebracht habt. Und jetzt erzähl ich euch etwas über ein Tier, das sich gerne unter den Blättern versteckt. Ich erzähle euch etwas über den Igel.“ Dieses Ankündigen von Themen und Themenwechseln ist eine der größten Hilfen, die hörgeschädigten Menschen gegeben werden kann, auch im Dialog!

Hörförderung durch Geräusche und Musik

Lieder, Verse, Fingerspiele, Singspiele

Lieder, Verse, Fingerspiele und Singspiele sind eine gute Möglichkeit, Sprache zu fördern. Es ist auf natürliche Weise die Wiederholung enthalten, die besonders für hörgeschädigte Kinder so wichtig ist. Der Wortschatz wird erweitert, das Sprachgefühl gefördert, u. a. durch Reime; das Gedächtnis für Sprache, Melodien und Bewegungsabläufe wird angeregt und vieles mehr. Nicht zuletzt sind das auch die Vorläuferfähigkeiten zur phonologischen Bewusstheit und damit zum späteren Schriftspracherwerb. Besonders Verse und Lieder mit Schlusseffekten sind für Babys und Kleinkinder mit Hörstörungen wertvoll. Sie warten aufmerksam und gespannt auf den Schluss und sind dabei ausgesprochen höraufmerksam, bis das entscheidende Stichwort kommt: „Macht der Reiter -- plumps!“, „Engelchen, Engelchen – flieg!“. Diese Schlusseffekte finden sich auch in vielen Kreisspielen. Man beachte: Mit Kleinkindern sollte nicht zu einer CD gesungen werden – das Tempo ist meist viel zu schnell.

mit Instrumenten

Beim Spielen mit Instrumenten ist es wichtig – wie auch beim Explorieren von Alltagsgeräuschen–, dass die Kinder diese ausführlich selbst erkunden dürfen. So lernen sie am besten die Ursache von Geräuschen kennen und was wie klingt. Keinen Sinn macht dagegen das ständige Anbieten von Geräusch-Spielzeugen:

> „Das in vielen Videoaufzeichnungen zu beobachtende Anbieten von einem Spielzeug nach dem anderen, das Geräusche erzeugt, vermag nicht wirklich die Aufmerksamkeit des Kindes zu fesseln, der Höreindruck ist oftmals nur ein Stimulus, auf den das Kind kurz reagiert, der ihn jedoch nicht weiter interessiert. Es führt zu keinem echten Austausch zwischen Mutter und Kind, die Situationen wirken oft hektisch, weil mit den Spielsachen häufig auch die Formate gewechselt werden. Dadurch zerfällt die Situation, die Chance, Sinn erfüllt hören zu lernen, ist vertan“ (Horsch 2007, 10).

Hörspiele

Außerdem ist zu beachten, dass Hörspiele mit Geräuschdosen im Sinne von Hör-Memory für Kleinkinder mit Hörstörungen noch zu schwierig sind und auch der zweite Schritt vor dem ersten: Sie müssen erst einmal durch Schütteln von Verpackungen im Alltag lernen, wie welcher Inhalt klingt. Auch Spiele, bei denen Geräusche von einer CD angeboten und passenden Bildern zugeordnet werden müssen, sind für Kinder in den ersten drei Lebensjahren nicht sinnvoll, da sie die Geräusche erst in der Realität ausführlich und immer wieder erleben müssen. Vorsicht ist auch bei Flüsterspielen im Stuhlkreis (Stille Post) oder bei Spielen zum Richtungshören geboten: Kinder, die nur einseitig mit einem CI versorgt sind oder einen asymmetrischen Hörverlust haben, der technisch nicht ausgeglichen werden kann, haben Probleme in der Schalllokalisation. Sie können folglich am Spiel nicht angemessen teilhaben.

Zusammenfassung

Zusammenfassend kann festgestellt werden, dass die beste Hör- und Sprachförderung im Gruppenalltag die erfolgreiche sprachliche Kommunikation mit dem hörgeschädigten Kind ist. Voraussetzung dafür ist neben der individuellen Hörtechnik des Kindes die Optimierung der Hörbedingungen (Kap. 20).

20 Hören im Kindergarten – der akustisch gestaltete Gruppenraum

Von Ulrike Girardet

„Barrierefrei sind bauliche und sonstige Anlagen [...], wenn sie für behinderte Menschen in der allgemein üblichen Weise, ohne besondere Erschwernis und grundsätzlich ohne fremde Hilfe [...] nutzbar sind (Gesetz zur Gleichstellung behinderter Menschen, § 4 Barrierefreiheit)."

Nachfolgend wird erörtert, was man unter barrierefreien (Kommunikations-)Räumen für Hörgeschädigte versteht und welchen Einfluss die Akustik von Gruppenräumen auf die Entwicklung eines hörgeschädigten Kindes haben kann.

20.1 Raumakustische Grundlagen

Die akustische Qualität eines Raumes hinsichtlich seiner Eignung für ungestörte Kommunikation und Denkprozesse, welche eine Grundlage für Spracherwerb und Bildung darstellen, hängt von zwei bauphysikalischen Bedingungen ab: Störschall und Halligkeit.

Störschall

Wie laut ist der Raum? Hier ist der *Störgeräuschpegel* gemeint, der von außen in den Raum eindringt bzw. im Raum entsteht. Dieser Störschall wird in dB(A) gemessen. (Der physikalische Schalldruck zwischen Hörschwelle und Schmerzgrenze wird der besseren Übersichtlichkeit wegen in einer komprimierten logarithmischen Skala dargestellt [0 dB bis ca. 120 dB]). Das menschliche Ohr nimmt dabei den physikalischen Schalldruck in unterschiedlichen Frequenzbereichen unterschiedlich laut wahr, sodass Schallpegelmesser in der Regel mit einem sogenannten A-Filter ausgestattet werden, der sich am gesunden menschlichen Hörempfinden orientiert (dB(A)). Bei sprachkompetenten und hörerfahrenen Erwachsenen

„[...] sollte die Sprache etwa doppelt so laut sein wie die Summe aller störenden Geräusche. Dies entspricht einem Pegelunterschied von 10 dB. Für [...] Kleinkinder, Personen mit Hörbehinderungen oder mit Deutsch als Fremdsprache sind noch größere Pegelunterschiede von 15 dB bis 20 dB anzustreben“ (Mommertz 2002, 102).

Halligkeit

Wie hallig ist der Raum? Geräusche und Töne verursachen Schallwellen. Glatte, d.h. schallharte Oberflächen im Raum (Beton, Glas, Putz, Holz) reflektieren diese und führen dazu, dass sich sämtliche Geräusche länger im Raum halten. Dies führt zum einen zu einer Erhöhung des Grundgeräuschpegels, zum anderen aber wird gesprochene Sprache schwerer verständlich, da eben Gesagtes die nächste sprachliche Äußerung überlagert bzw. maskiert. Diesen Effekt, der einem Echo ähnlich ist, nennt man *Nachhall.*

Die Halligkeit eines Raumes wird messtechnisch durch die *Nachhallzeit* erfasst. Diese „[...] bezeichnet konkret die Zeitspanne, in der der Schalldruckpegel eines Testtones im Raum nach Abschalten um 60 dB abgesunken ist“ (Tiesler/Oberdörster 2006, 14).

Bei Begutachtung eines Raums wird dies durch Fachleute oft durch den sogenannten *Sprachverständlichkeitsindex*

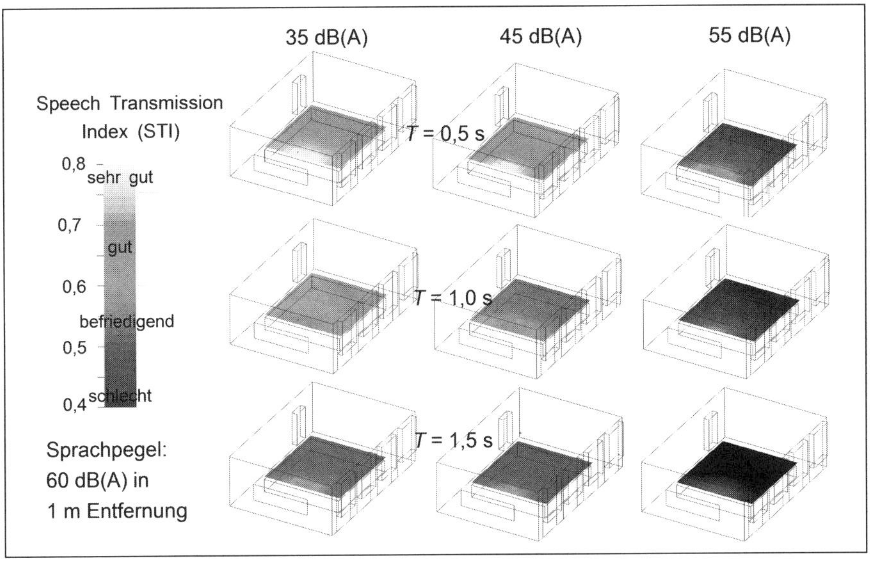

Abb. 1: Sprachverständlichkeitsindex (STI) mit freundlicher Genehmigung von E. Mommertz

(Speech Transmission Index = STI) festgehalten. Dieser beschreibt den zunehmenden Artikulationsverlust in Abhängigkeit von den raumakustischen Faktoren Grundgeräuschpegel und Nachhallzeit und der Entfernung des Hörers von der Schallquelle.

In Abbildung 1 ist dies exemplarisch für Klassenräume bei einem Grundgeräuschpegel von 35 dB(A), 45 dB(A) und 55 dB(A) sowie bei Nachhallzeiten von T = 0,5s, T = 1,0s und T = 1,5s dargestellt. Es wird deutlich, dass der Sprachverständlichkeitsindex, der bei Kindern 0,7 oder höher sein sollte, bereits bei Zunahme eines Parameters abnimmt.

Nutzschallquelle

Dies lässt sich so auch auf Gruppenräume in Kindertagesstätten übertragen, mit dem Unterschied, dass sich die Nutzschallquelle (sprechende Person) an jeder Stelle im Raum und nicht nur stationär im vorderen Teil befinden kann, sodass der Abstand zur Schallquelle variabel ist. Bezugspersonen sollten daher bei Aufnahme eines Gesprächs mit einem hörgeschädigten Kind aus Gründen der Sprachverständlichkeit immer dessen Nähe suchen oder eine FM-Anlage verwenden.

20.2 Akustik und Hörschädigung

Kinder mit Hörschädigungen haben besonders in den ersten Lebensjahren in der Regel eine verzögerte Hör- und Sprachentwicklung und befinden sich daher in Krippe und Kindergarten oft noch in der ersten Spracherwerbsphase. Welche Anforderungen müssen daher an die akustische Qualität der Räume in diesen Einrichtungen gestellt werden, damit die Kinder optimale Entwicklungsbedingungen haben?

Hören im Kindergarten

Menschen mit einem pathologischen Gehör, insbesondere solche mit Schallempfindungsstörungen, sind oft deutlich *lärmempfindlicher* als hörgesunde Menschen (Recruitment).

Hören in Kinderbetreuungseinrichtungen

Auf der anderen Seite gelten Kinderbetreuungseinrichtungen oft als besonders laut. Wie passt das zusammen? Kinder machen Krach: Je jünger und entsprechend spontaner sie sind, desto mehr brauchen sie Raum für ihre motorische, kognitive und emotionale Entfaltung. Wie lärmbelastet sich die Situation in der einzelnen Einrichtung allerdings darstellt, hängt meist nur in zweiter Linie von pädagogischen

Konzepten oder Gruppenstärken ab. In erster Linie ist wesentlich die Raumakustik des Gebäudes dafür verantwortlich. Abhilfe schaffen neben notwendigen pädagogischen Maßnahmen zur Verhaltensmodifikation (etwa Disziplin und Strukturen, die helfen, Abläufe geordneter zu gestalten) Lärm dämmende und dämpfende bauliche Maßnahmen.

Akustik und Spracherwerb

Die akustische Qualität eines Raumes ist neben der Lärmentwicklung auch verantwortlich für den allgemeinen Raumklang, der sich hemmend oder unterstützend auf die verbale Kommunikation und das Zuhören aller Beteiligten auswirkt.

Hörbedingungen und Spracherwerb

Das heißt, gerade in kommunikativen Situationen benötigen vor allem kleine und ganz besonders hörgeschädigte Kinder Kommunikationsräume, die ein ungetrübtes Hören, Verstehen und Nachahmen ermöglichen. Im Zuge des Spracherwerbs lernt das Kind Handlungen und Erlebnisse mit den sprachlichen Äußerungen der Interaktionspartner zu verbinden.

Dazu ist es nötig, diese Äußerungen in unterschiedlichen Situationen und Bezügen auditiv wiederzuerkennen und speichern zu können. Gerade grammatikalische Anteile, die dem Gesagten einen Sinn verleihen, sind oft sehr diskret (z.B. der Unterschied zwischen den/dem oder gehst/geht) und enthalten häufig eher hochfrequente Signalanteile (vor allem Frikative und Plosive wie p, t, k, f, ß, z, sch; vgl. Ruhe 2010, 5). In diesem Bereich ist aber auch der Hörverlust häufig vorkommender Hörschädigungen angesiedelt. Hinzu kommt, dass die meisten Störgeräusche, die durch eine schlechte Akustik entstehen oder verstärkt werden, „[...] ebenso wie Sprache starke hochfrequente spektrale Anteile“ enthalten (Ruhe 2010, 4). Weiterhin verursacht eine schlechte Akustik hohe Nachhallzeiten: Gesprochenes wird an schallharten Oberflächen reflektiert und maskiert somit das Folgende teilweise oder ganz (Diffusschall). Durch den Nachhall werden Vokale gestreckt, Konsonanten verschluckt und Lücken im Sprachmuster beseitigt. Die Frequenz- und Zeitauflösung ist damit selbst für normal Hörende, besonders aber für Menschen mit pathologischem Hörvermögen, erheblich erschwert. Hinzu kommt, dass durch störende Hintergrundgeräusche kognitive Prozesse wie das auditive Kurzzeitgedächtnis oder die Konzentrationsfähigkeit – wesentliche Stützfunktionen des Lernens und damit auch des Spracherwerbs – empfindlich beeinträchtigt werden. Eine schlechte Akustik belastet also nicht nur die hörgeschädigten, sondern auch alle gut hörenden Kinder der Gruppe und nicht zuletzt das betreuende Personal.

20.3 Raumakustik im wissenschaftlichen Fokus

Hören aus psychoakustischer Sicht

Es gibt eine Fülle von Untersuchungen und Studien, die aus psychoakustischer Sicht den gravierenden Einfluss von Störschall und mangelhafter Akustik auf das Sprachverständnis, aber auch auf die kognitive Leistungsfähigkeit und das sozial-emotionale Verhalten von (hörenden) Kindern darstellen. Allerdings liegt hier der Fokus auf dem Bereich Schule, sodass fast ausschließlich Daten von Schulkindern vorliegen.

„Psychoakustische Studien mit Grundschulkindern und Felduntersuchungen in Schulen belegen jedoch, dass Lärm das Lernen auf vielfältige Weise beeinträchtigen kann“ (Klatte 2009, 6).

„Der Lärm bewirkt nicht nur eine erhöhte Arbeitsbelastung der Lehrkräfte; er kann auch das Wohlbefinden und die Lernfähigkeit der Kinder beeinträchtigen. Schon bei geringen bis mittleren Pegeln kann Lärm die mündliche Kommunikation beeinträchtigen, die Aufmerksamkeit ablenken, Denkvorgänge unterbrechen und das Behalten und Verarbeiten von sprachlicher Information behindern“ (Klatte/Lachmann 2009, 143).

Im Folgenden wird auf zwei Faktoren, die für den Spracherwerb und die Entwicklung kommunikativer Kompetenzen hörgeschädigter Kleinkinder besonders wesentlich sind, exemplarisch Bezug genommen: Sprachverständnis und soziales Klima.

Sprachverständnis

In Abbildung 2 kann man erkennen, wie gravierend sich eine lange Nachhallzeit auf das Sprachverständnis gerade von kleinen Kindern (Erstklässlern) im Störschall auswirkt.

Nachhallzeit

Während sich in Räumen mit kurzer Nachhallzeit das Sprachverständnis bei Zugabe eines Störgeräusches nur um ca. 5% verschlechterte, führte das gleiche Störgeräusch in

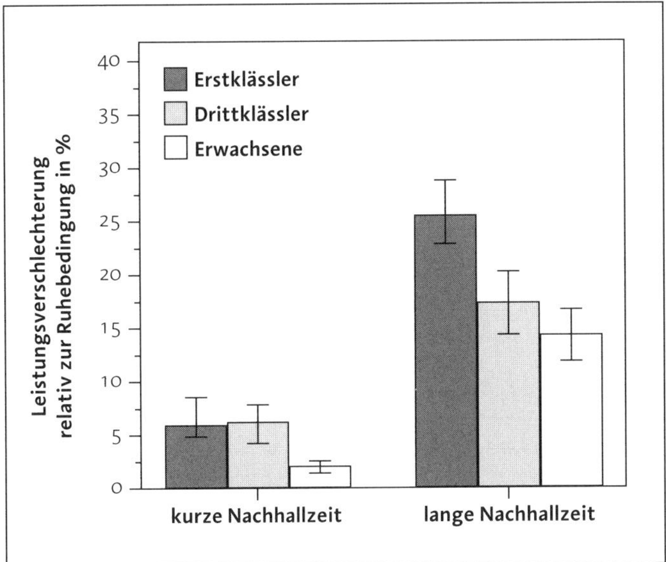

Abb. 2: Verschlechterung der Sprachverstehensleistung im Störgeräusch relativ zur Ruhebedingung in Testklassenräumen mit kurzer vs. langer Nachhallzeit (0.47 vs. 1.1 s) (Klatte/Lachmann 2009, 144f)

einem Raum mit hoher Nachhallzeit zu einer Verschlechterung um knapp ein Viertel! Deutlich wird auch: Je jünger Kinder sind, desto stärker sind sie durch eine schlechte Akustik beeinträchtigt. Es kann also davon ausgegangen werden, dass sich dies bei noch jüngeren Kindern noch deutlicher auswirkt. Erklärbar wird dies zum einen dadurch, dass Kinder noch nicht über einen ähnlich umfangreichen und gesicherten Sprachpool wie Erwachsene verfügen, aus dem sie Unverstandenes adaptiv ergänzen könnten („Welches Wort könnte gemeint sein?"). Zum anderen befindet sich das auditive System noch in seiner Entwicklung, d.h. es fehlen noch maßgebliche Hörerfahrungen und -strategien (z.B. Einbeziehung nonverbaler Zeichen oder die Fähigkeit, Wichtiges selektiv aus Störlärm herauszuhören). Dies gilt es vor allem auch dann zu beachten, wenn Räume subjektiv durch hörende Erwachsene akustisch beurteilt werden! Schließlich tun sich gut hörende und sprachkompetente Erwachsene auch in gestörten Kommunikationssituationen wesentlich leichter und akzeptieren deshalb auch eher schlechte Hörbedingungen. Eine adäquate Beurteilung ist nur durch entsprechende Messungen möglich!

Soziales Klima

Räume mit langen Nachhallzeiten werden in der Regel als ungemütlich und unpersönlich empfunden. Das höhere Störgeräuschaufkommen lässt die Aufmerksamkeit und Achtsamkeit der agierenden Personen sinken. Lärm macht unsensibel und führt zu einfacheren und rigideren Kommunikationsmustern. Laute, hallige Räume verstärken die Tendenz, sich zurückzuziehen und sich alleine zu beschäftigen. Partner- und Gruppenaktivitäten werden beschwerlich und erfordern eine hohe Konzentration – gerade von einem hörgeschädigten Kind.

Lärmspiralen

Auf der anderen Seite kommt es durch den sogenannten Kneipen- oder Lombardeffekt dazu, dass die Kinder in ihrem Bemühen, die anderen zu übertönen, selbst immer mehr Lärm produzieren, sodass sich entsprechende Situationen regelrecht aufschaukeln. Es entstehen Lärmspiralen, aus denen die Kinder selbst aufgrund ihrer noch eingeschränkten Selbststeuerung kaum mehr herausfinden. Der Umgang der Bezugspersonen mit den Kindern, aber auch der der Kinder untereinander, leidet dadurch erheblich. Auf der anderen Seite lebt ein möglichst natürlicher Spracherwerb von hoher

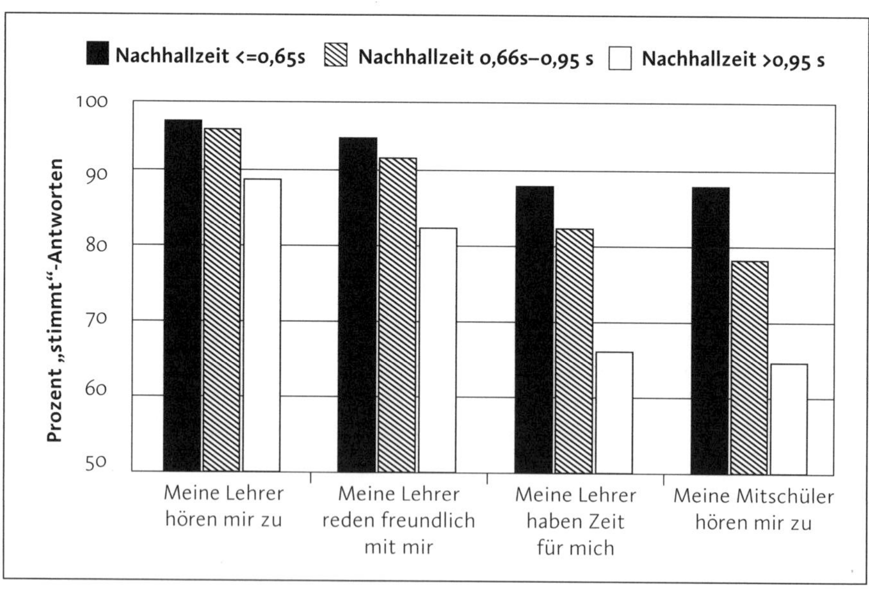

Abb. 3: Antworten von 388 Zweitklässlern auf Aussagen zum sozialen Klima in der Klasse (mit freundlicher Genehmigung von M. Klatte)

emotionaler Nähe und der Motivation, mit der Umgebung in sozialen Kontakt zu treten.

Einfluss der Raumakustik auf das soziale Klima

In einer Studie von Klatte et al. (2010) zeigte sich, welchen Einfluss die Raumakustik auf das soziale Klima innerhalb einer Gruppe nehmen kann. In dieser Studie wurden Zweitklässler aus Schulklassen mit unterschiedlich langen Nachhallzeiten zu ihren sozial-emotionalen Schulerfahrungen befragt (Klassenklima, soziale Integration, Beziehung zu den Lehrkräften etc.). Kinder, die in Klassenräumen mit langen Nachhallzeiten unterrichtet wurden, beurteilten diese Aspekte weniger positiv als Kinder aus akustisch günstigen Klassenräumen. Abbildung 3 zeigt die Antworten der Kinder auf exemplarische Aussagen zum sozialen Klima in Abhängigkeit von den Nachhallzeiten in den Klassenräumen.

20.4 Was ist zu tun?

Schallschutz

Schallschutz gegen Außen- und Innenlärm sowie Maßnahmen zur Dämpfung des Nachhalls lassen sich vor Baubeginn bei der Planung leicht berücksichtigen. Schwierig wird es allerdings bei älteren Gebäuden, die durch schlechte Akustik auffallen. Hier gibt es leider keine einfachen, schnellen Maßnahmen.

hörverbessernde Maßnahmen

Oft wird hier die Empfehlung geäußert, mit schweren Vorhängen, Teppichen oder Eierkartons den Störlärm zu mindern. Ein solches Vorgehen bringt nicht nur wenig, es birgt sogar Risiken: Zum einen ist hier der Brandschutz zu nennen. Viel schwerer wiegt aber eine andere Folge: Mit dem Anbringen von beispielsweise schweren Vorhängen bewirkt man einen vordergründig deutlich spürbaren Effekt. Ein Raum mit 1,2 s Nachhallzeit wird dadurch möglicherweise auf 0,9 s heruntergedämpft, oder, salopp ausgedrückt, von katastrophal auf schlecht saniert. Hörerfahrene und sprachkompetente Erwachsene können mit diesen Bedingungen vielleicht zufrieden sein, für ein hörgeschädigtes Kind sind aber ganz andere Werte zwingend notwendig.

Im schulischen Bereich schreibt die DIN 18041 (Deutsches Institut für Normierung e.V. 2004) für Unterricht in einem durchschnittlichen Klassenzimmer mit einem Volumen $V = 180\ m^3$ eine durchschnittliche Nachhallzeit von ca. 0,5 s vor, bei der Beschulung von Kindern mit bestimmten Einschränkungen, wie einer Hörschädigung, sogar Werte unter 0,4 s! Solche Werte sind nur durch professionelle Maßnahmen unter Einbeziehung von Fachleuten erreichbar.

(Sehr hilfreich ist hier die Broschüre „Lärmschutz für kleine Ohren, Leitfaden zur akustischen Gestaltung von Kindertagesstätten“.)

Störgeräuschpegel

Bauweise

Gerade in den letzten Jahren setzte sich in der Planung von Kindertagesstätten eine den modernen pädagogischen Konzepten geschuldete, eher offene, luftige Bauweise durch. Mit Gruppenräumen, die bewusst nur durch Schiebewände voneinander getrennt sind, oder durch über Treppen erreichbare offene Galerien wird eine flexible Nutzung angestrebt. Hier liegen aus lärmhygienischer Sicht aber auch die Risiken. Es ist unbedingt darauf zu achten, dass Fenster, Türen, Wände und Decken derart gestaltet sind, dass sie das Eindringen von Störlärm weitgehend verhindern.

Lage der Einrichtung

Neben einer Lärm dämmenden Bauweise, die eindringenden Störschall von Nebenräumen, Fluren oder Treppenhäusern vermeiden hilft, spielt auch die Lage der Einrichtung eine große Rolle. Befindet sie sich an einer stark befahrenen Einfallstraße, in der Nähe eines Flughafens oder eines lärmintensiven Gewerbes? Hier werden homogene, aber u. U. höhere Außenpegel (z. B. eine stark aber konstant befahrenen Straße) meist als weniger störend empfunden, als zwar leisere, aber an- und abschwellende Lärmimmissionen, z. B. von einer Ampelanlage (vgl. Seidel et al. 2006, 2).

Bewegungslärm und Kommunikation

Bodenbelag/ Mobiliar

Zu den Außenpegeln gesellen sich Störgeräusche, die durch die Bewegung der Personen verursacht werden. Hier bieten besondere Bodenbeläge (Nadelfilz oder Flüsterböden aus Naturkautschuk) genauso Abhilfe wie die Überprüfung des Mobiliars. Filzgleiter unter Stühlen und Tischen sowie Tischauflagen beim Hantieren mit Material, aber auch Spielteppiche können Abhilfe schaffen.

Gespräche

Sich gegenseitig überlagernde Gespräche beim freien Spiel zwischen benachbarten Gruppen, unter Partnern im selben Raum oder im Nebenraum spielen auch eine Rolle. Sie bilden eine Quelle ständiger Irritation für hörgeschädigte

Kinder. Einerseits gewollt und für die soziale Interaktion zwingend notwendig, stellen diese Gespräche andererseits gerade bei der integrativen Betreuung in größeren Gruppen ein großes Problem dar. Neben pädagogischen und technischen Maßnahmen (z. B. FM-Anlagen) kommt hier aber als wesentliche bauakustische Maßnahme die Verringerung der *Nachhallzeiten* ins Spiel.

Nachhallzeit

Für einen Kommunikationsraum für hörgeschädigte Kinder, der seiner Eignung gerecht werden will, muss die Nachhallzeit so kurz wie möglich gehalten werden. Die Schallenergie muss möglichst schnell abgebaut werden, was durch die Einbringung *dämpfender* Materialien in großer Oberfläche möglich wird.

> „Dabei bewirkt eine kurze Nachhallzeit in der Praxis zweierlei: Zum einen trägt sie durch die schnelle Absorption der Schallenergie im Raum zu einem geringeren Schallpegel bei, zum anderen erhöht sie durch klares Sprachsignal die sogenannte Sprachverständlichkeit bzw. Hörsamkeit im Raum." (Tiesler/Oberdörster 2006, 14).

schalldämpfende/-schluckende Materialien

Auf dem Markt gibt es eine Vielzahl an schalldämpfenden Materialien. Neben schallschluckenden Decken und Pinwänden werden Objekte aus speziellen Schäumen angeboten, die an die Decke gehängt werden. Es gibt schallschluckenden Spritzputz, Stellwände oder Folien, die vor Fenster gespannt werden.

Zusammenfassung

Zusammenfassend lässt sich festhalten, dass es keine Rolle spielt, worauf sich Architekt, Bauherr und Einrichtungsträger letztendlich einigen, Maßgabe ist das hörgeschädigte Kind und sein Anspruch auf *ein akustisch barrierefreies Umfeld.*

VI Hören lernen unter besonderen und/oder erschwerten Bedingungen

21 Familien mit Migrationshintergrund – Beratung und Frühförderung unter Berücksichtigung interkultureller Kompetenz und Hörenlernen in mehreren Sprachen

Von Cornelia Tsirigotis

Schwerpunkte

In der Beratung von Familien mit Migrationshintergrund, die ein Kind mit Hörschädigung haben, sind zwei Schwerpunkte besonders hervorzuheben:

- interkulturelle Kompetenz und Kultursensibilität auf dem Hintergrund einer Behinderung eines Kindes,
- Hörenlernen unter mehrsprachigen Bedingungen.

21.1 Migration und Behinderung: doppelte Belastung – doppelte Kompetenzen?

Die familiären Belastungen durch Hörschaden und Behinderung können sich zusammen mit den Lebensbedingungen als Migrantenfamilie zu einem Kreislauf entwickeln, in dem sich die Belastungen potenzieren. Umgekehrt gibt es in der Migration erworbene Bewältigungskompetenzen, die sich auch zur Bewältigung des Hörschadens nutzen lassen (Tsirigotis 2005a, b, 2006). Es gilt also, das Belastungs- und Kompetenzerleben in jeder einzelnen Familie individuell festzustellen und Kompetenzen zu stärken.

grundsätzliche Aspekte

Die im Folgenden erläuterten grundsätzlichen Aspekte der Beratung und Begleitung von Eltern zum Thema Hörschädigung gewinnen auf diesem Hintergrund verstärkte Bedeutung:

- **Stärkung des Kohärenzgefühls:** Wichtige Aufgabe von Beratung und Förderung ist, das Kohärenzgefühl in seinen drei Dimensionen Verstehbarkeit, Handhabbarkeit und Sinnhaftigkeit zu stärken (Antonovsky 1997, Hintermair 2002, Hintermair/Tsirigotis 2008). Beratung und Frühförderung setzen in ihren Förderschwerpunkten im Allgemeinen eher an den Dimensionen Handhabbarkeit und Verstehbarkeit an. Sinnfindungsfragen berühren auch spirituelle Themen und Fragen der Religiosität (Tsirigotis/Hintermair 2010).
- **Raum schaffen für das Selbstwirksamkeitserleben als Eltern:** Beratung und Förderung haben die Aufgabe, Familien zu unterstützen, sich ihrer Stärken und ihrer Selbstwirksamkeit (Bandura 1997) wieder bewusst zu werden, die sie durch die Diagnose verloren haben. Familien mit Migrationshintergrund erleben unter Umständen darüber hinaus wenig Selbstwirksamkeit, weil möglicherweise in einem fremden Land ihre erlernten Kompetenzen nicht mehr gefragt sind und Selbstwirksamkeitserwartungen nicht erfüllt werden.
- **Elterliche Kompetenzen (wieder)entdecken und bewusst machen:** Eltern haben bereits viel geleistet, bis sie in die Frühförderung kommen. Sie handhaben den Alltag, sie haben in unterschiedlicher Art und Weise intuitive elterliche Kompetenzen entwickelt. Welche dieser im Alltag erworbenen Basiskompetenzen Grundlagen für nächste gute Schritte für befriedigende Kommunikationsmöglichkeiten bieten, ist Gegenstand von Zielbestimmung und Auftragsklärung für die gemeinsame (Beratungs-)arbeit.
- **Erwartungen transparent machen:** Welche Möglichkeiten gibt es für ein hörgeschädigtes Kind? Wie sähen diese in der Herkunftskultur aus? Welche wünscht sich die Familie für ihr Kind? All diese unterschiedlichen Erwartungen sind Thema in der Beratung.
- **Entlasten – nur was unbeschwert ist, geht gut weiter:** Die besondere Herausforderung an Frühförderung und Beratung liegt darin, einen entlasteten bzw. entlastenden Rahmen zu schaffen, in dem sich familiäre Kommunikation trotz der Fülle und Schwere der behinderungs- und migrationsbedingten Belastungen unbeschwert entfalten und sich das Kind gut entwickeln kann.

21.2 Beratung

In einem systemisch-lösungsorientierten Beratungskonzept ist die Haltung des Beraters/der Beraterin von besonderer Bedeutung.

Professionelle Haltung

Wichtige Beratungshaltungen hinsichtlich der Arbeit mit Familien mit Migrationshintergrund:

- **Klienten- bzw. Kundenorientierung** bedeutet, Eltern als kundige Partner ernst zu nehmen und ihre bereits im Umgang mit der Hörschädigung sowie der Alltagsbewältigung erworbenen Kompetenzen als Ausgangspunkt zu nehmen.
- Eine **Haltung des Nichtwissens** einnehmen, nämlich mit Neugier und Interesse an ihren bisherigen Lösungswegen auf Familien zugehen.
- **Respektieren** des Anderen erfordert gerade im Umgang mit Menschen mit anderen kulturellen Hintergründen „unerschrockenes Respektieren" (Hargens 1995).
- **Ressourcenorientierung**, d.h. den Blick auf vorhandene und mögliche Stärken und Ressourcen fokussieren.

Es zeigt sich, dass diese beschriebenen Haltungen auch für die interkulturelle Beratungsarbeit gelten.

21.3 Von kultursensibler Haltung zu interkultureller Kompetenz

Kultur

Kultur ist nichts Statisches, sondern unterliegt stetigem Wandel, und wir gestalten sie selbst. Menschen, die zwischen Kulturen migrieren, unterliegen diesem Wandel in besonderem Maße und bestreiten ihn auch aktiv.

Bei der Arbeit mit Menschen aus unterschiedlichen kulturellen Kontexten geht es also weniger darum, etwas über „die Türkei", „den Iran", „den Islam" zu wissen, vielmehr kommt es darauf an herauszufinden, wie die einzelne konkrete Familie ihren kulturellen Wandel vollzogen hat. Zum Entwickeln von kultursensibler Haltung gehört:

- **Bewusstmachen der eigenen kulturellen Werte:** Neben der Auseinandersetzung mit den eigenen kulturellen Vorannahmen gehört zur interkulturellen Kompetenz die Fähigkeit, mit Unterschiedlichkeit umgehen und Kooperation in einer solchen Unterschiedlichkeit herstellen zu können (Hegemann 2004).
- **Allparteilichkeit** (gegenüber Personen, Werten, ...): Gelingende Kooperation in Beratung und Elternarbeit erfordert nicht nur eine Haltung der Neutralität gegenüber Parteien (Eltern, Kindern, Schule), sie erfordert auch einen Standpunkt, der sich darum bemüht, alle Positionen zur Teilhabe zu bewegen.

- **Verantwortung, sich Informationen zu verschaffen über:**
  - Weltbilder,
  - Bedeutungssysteme (z.B. welche Bedeutung haben Behinderung und Bewältigung),
  - Familienstrukturen,
  - religiöse und gesundheitliche Vorstellungen,
  - sozio-ökonomische Strukturen des Herkunftslandes,
  - sowie auch entscheidend über die hiesigen Lebensbedingungen und die Lebenswirklichkeit der Klienten, dieser konkreten Familie.

kulturelle Prägung des Behindertenbegriffs

Begriffe wie Behinderung sind kulturell unterschiedlich geprägt. Die Gesundheits- bzw. Krankheits- und Heilungsvorstellungen müssen erfragt und respektiert werden. Ein weiterer wichtiger Aspekt: Die Lebensbedingungen von Familien mit Migrationshintergrund sind oft schlecht. Nicht alles, was als schwierig und trennend erlebt wird, hat mit Kulturunterschieden zu tun. Unterprivilegierte Lebensbedingungen, wie schwierige Wohnverhältnisse, sind behindernd und verstärken alltägliche Diskriminierungserfahrungen.

(Gesprächs-)Kultur

Weitere wichtige Aspekte interkultureller Kompetenz beziehen sich auf die Art und Weise, wie kommuniziert wird (Hegemann 2004):

Besonderheiten der Kommunikation

- **Wie wird in den Traditionen oder Kulturen meines Gegenübers gesprochen:**
  - Mit anderen Menschen, Fachleuten, Ärzten, Vertretern des Staates, also Schule,
  - Über Persönliches, Befindlichkeiten, Gefühle, Wünsche, Erwartungen, Schuld, Trauer etc.
- Mit wem und worüber wird **nicht** gesprochen?
- Worüber wird **nicht öffentlich** gesprochen, in wessen Gegenwart nicht?
- **Die Gesprächskultur der Einrichtung:** Wichtig ist die Möglichkeit der informierten Zustimmung, indem man vorweg transparent macht, wie und über welche Themen in der Einrichtung, speziell in Elterngruppen, gesprochen werden kann. Im Vorgespräch kann man beispielsweise sagen: „Viele Eltern möchten hier auch gerne darüber sprechen, wie sie mit der Behinderung ihres Kindes klarkommen. Das ist manchmal sehr persönlich. Es kann sein, dass ich Fragen stelle, die Sie nicht beantworten möchten. Helfen Sie mir, dass wir die Themen besprechen, die für Sie wichtig sind."

- **Aufmerksamkeit für die traditionellen Werte der eigenen Profession und der Einrichtung:** Fördereinrichtungen für hörgeschädigte Kinder blicken auf eine lange Tradition zurück, die es in diesem Zusammenhang unter neuem Blickwinkel zu reflektieren gilt. Die eigene Positionierung zwischen Defizitorientierung und Empowerment, zwischen Gebärden- und Lautsprache gehört ebenso dazu wie die Tradition der Einrichtung im Umgang mit ausländischen hörgeschädigten Schülern und die Haltung zur Zweisprachigkeit.

kindliche Mehrsprachigkeit

Voraussetzung ist dafür die Beschäftigung mit aktuellem Fachwissen und der Forschungslage zur kindlichen Mehrsprachigkeit und deren besondere Charakteristika (Chilla et al. 2010).

21.4 Einzelne Schritte in der Beratung

- **Zuweisungskontext klären und die Meinungen wichtiger Beteiligter erfragen:**
  - Wer hat Sie zu uns geschickt?
  - Was haben diejenigen Ihnen gesagt, warum Sie hierhin kommen sollen?
  - Wer hat welche Meinung zum Problem/Hörschaden/CI/Zweisprachigkeit geäußert?
  - Welche Meinung haben Sie selbst?
  - Was haben Sie (noch) erlebt?
- **Exploration der wichtigen Teile der Migrationsgeschichte der Familie:**
  - Wer lebt wie lange hier?
  - Wo leben die Großeltern?
  - Wie würde in Ihrer Heimat mit Hörschaden und Behinderung umgegangen?
  - Wer sagt in der familiären Umgebung welche Meinung und Erwartung zum CI?
  - Welche Kinder der Familie gehen in welche Schule? Wie schaffen Sie das?
- **Würdigung und Wertschätzung:**
  - Sie haben viel erlebt/mitgemacht.
  - Wie haben Sie das geschafft? Wer/was hat Ihnen geholfen?
  - Die Kinder kommen gut in der deutschen Schule klar. Ohne Förderunterricht. Ich kann verstehen, dass Sie sehr stolz darauf sind!

Bewältigungskompetenzen

Migration muss nicht nur als ein zusätzlicher Faktor von Belastungen gesehen werden, der Hilflosigkeitszuschreibungen hervorruft, es ist wichtig, auch die Bewältigungskompetenzen, die in der Migration erworben wurden, zu achten. Hier beeindrucken vor allem Fähigkeiten und Erfordernisse, die auch zur Bewältigung von Behinderung notwendig sind. Migranten waren oder sind zumeist in der Situation:

- Lebensentwürfe zu verändern
- neue Perspektiven zu entwickeln
- mit schlechten Bedingungen klarzukommen
- Unsicherheiten auszuhalten
- Veränderungen hinzunehmen
- Schicksalsschläge zu akzeptieren

Wichtig ist, die Leidensgeschichte zu würdigen, damit sie im Laufe der Zeit als Bewältigungsgeschichte erzählt werden kann (Tsirigotis 2005a, b, Tsirigotis/Hintermair 2010).

Auftragsklärung: Was können wir hier gemeinsam tun?

Coaching des elterlichen Beobachtungsverhaltens

Aus Anliegen werden Aufträge für die gemeinsame Arbeit. Hier fließen elterliche Kompetenzen und fachliche Ideen der Beraterin zusammen. Das elterliche Beobachtungsverhalten wird gecoacht:

- „Wir können hier gemeinsam beobachten, wie die Hörentwicklung Ihres Kindes in der Muttersprache verläuft. Sie sind Expertin für das Türkische, ich für die Hörentwicklung. Wir bringen unser Wissen zusammen."
- Darüber hinaus ist wichtig, die Stolpersteine und Hürden in der mehrsprachigen Sprachentwicklung zu kennen und Auffälligkeiten im Spracherwerb der Zweitsprache als Charakteristika zu erkennen (Chilla et al. 2010).

Fallbeispiel: Zwei Sprachen für unser Kind
Von Cornelia Tsirigotis und Meike Fink

Bei Ali wurde eine hochgradige Hörschädigung mit 23 Monaten festgestellt. Kurz darauf wurde er beidseitig mit Hörgeräten versorgt. Seitdem erhält er regelmäßig Frühförderung. Alis Eltern sprechen beide fließend Deutsch und Türkisch. Die Eltern wünschen sich für ihren Sohn, dass er ebenfalls beide Sprachen erlernt. Die Sprache in der Familie bei Aufnahme in die Frühförderung war überwiegend Türkisch, zeitweise auch Deutsch. Nach Beratungsgesprächen mit der Frühförderin haben sich die Eltern entschlossen, mit ihrem Sohn von nun an ausschließlich Türkisch zu sprechen. Um die Eltern in ihrer Entscheidungskompetenz zu unterstützen, wurde ihnen das Modell eine Person – eine Sprache vorgestellt. Anschließend wurden Fragen gestellt, z. B.:

- Welche Sprache ist Ihre eigene Muttersprache?
- In welcher Sprache fühlen Sie sich zu Hause/denken/träumen Sie usw.?
- Welche Sprache sprechen weitere enge Bezugspersonen (Großeltern, Tante, Onkel) von Ali?
- In welcher Sprache könnte Ali mit ihnen kommunizieren?
- Was wünschen Sie sich für Ihren Sohn?

Die Eltern betonten, dass Türkisch ihre Muttersprache ist. Eine Situation, in der der Vater Deutsch spricht und die Mutter Türkisch (bzw. umgekehrt), konnten sie sich für ihre Familie nicht vorstellen. Sie hatten jedoch Bedenken, ob ihr Sohn auch Deutsch lernen würde, wenn in der Familie nur Türkisch gesprochen wird. Die Frühförderin fragte sie, wie es bei ihnen selbst gewesen sei. Sie stellten fest, dass sie die deutsche Sprache nebenbei/unbewusst gelernt haben, obwohl sie selbst mit den Eltern ausschließlich Türkisch gesprochen haben. Jetzt können beide fließend Deutsch und Türkisch. Sie entschieden sich schließlich dafür, mit ihrem Sohn von nun an ausschließlich Türkisch zu sprechen. Im Kindergarten kommt nun deutsches Sprachangebot dazu.

Ali plappert viel, sowohl im Einzelspiel als auch in der Kommunikation mit Anderen. Seine (türkischen) Äußerungen sind nach Einschätzung der Mutter zunehmend verständlich. Seit der Hörgeräteversorgung produziert er vermehrt Dreiwortsätze, wobei seine Artikulation oft noch fehlerhaft ist. Nach Aussage der Mutter wächst Alis aktiver Wortschatz (Türkisch) deutlich an. Es zeigen sich außerdem Fortschritte im Sprachverständnis. Er ist in der Lage, kurze verbale Aufforderungen seiner Mutter auch ohne Unterstützung durch Gesten zu verstehen und auszuführen.

Ali ist jetzt 3;0 Jahre alt. Seit August 2010 besucht Ali ganztägig einen integrativen Kindergarten. Durch das deutsche Sprachangebot wächst nun auch sein deutscher Wortschatz.

Fallbeispiel: Wohlfühlsprache – es geht um Interaktion
Von Cornelia Tsirigotis und Sigrun Lang-Schnarr

Ca. zwei Monate nach der CI-Versorgung kam bei der Mutter des zwei Jahre alten Pauls die Frage auf, in welcher Sprache sie Paul erziehen solle. Die Frühförderin habe zu einsprachiger Erziehung geraten.

In der Einzeltherapie im CI-Zentrum und in den Gesprächen war die Mutter deutlich verunsichert darüber, wie sie sich nun verhalten solle. Sie wollte doch das Beste für ihr Kind.

In einem Beratungsgespräch erzählte sie, dass sie, wenn sie mit Paul spiele, immer wieder in ihre Muttersprache verfalle. Sie hatte bereits damit begonnen, das zu vermeiden. Sie schien sich zwingen zu müssen, im Deutschen zu bleiben. Die Therapeutin beobachtete sogar, dass sie, wenn sie in ihre Muttersprache fiel, inne hielt und sofort die Sprache wechselte, so als sei es etwas Verbotenes. Sie berichtete, dass sie vor allem, wenn Paul müde sei, sie ihn tröste oder wenn sie schimpfe, in ihrer Muttersprache spreche. Sie könne gut Deutsch, aber in solchen Situationen würde sie manchmal die Sprache wechseln. Auf die Nachfrage, in welcher Sprache sie sich wohler fühle, antwortete sie, dass sie das nicht pauschal sagen könne. Das käme auf die Situation an. Die Beratung in diesem Fall war, ganz entspannt die Sprache zu wählen, in der sie sich gerade wohler fühle sowie die Erläuterung, dass gerade für die vorsprachliche Entwicklung eine entspannte Atmosphäre und die Freude an der gemeinsamen Handlung und Kommunikation wichtig seien. In welcher Sprache sie spreche, sei für Pauls sprachlichen Erfolg nicht wichtig, aber dass sie Lust an der gemeinsamen Handlung habe und sich frei fühle, sei von großer Bedeutung dafür, dass Paul beginnt, zu interagieren, sich in den dialogischen Austausch einzufügen und nachzuplappern. In den folgenden Wochen wurde dieses Thema immer und immer wieder aufgegriffen und die Kommunikationsmomente in der Muttersprache bestärkt.

Zwei Monate später etwa war die Frage bilingual oder monolingual kein Thema mehr. Die Mutter interagiert und kommuniziert seitdem völlig selbstverständlich mit Paul und scheint sich keine Gedanken mehr über die Sprache zu machen. Paul hat sich gut entwickelt. Er hat Schritt für Schritt die Fähigkeit erworben, interaktiv zu handeln, sich gemeinsam mit etwas zu beschäftigen und im Wechselspiel auf andere zu reagieren. Nach 10 Monaten mit CI hat er begonnen, Silben zu babbeln und imitiert lautsprachliche Vokalisationen. Er entwickelt sich langsam, aber kontinuierlich.

Fallbeispiel: Vorhandene Erfahrungen und Kompetenzen nutzen

Von Cornelia Tsirigotis und Gabi Hartmeier

Familie Izmir kommt mit ihrem zweijährigen Sohn in die Frühförderung, weil ein mittelgradiger Hörschaden festgestellt wurde. Die Familie hat schon mit dem älteren hörenden Bruder die Erfahrung gemacht, dass dieser besser sprechen lernte, wenn die Familie zu Hause nur Türkisch gesprochen hat. Er lernte dann im Kindergarten Deutsch und sei nun ein guter Schüler in einer weiterführenden Schule. Ob sie nun mit dem kleinen hörgeschädigten Sohn auch so verfahren sollten?

Der Beratungsschwerpunkt mit der Familie lag hier genau darauf, das Bewährte weiterzumachen. Die Mutter zeigte sich oft unsicher und brauchte die Bestätigung durch die Frühförderin, weil der jüngere hörgeschädigte Sohn sich sprachlich gut, aber nicht so schnell wie sein älterer Bruder entwickelte. Auch im Kindergarten entstand immer wieder Beratungsbedarf.

Aus den Fallbeispielen wird ersichtlich, dass sich die Beratungsschwerpunkte beim Hörenlernen in Familien mit Migrationshintergrund an den individuellen Bedingungen und Haltungen in der Familie orientieren müssen. Beratung und Frühförderung schaffen dann gute Rahmenbedingungen für kindliches Hören- und Kommunizierenlernen, wenn anschlussfähige, maßgeschneiderte Lösungen mit der jeweiligen Familie gefunden werden.

22 Taubblinde/ hörsehbehinderte Kinder

Von Christel Skusa

22.1 Personenkreis taubblinder/ hörsehbehinderter Menschen

„Wenn jemand gleichzeitig in seiner Fähigkeit zu sehen und zu hören beeinträchtigt ist, so ist er – je nach Umfang der Beeinträchtigung – hörsehbehindert oder taubblind" (Deutsches Taubblindenwerk … 2008, o. S.).

Und er oder sie ist auf den ersten Blick zur Gruppe Mehrfachbehinderter zu zählen. Taubblindheit ist allerdings ‚eine Behinderung eigener Art', die zwar auf einer ‚Schädigung sowohl des Sehens als auch des Hörens' beruht, sich jedoch ‚nicht aus der Addition von Taubheit und Blindheit ergibt'.

Da nämlich „beide Fernsinne geschädigt sind, können die Ausfälle des einen Sinnes nicht oder nur mangelhaft durch den jeweils anderen Sinn kompensiert werden. Deshalb treten bereits bei relativ geringen Einzelschädigungen schwere Beeinträchtigungen der Gesamtentwicklung auf" (Schulprogramm des Bildungszentrums für Taubblinde 2008, 4). Nur eine kleine Gruppe (bis zu 10%) dieser mit doppelter Sinnesschädigung geborenen Kinder ist vollständig taub und blind – taubblind. Die überwiegende Anzahl verfügt noch über eingeschränkte Fähigkeiten zum Gebrauch des Hör- und/ oder des Sehsinnes, ist hörsehbehindert (auf diese Bezeichnung hat man sich im deutschsprachigen Raum geeinigt), d. h., entweder ist die Leistungsfähigkeit des Hörsinnes *und* die des Sehsinnes gemindert (bei etwa 50% taubblind geborener Kinder) oder bei vollständigem Ausfall des einen Sinnes kann der jeweils andere Sinn zumindest eingeschränkt genutzt werden (beides bei etwa 20% der betroffenen Kinder).

Erscheinungsbilder

Je nach Schädigungsausmaß ergeben sich sehr unterschiedliche Erscheinungsbilder; dies trifft umso mehr zu, falls zu den Sinnesschädigungen noch weitere Beeinträchtigungen hinzukommen, beispielsweise in den Bereichen der Motorik oder der Kognition. Diese Heterogenität ist mitzubedenken, wenn im Folgenden vom taubblinden Kind gesprochen wird.

Zeitpunkt des Eintretens

Der Zeitpunkt des Eintritts der Schädigung ist für die Entwicklung eines taubblinden Menschen von großer Bedeutung. Die folgenden Gedanken fußen auf der Annahme, dass beide Sinnesschädigungen – unabhängig von ihrem Ausprägungsgrad – von Geburt an bestehen bzw. innerhalb der ersten Lebensmonate eingetreten sind, es sich also um taubblind/hörsehbehindert geborene Menschen handelt.

Taubblindheit ist eine Behinderung eigener Art. Beide Fernsinne sind geschädigt, deshalb kann der eine Sinn nicht oder nur mangelhaft durch den jeweils anderen Sinn kompensiert werden. Bereits bei relativ geringen Einzelschädigungen treten schwere Beeinträchtigungen der Gesamtentwicklung auf. Nur wenige Betroffene sind taubblind, die meisten sind hörsehbehindert.

22.2 Bedeutung des Hörenlernens

wesentlicher Baustein

Hörenlernen ist ein wesentlicher Baustein innerhalb der frühkindlichen Entwicklung. Es geht dabei zunächst vordergründig um die Verarbeitung und Wahrnehmung von Schallereignissen; bedeutsam für uns Menschen ist allerdings der dahinter liegende Aspekt der Sprachwahrnehmung, durch die die auditive Verständigung untereinander erschlossen wird. Hörenlernen beinhaltet immer auch diesen sozialen Aspekt: Das Hören wird auf ein Gegenüber gelenkt, und indem wir einander Aufmerksamkeit schenken, wird es zum Zuhören – Kommunikation geschieht. Insofern ist die Entwicklung des frühen Hörens nicht losgelöst von der Gesamtentwicklung des Säuglings zu einem Sozialpartner zu betrachten.

22.3 Chancen durch technische Hörhilfen

In den vergangenen Jahren haben sich die Entwicklungsbedingungen für ein mit Hörschaden geborenes Kind stark verändert. Auf dem Feld der Hörgeräte-Technik sind bedeutende Verbesserungen zu verzeichnen, und mit dem Cochlea Implantat ist selbst für Kinder mit hohem oder totalem

Hörverlust der Weg zum Hörenlernen, zum Lautsprachverstehen und Sprechen eröffnet worden. Darüber hinaus kann nach Einführung des Neugeborenen-Hörscreenings nun früh eine erste Diagnose gestellt werden, der gegebenenfalls bald weitere medizinische und betreuende Maßnahmen folgen können. Diese Veränderungen tragen dazu bei, dass eine hörgerichtete Förderung von klein auf erfolgen kann und erleichtern – sofern von Elternseite gewünscht – die Sozialisation des gehörlosen oder schwerhörigen Kindes in der hörenden Welt.

Die Erfahrung mit den Schülern des Bildungszentrums für Taubblinde Hannover lehrt, dass taubblind geborene Kinder überwiegend verspätet mit Hörhilfen versorgt werden (Skusa 2009, 240).

Zeitpunkt der Hörhilfenversorgung

Das mag zum einen daran liegen, dass bei einem multiplen Schädigungsbild – wie etwa der CHARGE-Assoziation – nach der Geburt und innerhalb der ersten Lebensjahre zunächst vordringlicher erscheinende medizinische Eingriffe erfolgen, danach die Heilung und der Erfolg abgewartet werden und der Säugling außerdem vor immer neuen (Narkose-)Untersuchungen geschützt werden soll. Zum anderen scheint in manchen Fällen bei Eltern und Medizinern auch Unsicherheit über den möglichen Nutzen eines Hörsystems für ein taubblindes Kind zu bestehen, wenn es sich in der ersten Lebensphase seiner Umgebung gegenüber (noch) wenig zugewandt zeigt.

Allerdings muss man sich klarmachen, dass die Chance, hören zu können, gerade für ein taubblindes/hörsehbehindertes Kind von besonderer Bedeutung ist, weil hierdurch sein Zugang zum sozialen Umfeld, seine Anbindung an alltägliche Lebensbereiche – und damit seine Entwicklungsmöglichkeiten – enorm gesteigert würden.

Bedeutung des Hörens

Die Öffnung eines der beiden Fern-Sinneskanäle kann helfen, eine entstehende Isolation und Vereinsamung abzuschwächen, Kommunikation über eine Distanz hinweg, also ohne Körperkontakt, in Gang zu setzen, eigenständiger soziale Kontakte zu pflegen, die Orientierung zu erleichtern und vermehrtes Verständnis für Umweltereignisse zu entwickeln (Skusa 2009, 238f).

> Die Chance, hören zu lernen, ist für ein taubblindes Kind von besonderer Bedeutung, weil dann die mit der Sehschädigung verbundenen Einschränkungen zumindest ansatzweise kompensiert werden können.

22.4 Entwicklung des sozialen und kommunikativen Verhaltens durch Interaktion

Wir wissen heute, dass bereits Neugeborene über die Fähigkeit verfügen, ihre Bezugspersonen herauszufordern, sie nicht nur zu versorgen, sondern sich ihnen in besonderer Art und Weise zuzuwenden, mit ihnen Kontakt aufzunehmen und in Beziehung zu treten (Horsch 2008, 1).

Verhaltensweisen als Grundlage für kommunikative Entwicklung

Die beidseits nach einem biologischen Programm ablaufenden – intuitiven – Verhaltensweisen bilden wichtige Grundlagen für die soziale und die kommunikative Entwicklung des Kindes: In sozialen Interaktionen werden Wechselseitigkeit (Reziprozität), gemeinsame Aufmerksamkeit (Joint Attention), Bestätigung und Selbstwirksamkeit erfahren und im lustvollen Spiel Antizipation und Perspektivenübernahme (Theory of Mind) angebahnt (Nafstad/Rødbroe 1999). Der Säugling und seine Bezugsperson treffen in derart dialogisch geprägten Sequenzen als sich gegenseitig bereichernde Partner aufeinander, sie entwickeln gemeinsam eine Beziehungsebene, schaffen eine Verständigungsbasis und weiten ihre Kommunikationsmöglichkeiten miteinander kontinuierlich aus.

Auswirkungen des Nicht-Sehen-Könnens auf den Interaktionsprozess

Kontaktangebote, die eine Bezugsperson an den Säugling richtet und Antworten auf dessen Äußerungen, werden intuitiv mit deutlich sichtbaren mimisch-gestischen Signalen unterstrichen, wie weit aufgerissene Augen, hochgezogene Augenbrauen, breites Anlächeln, auffällige Mundöffnung bei Ausrufen, nachdrückliche Kopfbewegungen. Ein blindes oder sehgeschädigtes Kind kann solche Signale nicht oder nur unzureichend aufnehmen und wird sich daraufhin dem Angebot eher nicht zuwenden.

fehlende mimische Signale

Der sehende Partner ist allerdings gewohnt, ins Gesicht seines Gegenübers zu schauen, um dort Gefühlsregungen und Zuwendungsimpulse zu erkennen. Genau hier wird er aber beim blinden Kind wenig eindeutige Regungen finden, teilweise mag sogar Desinteresse oder ein gelangweilter Ausdruck durchscheinen. Der Partner wird durch die fehlenden oder unerwarteten mimischen Signale des Kindes verunsichert. Von beiden Seiten kann es zum Abbruch der Interaktion kommen. Der sehende Partner muss lernen, den Dialog mit einem blinden oder sehgeschädigten Kind vornehmlich auf akustische und taktile Eindrücke zu verlagern, sodass ein Miteinander gelingen kann.

Auswirkungen des Nicht-Hören-Könnens auf den Interaktionsprozess

Bei einem hörgeschädigten Kind steht der visuelle Sinneskanal zur Aufnahme von Eindrücken im Vordergrund und bietet die Plattform für einen interaktiven Austausch. Allerdings fällt es einem hörenden Partner zunächst nicht leicht, all das, was er gewohnt ist, mit seiner Stimme zu transportieren, sichtbar und ausdrucksvoll in Bewegung zu übersetzen.

Körperregungen als Äußerung

Er muss außerdem lernen, die kindlichen, zunächst wenig koordinierten Körperregungen als Äußerung zu erkennen und als Kontaktwunsch zu deuten, sonst ist auch hier die Gefahr gegeben, dass aufgrund mangelhafter gegenseitiger Bezugnahme die Interaktion abbricht.

Eine möglicherweise gezielte Ansprache des Hörsinnes kann nur gelingen, wenn sie mit technisch bestangepassten Hörhilfen (Hörgerät, CI) einhergeht.

> Ein blindes oder ein gehörloses Kind kann mit seinen Sinnen die intuitiv dargebotenen Interaktionsangebote teilweise nicht aufnehmen; es wird folglich nicht so reagieren, wie es der sehende und hörende Partner erwartet. Von beiden Seiten kann die Verunsicherung zum Abbruch der Interaktion führen.

Auswirkungen des Nicht-Sehen- und Nicht-Hören-Könnens auf den frühen Entwicklungsprozess

eingeschränkte Zugangswege

Führen wir uns vor Augen, mit welchen Mitteln normalsinnige Säuglinge und ihre Bezugspersonen in der Lage sind, gegenseitig Kontakt aufzunehmen, ihn zu halten sowie auszubauen, und machen wir uns weiterhin bewusst, dass seh- oder hörgeschädigten Kindern bei aller Einschränkung immerhin im Prinzip direkt nutzbare Kompensationsmöglichkeiten zur Verfügung stehen, dann wird offensichtlich, dass bei einem taubblind/hörsehbehindert geborenen Kind selbst diese Zugangswege nicht oder nur rudimentär nutzbar sind.

„Der stark eingegrenzte Lebensraum eines taubblind/hörsehbehindert geborenen Kindes bietet ihm wenig ‚Angriffs'punkte und stellt von sich aus zunächst keine Herausforderung dar, die es zu erobern und zu entdecken gälte. Er enthält kaum Aufforderungscharakter, da Dinge, die nicht in unmittelbarer, d.h. körperlicher, Nähe zu erfahren sind, keinen lockenden Reiz ausüben können. Selbst Geräusche und Stimmen aus dem Umfeld dringen nicht klar genug heran, um neugierige Hinwendereaktionen auslösen zu können" (Skusa 2009, 249).

Soll die Umwelt mit all ihren Facetten für das taubblinde Kind bedeutsam werden, müssen die Dinge und Ereignisse in den Fokus seiner Aufmerksamkeit gelangen, das bedeutet: körperlich erfahrbar werden.

Trotz der offensichtlichen Erschwernisse durch den Wegfall oder die Einschränkungen beider Fernsinne ist festzustellen (Nafstad/Rødbroe 1999, 9):

Taubblinde/hörsehbehinderte Kinder folgen in ihrer Entwicklung grundsätzlich den gleichen Prinzipien des Lernens wie sehende und hörende Kinder. Allerdings machen es die behinderungsspezifischen Bedingungen erforderlich, Varianten der allgemeinen Lernprinzipien anzuwenden oder besondere Gewichtungen im Aneignungsprozess vorzunehmen.

22.5 Taubblindheitsbedingte Varianten und Gewichtungen im frühen Lern- und Entwicklungsprozess

Kontaktaufnahme

Die Kontaktnahme mit einem taubblind/hörsehbehindert geborenen Kind muss in den meisten Fällen zunächst durch Reize erfolgen, die über das taktile Verarbeitungssystem zu erschließen sind, etwa durch Berührung, Luftbewegung, Vibration.

Das bedingt direkten Körperkontakt oder Ansprache aus allernächster Nähe und erfordert vom sehenden und hörenden Partner ein Umdenken. Aus Berührungen und Bewegungen können im Dialog Gesten entstehen, die zu einem gegenseitigen Verstehen beitragen und im weiteren Verlauf möglicherweise zu individuellen Gebärden führen. In solchen Fällen geschieht Kommunikation bereits über Gebärden, bevor eine hörsprachliche Verständigung möglich wird (aufgrund verspäteter Versorgung mit Hörhilfen).

Gebärdensprache/ Lautsprache

Ziel innerhalb der kindlichen Entwicklung ist es natürlich grundsätzlich, kommunikatives Verhalten – auch mittels Gebärden – zu steigern und auszubauen. Entgegen häufig geäußerter Bedenken zeigt die Erfahrung mit Schülern des Bildungszentrums für Taubblinde jedoch, dass der Gebrauch eines gebärdensprachlichen Kommunikationssystems einer später einsetzenden Hörausrichtung und Lautsprachentwicklung bei entsprechender Haltung des kindlichen Partners nicht im Wege stehen muss. Das Gebärden verhindert die Lautsprachentwicklung folglich nicht.

Ein mögliches Hörvermögen zu wecken, kann beim taubblinden Kind auch nur auf dem Weg wechselseitiger Interaktion gelingen und ist deshalb in das gesamte Entwicklungsgeschehen einzubinden. Der Partner muss den gemeinsamen Beziehungsaufbau und die weiteren Schritte auf dem Weg zu gegenseitigem – auch hörsprachlichem – Verstehen genauer überdenken.

Sinnesmodalitäten

Die individuellen Schädigungskonstellationen und -grade taubblinder/hörsehbehinderter Menschen bedingen unterschiedliche Zugangswege im Miteinander.

taktile Zugangswege

Von Beginn an ist der taktile Sinn geeignet, Kontakte zwischen dem Kind und seinem Partner zu eröffnen, diese auszubauen oder sie (multimodal) zu unterstützen. Um die Aufmerksamkeit des Kindes zu erreichen, sollte der Partner dessen Äußerungen in Form von Berührung oder Bewegung genau beobachten und sie möglichst durch Nachahmung aufgreifen, sie damit bewusst machen und bestätigen, um weitergehende Reaktionen oder Aktivitäten auslösen zu können.

Bei noch vorhandenem Sehvermögen mag ein hörsehbehindertes Kind über den visuellen Sinneskanal zusätzlich Informationen aufnehmen. Ebenso mag ein noch vorhandenes Hörvermögen zusätzlich akustische Eindrücke liefern. Dennoch kann es sein, dass die Äußerungen des Kindes selbst mittels Berührung oder Bewegung – also taktil – erfolgen.

bevorzugte Zugangswege

Grundsätzlich ist damit zu rechnen, dass ein hörsehbehindertes Kind nach seinen Möglichkeiten individuell eine bevorzugte Sinnesmodalität entwickelt. Diese kann je nach Anlass – Informationsaufnahme oder eigene Äußerung – wechseln, darauf muss ein einfühlsamer Partner eingestellt sein (Janssen/Rødbroe 2007, 2.4.3).

In der sozialen Interaktion teilen das taubblinde Kind und sein hörender und sehender Partner Erfahrungen in unterschiedlichen Modalitäten.

In verschiedenen Variationen werden abwechselnd die bevorzugten und unterstützenden Modalitäten genutzt.

Noch unsichere auditive Eindrücke können durch andere Sinneswahrnehmungen unterstützt werden.

In diesem Zusammenhang sind die Ergebnisse von Untersuchungen über frühe Dialoge mit taubblinden Kindern interessant, die bestätigen, dass „Eltern häufig mehrere Sinneskanäle ihres Kindes ansprechen, um eine Botschaft zu übermitteln und den Dialog auf diese Weise möglichst erfolgreich zu gestalten“ (Horsch et al. 2007, 214).

Hörlernprozess

Für den Prozess des Hörenlernens folgt daraus: Der Partner sollte sich bei einem hörsehbehinderten Kind zunächst nicht ausschließlich auf den auditiven Kanal beziehen, sondern gezielt Unterstützung durch andere Sinnesmodalitäten anbieten.

Höraufmerksamkeit

Oftmals ist eine Hörfähigkeit des Säuglings (noch) nicht unbedingt bestätigt, aber auch nicht auszuschließen. Der Interaktionspartner sollte selbstverständlich grundsätzlich stimmliche Anregungen geben und Lautgebung vonseiten des Kindes in jedem Fall aufgreifen und konsistent bestätigen, indem er mit dialogischem Echo antwortet.

Aufmerksamkeitslevel

Bei taubblind geborenen Kindern mag es sein, „dass der Aufmerksamkeitslevel für Hörreize zunächst sehr niedrig ist, denn denkbare, ihn ergänzende, Zugangswege über den Sehsinn scheiden aus, den Reizen fehlt es an Bedeutsamkeit“ (Skusa 2009, 249). Hier kann ein unterstützender taktiler Impuls hilfreich sein – sei es durch Körperkontakt, der die Vibration oder den Luftstrom der Stimmgebung übermittelt, den Rhythmus durch Klopfen unterstreicht oder die

Spannung auf das bald eintretende Hörereignis vorbereitend verstärkt und damit die Aufmerksamkeit des Kindes erhöht:

> „In vielen Situationen kann das Kind über den Tastsinn die Geräusch-, Klang- oder Lautwahrnehmung buchstäblich ‚festhalten' und damit, anders als bei einem flüchtigen Höreindruck, ganzkörperlich erleben" (Skusa 2009, 250). Geräusche im Haushalt, Stimmen oder Tierlaute wirken prägnanter, wenn sie sich über Vibrationen er‚fassen' lassen. Höreindrücke sind möglichst über taktile Reize abzusichern.

Hörhilfenakzeptanz

In Einzelfällen ist im schulischen Alltag immer wieder zu erleben, dass taubblinde/hörsehbehinderte Kinder das Tragen der verordneten Hörhilfen – als störend empfundene Accessoires am Kopf – ablehnen und die Eltern irgendwann resigniert den Kampf darum aufgeben. Hier hat eine von außen kommende Vertrauensperson gute Chancen, einen Neuanfang zu setzen und mit Beständigkeit die Höraufmerksamkeit zu wecken (Voraussetzung ist selbstverständlich eine gute Anpassung und Aussteuerung der Geräte).

Hörerlebnisse

Die Person kann, immer im Dialog mit dem Kind und in entspannter Atmosphäre, neben stimmlich-rhythmischen Angeboten vorsichtig neue, interessante Hörerlebnisse anbieten, möglichst mit motorischer Unterstützung – Kinderlieder gepaart mit Bewegungen oder Instrumente/Gegenstände mit großem Klang- und/oder Vibrationsvolumen, die ganzkörperlich erfahrbar sind (z.B. unter einer Pauke liegend die auf dem Fell produzierten Reibe-, Kratz- oder leichten Klopfgeräusche aufnehmen; auf einem mit Musikanlage oder Mikrophon verbundenen Vibrationshocker liegend/sitzend Musik, Töne, Geräusche oder Sprache wahrnehmen; einen mit Luft gefüllten Ballon festhalten, der ‚besprochen' wird; einen großen, weit geöffneten Kunststoffkegel oder ein Tamburin halten, in dem verschiedene Bälle oder Kugeln rollen). Mit solchen Aktionen können die kindliche Entdeckerfreude und das Interesse an Hörbarem geweckt und unterstützt werden. Auf diese Weise lässt sich auch die Erwartungshaltung auf ein Hörereignis hin aufbauen und auf lange Sicht eine Lauschhaltung anbahnen. Das Kind wird – spätestens in kurzen Pausen – durch seine Reaktionen zeigen, wie es das Angebot erlebt hat und gegebenenfalls „mehr" oder „weiter" fordern.

Mit interessanten Hörerlebnissen, möglichst rhythmisch-motorisch unterstützt, wird kindliche Entdeckerfreude geweckt. Über die Erwartungshaltung auf ein Hörereignis hin lässt sich eine Lauschhaltung anbahnen.

Nähe und Distanz

Eine wichtige Rolle für die Kontaktnahme mit einem taubblinden Kind spielen die Faktoren Nähe bzw. Distanz (Nafstad/Rødbroe 1999, 20f). Der vollsinnige Partner muss für die Interaktion erreichbar bleiben – im Abstand einer kindlichen Armlänge höchstens – und dem Kind seine Hände zur Verfügung stellen, damit es sich ihm jederzeit zuwenden und initiativ werden kann. Ein blindes oder sehgeschädigtes Kind mit eingeschränktem Hörvermögen bedarf ebenfalls zunächst dieser Zusicherung der Verfügbarkeit des Partners. Nur wenn das Kind Geborgenheit spürt und verlässlich Zuwendungsbereitschaft erfährt, kann es selbst initiativ werden, und sich dem Partner oder neuen Objekten zuwenden.

Bezug zum direkten Gegenüber

Wenn es beispielsweise vokalisiert, muss es erleben können bzw. gespiegelt bekommen, wohin seine Äußerungen gehen, wo und wie sie ankommen, und erforschen dürfen, wie sich das anfühlt. Treffen sie auf einen nah anwesenden, aufmerksamen Partner, kann ein freudiger gemeinsamer Austausch (hör- und abfühlbar) entstehen, der die ganze Bandbreite an Mundgeräuschen einschließt – wie Brabbeln, Brummen, rhythmisiertes Silbenplappern oder Ausrufe, Schnauben, Summen, Pfeifen und Pusten. Sehr motivierend sind außerdem Betätigungen, bei denen mithilfe des eigenen Körperinstrumentariums Geräusche erzeugt werden, die ganzkörperliche Eindrücke schaffen.

Das taubblinde Kind braucht ein direktes Gegenüber, um gespiegelt zu bekommen und zu spüren, wohin seine Äußerungen gehen, wo und wie sie ankommen und wie sich Gesicht, Hals und Mundregion beim Lautieren anfühlen

Neue Reize

Die Doppelsinnesschädigung hat zur Folge, dass Reize oftmals wie aus dem Nichts, ohne Ankündigung oder Vorwarnung auf das taubblinde/hörsehbehinderte Kind treffen. Bisweilen sind sie außerdem sehr komplex und überwältigend, das Kind erlebt sie als diffus und beängstigend, da es sie weder strukturieren noch einordnen kann.

Hörreize

Dies gilt auch für alle Hörreize, die an das Kind herangetragen werden bzw. die unkontrolliert auf es einströmen. Um sich vor einer Überstimulierung zu schützen, wird das taubblinde Kind sich abwenden und Ablehnung signalisieren. Der Partner sollte vorbeugen, indem er neue Reize grundsätzlich dosiert einbringt. Außerdem sollte er das Kind an Schallquellen in seiner Umgebung heranführen, um trotz der vorhandenen Seheinschränkung das Zustandekommen von Geräuschen nachvollziehbar werden zu lassen: Die Bewegung, die zu einem Schallereignis führt – beispielsweise die Betätigung des Schalters, die den Staubsauger in Gang setzt – kann durch die Erkundung vor Ort vom Kind erfahren werden.

Orientierung/ Strukturierung

Wird das Hörgeschehen eingebettet in seine natürliche Situation erfahren, entstehen beim Kind Orientierungspunkte, die auf längere Sicht zu einer Strukturbildung für Höreindrücke beitragen können: Bei wiederholtem Erleben kann das Kind antizipieren, was auf ein bestimmtes Hörereignis hin geschehen wird: Nach dem Schließgeräusch an der Wohnungstür kommt z. B. Papa herein.

Diffus und beängstigend erlebte Hörreize müssen strukturiert werden: Das taubblinde Kind kann das Zustandekommen eines Geräusches nur nachvollziehen, wenn es an die Schallquelle herangeführt wird. So entstehen Orientierungspunkte.

Zeit zur Verarbeitung

Ein taubblindes/hörsehbehindertes Kind benötigt mehr Zeit, gewonnene Eindrücke zu verarbeiten. Es muss mit den ihm zur Verfügung stehenden Sinnesmodalitäten die oft nur ausschnittweise und sukzessiv aufzunehmenden Reize zusammenfügen und Vorstellungen von Objekten, der Umgebung, von Personen, der Verbindung zwischen Objekten und Personen und begrifflichen Zusammenhängen entwickeln.

„Pausen der taubblinden Person innerhalb einer Interaktion muss besondere Aufmerksamkeit geschenkt werden. Momente der Stille können verschiedene Funktionen haben. Manchmal kann es scheinen, als ob die Aufmerksamkeit der taubblinden Person verschwunden ist, aber meistens, insbesondere wenn die Person völlig blind ist, kann es bedeuten, dass die Aufmerksamkeit besonders stark ist oder dass Informationen verarbeitet werden" (Janssen/Rødbroe 2007, 2.4.2).

Diese Feststellung gilt auch für die Verarbeitung von Höreindrücken. Deshalb sollte hier niemals Angebot auf Angebot folgen; ein aufmerksamer Partner wird das Kind in Momenten der Stille genau beobachten, Zugewandtheit signalisieren, aber die Reaktionen oder Initiativen des Kindes abwarten. Er sollte dann versuchen, das Ereignis mit dem Kind zum Thema zu machen, sodass beide gemeinsam dem Hörerlebnis nachspüren können. Wenn der Partner das zuvor Gehörte dann erneut anbietet, die kindliche Reaktion und Emotion aufgreift und sie widerspiegelt, wird das Geschehen als miteinander geteilte Erfahrung bestätigt.

Bedeutung von Pausen

Die Bedeutung von Pausen zeigt sich auch innerhalb der Forschungsstudie über frühe Dialoge bei taubblinden Kindern, wonach „Warten ... als äußerst bedeutsames und vermehrt eingesetztes dialogisches Prinzip zwischen Eltern und ihren hörsehbehinderten Kindern konstatiert werden kann" (Horsch et al. 2007, 215).

Der Partner eines taubblinden Kindes muss wissen, dass die Verarbeitung der ausschnittweise und sukzessiv gewonnenen Eindrücke mehr Zeit erfordert. Pausen zu lassen ist wichtig.

Musikalische Elemente

Verschiedene Wissenschaftler haben darauf hingewiesen, dass soziale Interaktionsspiele von musikalischen Parametern geprägt seien (Janssen/Rødbroe 2007, 2.5.1), und dass diese Elemente allem Anschein nach zum Menschsein gehörten, da unser Leben – und auch die Sprache – bestimmt seien von Elementen wie Rhythmus, Betonung, Tempovariationen, Spannungsbögen. In der Tat üben sie bereits auf den Säugling eine große Wirkung aus. Überdies sind sie taktil gut erfahrbar, insofern reagiert auch ein taubblindes/hörsehbehindertes Kind erfahrungsgemäß spontan auf Angebote, die musikalische Parameter einbeziehen. Sie sind demnach ein gutes Werkzeug, um Kontakt herzustellen, Aufmerksamkeit zu sichern und um Kommunikation und Sprache zu entwickeln.

rhythmisch pointierte Äußerungen

In der ersten Hörphase kann durch rhythmisch pointierte lautliche oder lautmalerische Äußerungen ein gemeinsames Erlebnis entstehen. Der hörende und sehende Partner sollte sich zunächst dem Tempo des Kindes anpassen (Attunement), angefangen beim Atmen, bei Bewegungen, Klopfgeräuschen oder Vokalisationen. In gemeinsamer Abstimmung kann das Tempo variiert werden, verlangsamt oder gesteigert, bis sich die Spannung nach leichter Verzögerung an einer Klimax entlädt und große Freude auslöst. Bei mehrfacher Wiederholung vermag dieses Spiel eine Antizipation beim Kind auszulösen, die es aktiv werden lässt, seiner Erwartung Ausdruck zu verleihen (oft lautlicher Art). Kinderreime, Fingerspiele, Kniereiterspiele und einige Kinderlieder sind nach diesem Prinzip aufgebaut und können, eventuell zusätzlich unterstützt durch bestimmte Bewegungsfolgen, hervorragend für intensive gemeinsame Hörerfahrungen und zur Animation kindlicher (lautsprachlicher) Äußerungen eingesetzt werden.

Musikalische Elemente – wie Rhythmus, Betonung, Tempo, Spannungsbögen –, die auch Bestandteile von Kinderreimen, Kinderliedern, Finger- und Kniereiterspielen sind, motivieren die Hinwendung und führen zu bereichernden Hörerlebnissen.

22.6 Aufgabe des Taubblindenpädagogen im Prozess des Hörenlernens

Angebote schaffen

Bei den Bemühungen, Aufgeschlossenheit für Höreindrücke zu erreichen, sollte sich der Pädagoge leiten lassen von dem Gedanken: „Hören zielt auf Zuhören – und Antworten!“ Er sollte sich demnach nicht nur fragen „Was biete ich an?“, sondern vor allem „Wozu biete ich es an?“ und „Lasse ich genügend Zeit für eine Antwort?“. Die erste

Frage zielt darauf ab, das akustische Geschehen in die jeweilige Lebens- und Erfahrungswelt des Kindes einzubinden, denn Hörereignisse sollten zunächst in vertrauter Umgebung stattfinden, dort wo sie wiederholt aufzusuchen und auch wiederzuerkennen sind – wo man ihnen zuhören kann. Die Antwort auf „Wozu?“ kann lauten, „Um miteinander Spaß zu haben!“, keinesfalls aber sollte dem Kind Dauerbeschallung ohne nachvollziehbare Zusammenhänge geboten werden – sonst würden auch seine möglichen Antworten verhallen.

wechselseitiges Miteinander

Das Hör- und Antwortgeschehen ist in dieser frühen Phase auf ein reizvolles wechselseitiges Miteinander auszurichten. Das schließt ein, den höheren Zeitbedarf des taubblinden Kindes für die Verarbeitung der Eindrücke zu respektieren und zu warten, bis es eigenaktiv Antworten einbringt und den weiteren Ablauf mitbestimmt.

gemeinsame Hörerlebnisse

Ein Weiteres hat der Pädagoge zu bedenken und für die Entwicklung kommunikativer Kompetenzen des taubblinden/hörsehbehinderten Kindes zu nutzen: Dadurch, dass das Hörerlebnis miteinander geteilt (shared) wird, beziehen sich beide Partner auf eine gemeinsame Erfahrung, hier haben sie also ein gemeinsames Interesse gefunden (Sharing of Interest) und ein Thema, über das sie miteinander verhandeln können. Solche Situationen sind geeignet, ein gemeinsames Vokabular (angefangen bei der Nachahmung eines Geräusches, Klanges oder Lautes bis hin zu gesprochenen Wörtern) entstehen zu lassen, welches die Grundlage sprachlicher Kommunikation darstellt (Co-Creating Communication) (Nafstad/Rødbroe 1999).

22.7 Zusammenfassung

Taubblind/hörsehbehindert geborene Kinder haben nicht oder nur unzureichend die Möglichkeit, die Welt mittels der Fernsinne zu erfassen. Sie sind in hohem Maß auf den taktilen Sinn und auf Körperkontakt angewiesen. Aus der Entfernung können ohne ausreichende visuelle Unterstützung akustische Ereignisse nicht ohne Weiteres entschlüsselt und zugeordnet werden, auch deshalb fehlt es Höreindrücken zunächst an Bedeutsamkeit. In sozialen Interaktionen zwischen dem Kind und seinem Partner können Vertrauen, Selbstbewusstsein und Eigenaktivität wachsen, dabei spielen sich dialogische Strukturen ein. Vor diesem Hintergrund kann die Aufmerksamkeit auf ein gemeinsames Interesse gerichtet werden, und es können wertvolle Hörerfahrungen miteinander geteilt werden.

Bei Berücksichtigung der besonderen Bedingungen, die eine doppelte Sinnesschädigung für die Verarbeitung und Wahrnehmung von Höreindrücken mit sich bringt, kann beim taubblind/hörsehbehindert geborenen Kind – auch unter Einbeziehung seiner taktilen Möglichkeiten – eine Höreinstellung angebahnt und gefestigt werden, sodass bei entsprechendem fortführenden Angebot Kommunikation über Hören und Sprechen zu entwickeln ist.

23 Frühes Hören bei Kindern mit Hörschädigung und zusätzlichem Förderbedarf im Bereich geistige Entwicklung

Von Siegfried Feistle und Brigitte Lang

Hören und sensomotorische Entwicklung

Frühes Hören bei hörgeschädigten Kindern mit zusätzlichem Förderbedarf im Bereich geistige Entwicklung ist eingebettet in deren sensomotorische Entwicklung. Bevor mit Hörübungen bei hörgeschädigten Kindern mit geistiger Behinderung begonnen werden kann, bedarf es einer genauen Beobachtung des sensomotorischen Entwicklungsstandes der Betroffenen, um Überforderungen auszuschließen und damit den Kindern die Möglichkeit zu geben, ohne Misserfolge und mit Freude die angebotenen Übungen bewältigen zu können. Antworten auf akustische Signale sind zunächst abhängig vom motorischen Repertoire der Kinder. Dieses muss aber meist über Handführung und Imitation angebahnt und gefestigt werden.

Die sensomotorische Entwicklung weist bei hörgeschädigten Kindern mit geistiger Behinderung oft große Lücken auf. Diese müssen erst geschlossen werden, um Übungen, die das Anforderungsniveau der nächsten Stufe beinhalten, erfolgreich bewältigen zu können.

entwicklungs- statt altersbezogen

Die sensomotorische Phase erstreckt sich beim gesunden Kind über die ersten eineinhalb bis zwei Lebensjahre und gliedert sich in Modal-, Intermodal-, Serial-, Intentional- und Symbolstufe. In der Förderung von hörgeschädigten Kindern mit geistiger Behinderung ist die Eingrenzung auf diese Altersphase nicht relevant. Unabhängig vom Alter ist das Kind dort abzuholen, wo es sich von seiner Entwicklung her befindet. Die verwendeten Hörübungen sollen dem Anforderungsniveau der jeweiligen sensomotorischen Entwicklungsstufe entsprechen. Zu beachten ist in der praktischen Arbeit, dass sich die einzelnen Stufen nicht exakt abgrenzen lassen, sondern fließend ineinander übergehen.

ganzheitlicher Förderansatz

Die Erfahrungen zeigen, dass ein Förderansatz, der ganzheitlich geprägt und eng an die Kommunikationsanbahnung gekoppelt ist, günstig ist. Den im Folgenden beschriebenen Katalog an Hörübungen (Kap. 23.1 bis 23.5) gilt es im Arbeitsalltag laufend fortzuschreiben, zu ergänzen und ständig den Förderbedürfnissen der Kinder anzupassen.

23.1 Hören auf der Modalstufe

Lernen in einem Sinnesgebiet

Auf der Modalstufe findet die Entwicklung noch innerhalb der einzelnen Sinnesgebiete statt. Auf dieser Entwicklungsstufe lernen Kinder jeweils in einem Sinnesgebiet, ohne Verknüpfung zu den anderen Sinnesgebieten. Das Kind hört, sieht oder es fühlt, kann aber diese Sinneseindrücke noch nicht miteinander verknüpfen. Entstehen erste Verknüpfungen, so verbindet sich stets der Tast- und Bewegungssinn mit einem der anderen Sinnesgebiete.

Wichtig bei diesen Übungen zur modalen Stufe ist, dass es zu keiner akustischen Dauerberieselung des Kindes kommt. Pausen haben denselben Stellenwert wie das Schallereignis selbst. Im Spiel Schallereignis–Pause–Schallereignis wird Motivation beim Kind erzeugt und aufrechterhalten und es macht sich auf den Weg, langsam zwischen Ereignis und Pause unterscheiden zu lernen (Detektion). Das akustische Interesse wird geweckt und Erwartungshaltungen im auditiven Bereich werden angebahnt.

In Abhängigkeit vom Grad der Hörschädigung werden Geräusche entweder im Fühlbereich bzw. über dem Fühlbereich angeboten. Das Innehalten bei gewohnten Bewegungen, die Änderung der Atemfrequenz oder der Mimik sind mögliche Hinweise auf isoliertes Hören bei diesen Übungen.

Übungen im Fühlbereich mit direktem Körperkontakt

mit Instrumenten und elektrischen Geräten

Bei diesen Übungen kommen Instrumente und elektrische Geräte zum Einsatz, die nicht nur zu hören, sondern auch über die Vibrationen zu spüren sind. Zu berücksichtigen ist das Prinzip Schallereignis–Pause–Schallereignis. Es bietet sich außerdem an, die Kinder die Vibrationen mit Händen, Füßen, Lippen, Zähnen, dem ganzen Körper empfinden zu lassen, um so den Prozess vom Aufbau des Körperschemas zu unterstützen. Eigenbauinstrumente, die leicht von den

Familienmitgliedern selbst hergestellt werden können, haben eine andere Qualität als gekaufte Instrumente. Sie tragen durch die emotionale und soziale Beteiligung der Familienmitglieder zu einem guten Gelingen der Förderung des Kindes mit Mehrfachbehinderung bei.

auf die Reaktionen des Kindes eingehen

Das Einspielen von Kinderliedern, Meditations- und Entspannungsmusik, klassischen und modernen Musikstücken über elektronische Abspielgeräte sollte unter ständiger Beobachtung durch den Betreuer und mit unterschiedlich langen Unterbrechungen erfolgen, um adäquat auf die Reaktionen des Kindes eingehen zu können. Über diese Geräte bietet es sich auch an, Kinderlaute (Gähnen, Schmatzen, Plappern usw.) einzuspielen. Auf die Verwendung intrauteriner Geräusche wird verzichtet, da häufig nicht bekannt ist, welche pränatalen oder bei der Geburt aufgetretenen Traumata bei den Kindern vorliegen. Beispiele für Übungen (Geräusche – Vibrationen empfinden) im Fühlbereich mit direktem Körperkontakt sind:

- Instrumente wie Astharfe (Abb. 1), Schlitztrommel (Abb. 2), Gitarre, Klavier, Trommel, Tamburin, ...
- Möbel
- Maschinen im Haushalt
- Wasserklangbett
- Vibrationshocker, -bank
- Verstärkeranlage/Basslautsprecher
- Fonator

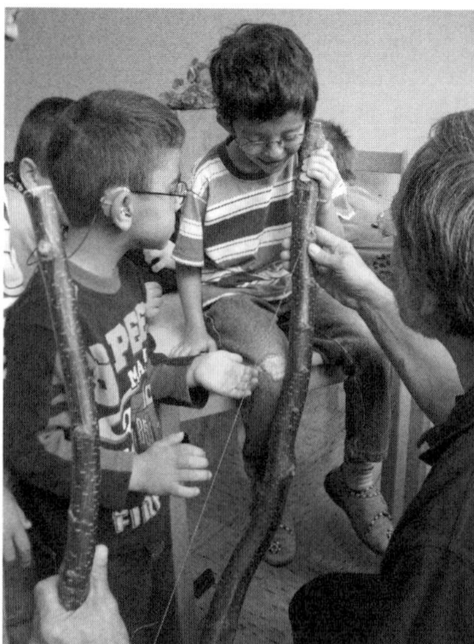

Abb. 1: Vibrationen – Geräusche empfinden mit der Astharfe

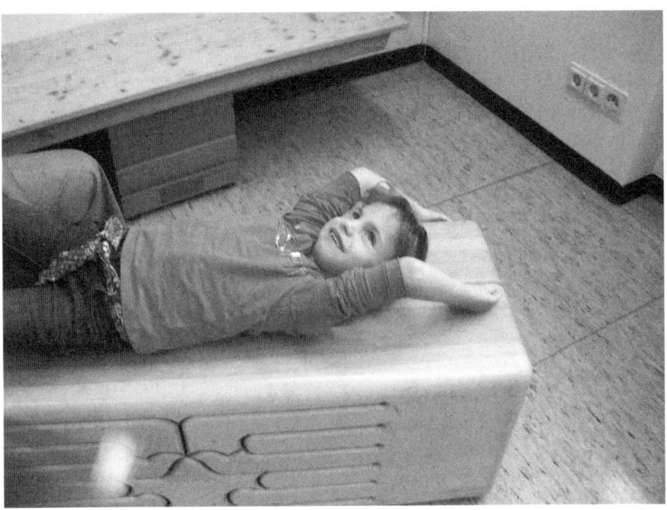

Abb. 2: Vibrationen – Geräusche empfinden mit der Schlitztrommel

Übungen im Fühlbereich ohne direkten Körperkontakt mit dem Instrument

Bei diesem Übungsangebot haben die Kinder keinen Körperkontakt mehr zu den Instrumenten (Abb. 3) und den elektronischen Geräten. Sie sollen jetzt die Vibrationen über die entstehenden Luftschwingungen wahrnehmen und die tieffrequenten Geräuschanteile hören und darauf reagieren lernen. Eingesetzt werden können:

- Instrumente (Trommel, Tamburin, Schlitztrommel, usw.)
- Vibrationshocker, -bank
- Verstärkeranlage/Basslautsprecher

Hörübungen über dem Fühlbereich

Zum Einsatz kommen alle gängigen Musik- und Rhythmusinstrumente, geräuscherzeugende Gegenstände, Musik- und Geräuscheinspielungen sowie eigenes Singen, Pfeifen und Sprechen. Bei der Auswahl des Hörangebotes sollten immer das Hörvermögen des Kindes und die unter Übungen im Fühlbereich mit direktem Körperkontakt beschriebenen Kriterien berücksichtigt werden (vgl. Feistle 1991).

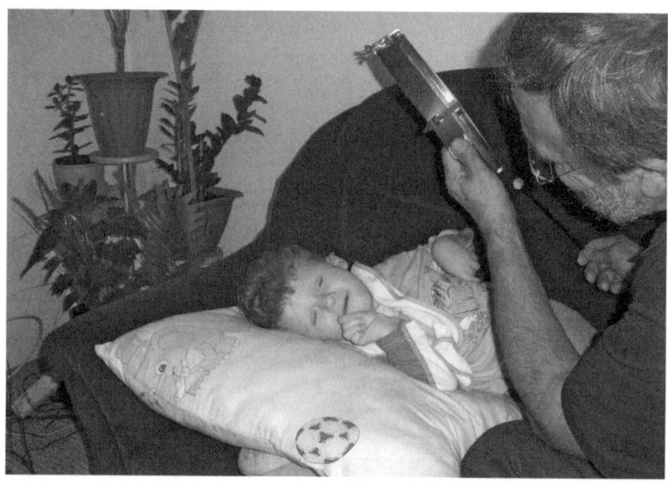

Abb. 3: Übungsangebot ohne Körperkontakt

23.2 Hören auf der Intermodalstufe

Lauschen und Hinhören sind modale Handlungen im Bereich Hören. Das Kind nimmt akustische Reize eher passiv wahr. Jetzt soll es zur aktiven Verarbeitung angeregt werden. Prekop (1980, 57) beschreibt in ihren Ausführungen die Intermodalstufe als „die Blütezeit der vielfältigen Zusammenarbeit zwischen den Sinnesorganen".

Lernen in zwei Sinnesgebieten

Das Kind erkennt, dass es einen Gegenstand, den es sehen kann, auch ergreifen und bewegen kann, dass Geräusche entstehen, wenn auf den Tisch geschlagen wird. Es kann jetzt das Schallereignis nicht nur empfinden, sondern darauf aktiv reagieren und es auch selbst erzeugen. Das Kind beginnt, eigene Laute und Bewegungen nachzuahmen und zu wiederholen. Es entdeckt, dass eine bestimmte Handlungsweise immer wieder zum gleichen Ergebnis führt. Handlung und Effekt werden miteinander verbunden. Eine Vielzahl von Bewegungsmustern wird entdeckt und durch Wiederholung erlernt.

Akustisch-motorische Koordination

Bei den Übungen zur Förderung des Zusammenspiels von Hören und Bewegung ist sicherlich das Sehen schon bald beteiligt, soll hier aber noch nicht Schwerpunkt des Angebotes sein. Mögliche Übungen sind:

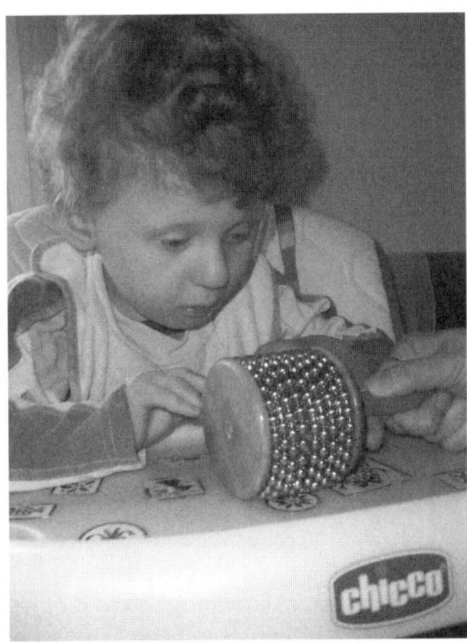

Abb. 4: Geräusche selbstständig erzeugen

- **Wiegen und Singen (nahe am Ohr):** Singen oder einen Kinderreim sprechen und das Kind dazu auf dem Schoß oder auf dem Arm im Rhythmus wiegen bzw. schaukeln.
- **Geräusche selbst erzeugen** (Abb. 4): Mit Handführung wird der geräuscherzeugende Gegenstand (Rassel, Schellenband ...) betätigt. Dabei ist zu beachten, dass der Blick des Kindes auf den entsprechenden Gegenstand nicht versperrt wird und der Druck auf Hand oder Unterarm nicht so groß ist, dass er Abwehrreaktionen provoziert. Die Bezugsperson hat das Kind auf dem Schoß und agiert in seinem Rücken, um nicht abzulenken. Die Führung wird abhängig von den Bewegungsimpulsen des Kindes reduziert, bis die Tätigkeit selbstständig ausgeführt werden kann.
- **Rhythmisch verbale und musikalische Anregungen begleiten Berührungen:** Im Rhythmus einer Melodie das Kind streicheln, drücken, kitzeln, massieren, eincremen (akustisch-taktile Koordination).
- **Das Lautieren des Kindes spiegeln und dadurch zur Wiederholung anregen.**

Akustisch-visuell-motorische Koordination

Lernen in drei Sinnesgebieten

Die Übungen sollen gezielt das Zusammenspiel von Hören, Sehen und Bewegen fördern:

- **Lokalisation von Geräuschen:** Kopfbewegung zur Seite des Geräusches, Kopfbewegung zum Geräusch unten, Kopfbewegung zum Geräusch oben, Kopfbewegung nach allen Seiten. Die Lokalisation der Geräuschquelle kann dadurch angeregt werden, dass der Kopf des Kindes vorsichtig in die entsprechende Richtung gedrückt/geführt wird. Erst wenn das Kind den Kopf selbstständig, z. B. nach rechts, zur Geräuschquelle dreht, soll dieses von der anderen Seite angeboten werden. Darauf aufbauend werden dann Übungen angeboten, die Kopfbewegungen nach unten und dann nach oben erfordern. Diese Übungen können auch abends oder im Dämmerlicht durchgeführt werden, um die visuelle Ablenkung zu reduzieren.
- **bei Ansprache Blickzuwendung:** Durch eine seitliche Ansprache wendet sich das Kind z.B. der Mutter/dem Vater/dem Geschwisterkind zu. Es entwickelt sich ein emotionales Betasten und Liebkosen.
- **einen geräuscherzeugenden Gegenstand im Gesichtsfeld des Kindes anbieten (Abb. 5 und 6):** Das Kind zum Greifen und zu verschiedenen Bewegungen animieren, z.B. durch das Anbieten von Rasselklötzen, Rasseln, Glockenbändchen, Dosen mit verschiedenem Inhalt, einem Schlüsselbund oder einer Schlagbüchse.

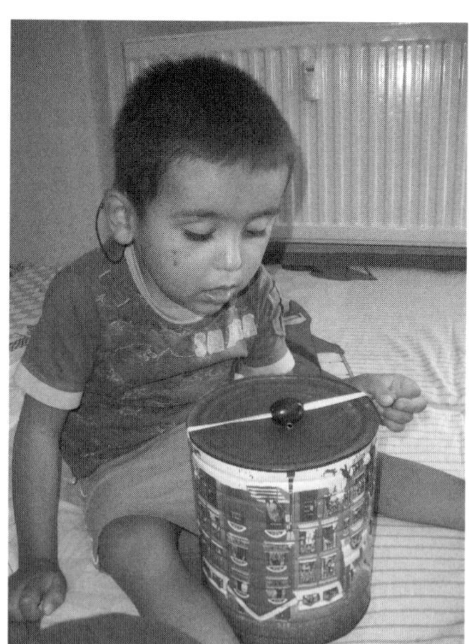

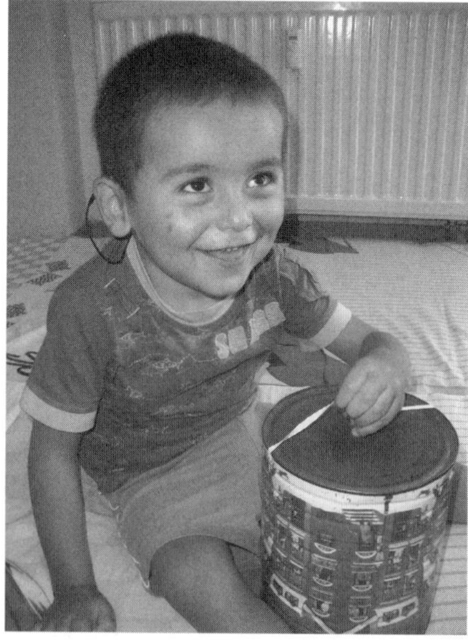

Abb. 5 und 6: Entdecken und Spielen mit einer Schlagbüchse

Mit verschiedenen Materialien gefüllte Blechbüchsen, Töpfe, Pappschachteln, Plastik- und Holzkisten durchwühlen, Gegenstände herausnehmen und wieder in die Behälter fallen lassen und dabei immer wieder auf die Geräusche aufmerksam machen.

- **einen geräuscherzeugenden Gegenstand außerhalb des Gesichtsfeldes des Kindes anbieten (im Nahbereich):** Dabei soll das Kind auf Geräusche aufmerksam gemacht werden. Es folgen akustisches Erfassen, visuelles Erfassen, Greifen und die Bewegung mit dem Gegenstand.
- **imitatives Betätigen einer Reihe von Rhythmusinstrumenten mit visueller Kontrolle:** Die Anzahl der paarweise vorliegenden Instrumente wird langsam gesteigert. Es werden Instrumente verwendet, die durch Schüttelbewegungen zum Klingen gebracht werden. Schlaginstrumente eignen sich auf dieser Stufe noch nicht, da bei diesen zwei Gegenstände miteinander in Beziehung gebracht werden müssen (vgl. Feistle 1991).

23.3 Hörübungen zur serialen Stufe

Diese Stufe ist geprägt von der Entwicklung der Erwartungshaltung und der Vorstellungskraft.

Entwicklung Erwartungshaltung und Verständnis für eine Serie von Handlungen

Das Kind entwickelt ein Verständnis für die Serie einer Handlung. Es lernt, dass Gegenstände, die aus seinem Gesichtsfeld genommen werden, nicht aufhören zu existieren (Objektpermanenz). Es kann jetzt versteckte Gegenstände suchen, da es sich ein Erinnerungsbild von den Objekten geschaffen hat. Die langsam beginnende Trennung von Vorüberlegung und konkretem Handeln erlaubt es dem Kind, in seinem Spiel zwei Objekte auszuwählen und sie in eine Beziehung zu bringen. Es wird fähig, Werkzeug zu gebrauchen und z.B. mit einem Schlegel auf ein Tamburin zu schlagen oder mit einem Löffel im Topf zu rühren.

Eigenproduktion von Geräuschen mithilfe von Werkzeugen

Erst mit Erreichen dieser Entwicklungsstufe können Schlaginstrumente verwendet werden, da dabei zwei Gegenstände miteinander in Beziehung gebracht werden müssen. Übungen werden möglich, wie: mit Werkzeugen in mit geräuscherzeugenden Materialien gefüllten Gefäßen rühren oder mit Werkzeugen auf Topf, Dose, Pappschachtel, Tamburin usw. schlagen.

Auditive Erinnerung (Vorstellungskraft)

Dem Kind wird ein Instrument so in die Hand gegeben, dass es ein gewünschtes akustisches Ereignis nicht auslösen kann. Im Bild hat es beide Hände am Klangkörper und kann durch gewohnte Schüttelbewegungen kein Geräusch erzeugen (Abb. 7).

Der Junge im Bild hat Schüttelbewegungen mit unterschiedlichen Griffvariationen ausprobiert, bis er die Cabasa endlich am Holzgriff fassen und dann das erwünschte akustische Ereignis auslösen konnte. Seine Mimik und sein Lächeln zeigen, dass Vorstellung und akustisches Ereignis übereinstimmen (Abb. 8).

Geräuscherzeugende Materialien in Töpfe, Eimer, Blechbüchsen fallen lassen, dann die Gefäße vom Kind unbemerkt mit Schaumgummi, Tuch oder anderen dämpfenden Materialien auslegen und Vorgang wiederholen.

Das Kind wird bei Bedarf mimisch und gestisch auf die veränderte Klangqualität/Lautstärke hingewiesen (Übergang zur Intentionalstufe), dann werden die dämpfenden

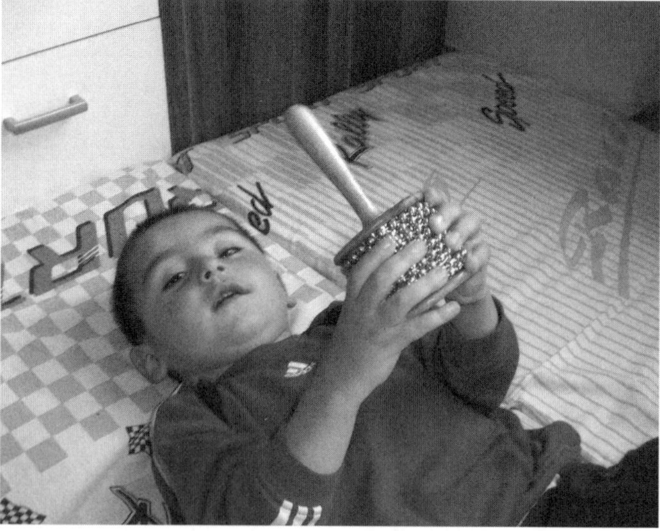

Abb. 7: Gewünschtes akustisches Ereignis kann nicht ausgelöst werden

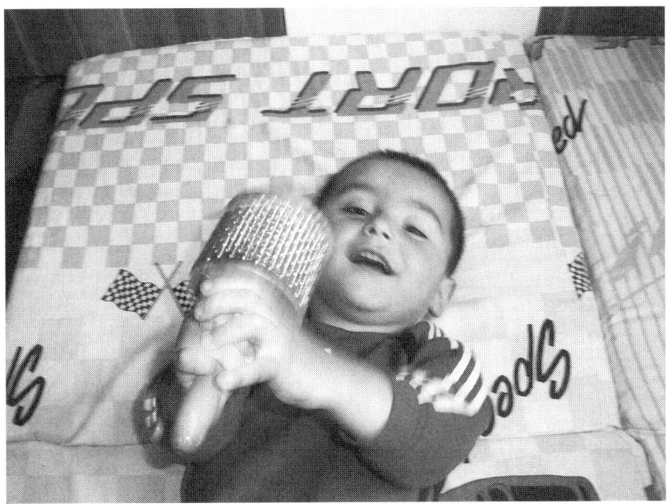

Abb. 8: Durch Ausprobieren unterschiedlicher Griffe wird das gewünschte Geräusch ausgelöst

Materialien entfernt und das ursprüngliche Geräusch wieder produziert. Später handelt das Kind bei dieser Übung selbstständig.

Geräuscherzeugende Gegenstände suchen

Versteckspiele mit Spieluhr, trommelndem Bär, tutendem Auto, … rufender, singender Person sind Inhalte der folgenden Übungen:

- **Verstecken des geräuscherzeugenden Gegenstandes vor den Augen des Kindes im Nahbereich, sodass ein Teil des Gegenstandes noch sichtbar ist.** Während des Suchens wird das Kind immer wieder auf das Geräusch aufmerksam gemacht und bei der Suche unterstützt. Später soll es alleine ohne Unterstützung durch die Bezugsperson die Geräuschquelle suchen.
- **Das Kind ist am Verstecken (Nahbereich) nicht mehr beteiligt, es wird auf das Geräusch aufmerksam gemacht.** Es erhält mit entsprechender Mimik oder Gestik Unterstützung beim Suchen, wenn nötig mit Führung oder Begleitung.
- **Verstecken des geräuscherzeugenden Gegenstandes vor den Augen des Kindes im erweiterten Bereich.** Während des gemeinsamen Suchens wird es immer wieder auf das Geräusch aufmerksam gemacht. Dabei wird das Kind auf dem

Arm getragen oder geführt. Später wird der Körperkontakt aufgehoben und das Kind bei der Suche nur begleitet. In einem weiteren Schritt sucht das Kind alleine ohne Unterstützung durch die Bezugsperson die Geräuschquelle.

- **Verstecken des geräuscherzeugenden Gegenstandes ohne Beteiligung des Kindes** im erweiterten Bereich, zunächst mit Unterstützung durch die Bezugsperson, später selbstständig ohne Hilfe.
- **Alltagsgeräusche aus dem häuslichen Umfeld werden bewusst gemacht** und die Verursacher gesucht (Klingeln des Telefons und der Türglocke, einlaufendes Badewasser, Gong vor dem Essen usw.).

Spiele, die eine Erwartungshaltung aufbauen

Dazu gehören Spiele und Aktivitäten wie:

- **Berührung auf Hör- bzw. Vibrationseindruck:** Auf einen Hör- oder Vibrationseindruck folgt eine Berührung. Das Kind liegt dabei auf einer Schlitztrommel, Holzkiste oder Bank. Das Instrument oder Möbelstück wird angeschlagen und nach einer Pause wird das Kind mit dem Schlegel oder der Hand an Bauch oder Fußsohle gekitzelt. Nach einer weiteren Pause beginnt das Spiel von Neuem mit dem Ziel, dass das Kind nach dem akustischen Ereignis ein Signal gibt, z.B. den Fuß hebt, um wieder gekitzelt zu werden.
- **Kinderlieder, Kinderreime, Fingerspiele, ...:** Kinderlieder oder -reime haben am Ende meist ein Highlight, z.B. der „Plumps" beim Reiterspiel oder „weg" bei den Zappelmännern. Die Kinder fiebern erfahrungsgemäß diesem Höhepunkt entgegen.

Begonnen werden Fingerspiele meist mit Handführung. Das Kind sitzt auf dem Schoß der Bezugsperson, diese führt von hinten die Hände des Kindes und singt das entsprechende Lied (kurze Distanz Sprecher-Hörer). Später sitzen sich Kind und Bezugsperson gegenüber, die Hände werden immer noch geführt. Der nächste Schritt ist die Imitation des Bewegungsablaufs, Kind und Bezugsperson bewegen die Hände gleichzeitig aber ohne Körperkontakt. Dann folgt die verzögerte Nachahmung, d.h., die Bezugsperson singt das Lied bis zum Ende des ersten Bewegungsmusters und führt dieses gleichzeitig aus. Das Kind imitiert dieses Muster. Dann folgen Schritt für Schritt die nächsten Muster. Bald kennt das Kind die nächste Bewegungsabfolge und kann mitteilen, was folgen muss. Bei einem größeren Angebot derartiger Spiele erkennen die Kinder auch die Melodie der Lieder und zeigen dies mit den zugeordneten Bewegungsabläufen.

Ähnliche Lieder gibt es auch mit Spielmaterialien, wie z.B. das „Nestchenlied“. Gesungen wird auf die Melodie „Ein Männlein steht im Walde“. An Spielmaterial wird ein kleiner Plüschvogel, eine Holzschale oder ein Körbchen als Nest, eine Feder, drei Plastikeier, Zweige und Blätter usw. benötigt: „*Wir bauen uns ein Nestchen, ein Nestchen fein. Da legen wir die Feder, die Feder rein (*kann erweitert werden mit Eier, Zweig, Blätter, …). *Schau, jetzt kommt das Vögelein, setzt sich in das Nestchen rein, brütet, brütet, brütet, das ist fein*“ (vgl. Feistle 1991).

23.4 Hörübungen zur Intentionalstufe

Entwicklung zielgerichteten Handelns

Auf dieser Stufe entwickelt sich zielgerichtetes Handeln. Das Kind nimmt mögliche Ergebnisse seines Handelns in Gedanken bereits vorweg und es erkennt den Unterschied zwischen sich und der Umwelt. Mit dem eigenen Körper und auch mit Werkzeugen werden gegenständliche Widerstände erforscht. Tasten am Radio und anderen Geräten können gedrückt werden. Die Koordination beider Hände gelingt. Mit der einen Hand wird beispielsweise eine Dose gehalten, mit der anderen der Deckel abgeschraubt. Das Kind lernt, die Kraft angemessen zu dosieren und die Richtung der Bewegung einzuhalten. Im Spiel ahmt es Handlungen nach, die es bei den Erwachsenen beobachtet. Mögliche Hörübungen sind:

- **geräuscherzeugende Geräte/Spielzeuge** ein- und ausschalten (BIGmack);
- **Radio** bewusst laut und leise stellen;
- **Knackfrosch, Quietschente** selbstständig betätigen;
- **Geräusche an der Vibrationsanlage** selbst durch Blasen, Klopfen, Kratzen und Lautieren am Mikrofon erzeugen;
- **Blasinstrumente** wie Pfeife, Mundharmonika und Flöte selbstständig betätigen;
- **geräuscherzeugendes Spielzeug** suchen, wobei der direkte Weg zum Gegenstand durch Hindernisse verstellt ist;
- **Konditionierungsspiele (Abb. 9):** Auf ein akustisches Signal hin steckt das Kind ein Element auf das Steckbrett oder es macht einen Schritt auf die nächste Markierung am Boden. Wichtig dabei ist, die Pausen zwischen der Reaktion des Kin-

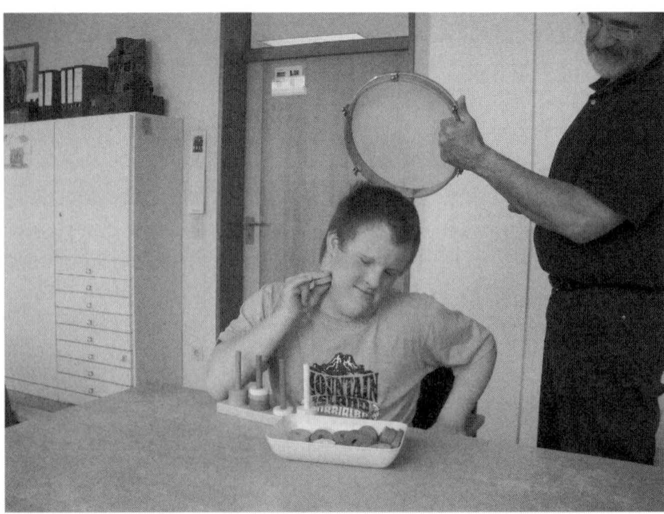

Abb. 9: Konditionierungsspiele

des und dem folgenden akustischen Ereignis in ihrer Länge zu variieren;

- **selbstständiges Spielen im Hörpark:** In einer Ecke des Pausenhofs stehen Eigenbauinstrumente, Werkarbeiten älterer Schüler, den Kindern zur freien Anwendung zur Verfügung.

23.5 Hörübungen zur Symbolstufe

Diese Stufe ist gekennzeichnet vom Beginn des Denkens, sie ist der Übergang von motorischen zu geistigen Operationen. Die Vorstellungskraft hat sich entwickelt und zeigt sich in So-tun-als-ob-Spielen, in der verzögerten Nachahmung und im beginnenden Gebrauch von Gebärden- oder Lautsprache.

Entwicklung der Symbolstufe

Auf dieser Stufe geht es für das Kind nicht mehr nur darum, auf ein akustisches Ereignis zu reagieren, sondern ihm eine Bedeutung zu geben, d.h., es lernt Geräusche zu unterscheiden, diese den Verursachern zuzuordnen oder Ereignisse, die auf ein akustisches Signal folgen, in seiner Vorstellung bereits vorwegzunehmen. Lautmalereien und erste Worte bekommen einen Inhalt und werden aktiv verwendet. Beispiele für die Hörförderung auf dieser Stufe sind:

- **bekannte Instrumente am Geräusch unterscheiden (Abb. 10):** Dem Kind und der Bezugsperson liegen Instrumente (z.B. Schellenband, Rassel, Schlagholz, Klangstab, Triller-

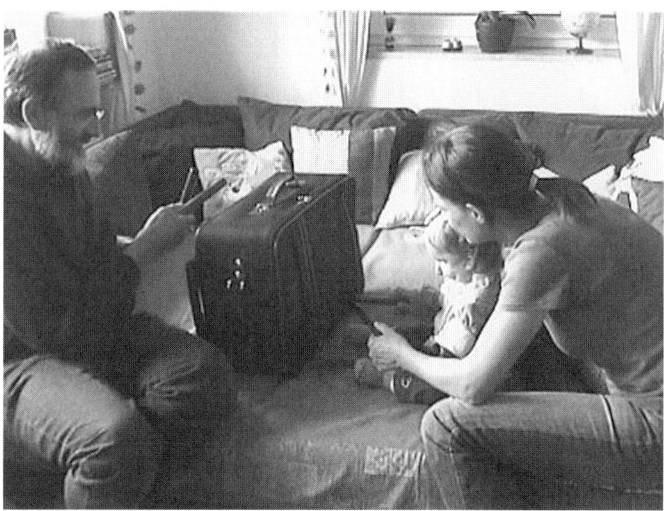

Abb. 10: Bekannte Instrumente anhand ihres Klangs unterscheiden

pfeife, Flöte, Zimbeln, Tamburin usw.) paarweise vor und werden imitativ mit visueller Kontrolle angeschlagen. Dann wird zwischen Kind und Bezugsperson eine Sichtbarriere aufgestellt. Mit zunächst zwei vom Klang her deutlich zu unterscheidenden Instrumenten wird dieses Spiel fortgeführt. Das Kind muss sich jetzt voll auf sein Hören verlassen und das seiner Meinung nach richtige Instrument auswählen. Dann erfolgt die Kontrolle über den visuellen Kanal. Schritt für Schritt wird dann der Umfang der verwendeten Instrumente erweitert. Auch hierbei trägt der Rollentausch zur Aufrechterhaltung der Motivation bei.

Eine Variation dieser Übung ist der Einsatz von Farbfotos, Schwarz-Weiß-Fotos und Umrissbildern der verwendeten Instrumente. Dabei steckt das Kind, nachdem es ein Geräusch wahrgenommen hat, das entsprechende Bild in die Schlitzbox. Später wird bei diesen Übungen der Abstand Geräuschquelle – Hörer variiert.

- **Hörstraße:** Verschiedenen Geräuschen wird jeweils ein Bewegungsmuster zugeordnet (Abb. 11, 12, 13). Z.B.:

  Tamburinschlag – ein Schritt vorwärts gehen. Mit den Fingern über das Tamburin kratzen – sich um die eigene Achse drehen. Schellenband – in die Hocke gehen.

  Trillerpfeife – Arme in die Höhe strecken. Kastagnetten – auf der Stelle hüpfen. Schlagholz – Klatschen.

  Diese Übung wird zunächst auch wieder mit Blickkontakt und später ohne durchgeführt. Dabei werden auch die Pausen zwischen den akustischen Ereignissen variiert.

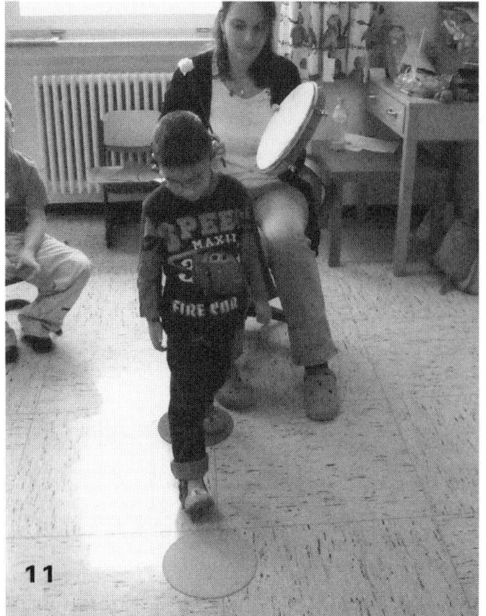

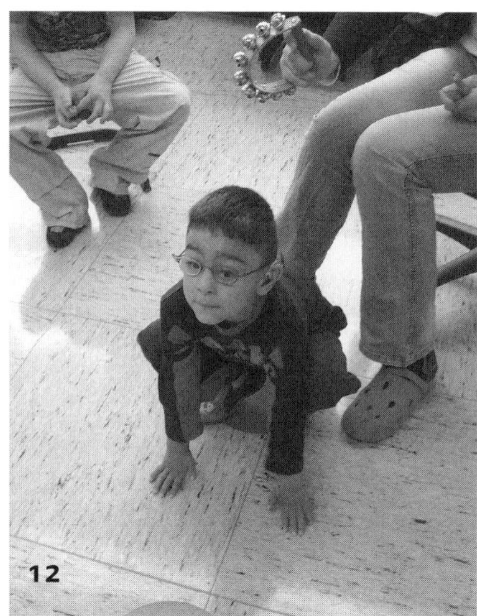

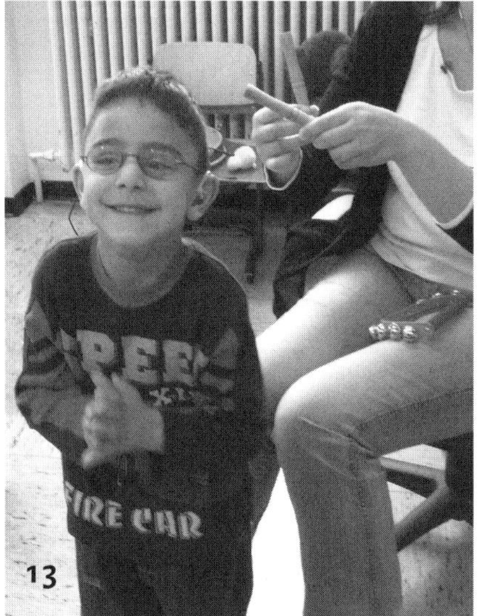

Abb. 11: Hörstraße (Tamburin)

Abb. 12: Hörstraße (Schellenkranz)

Abb. 13: Hörstraße (Schlaghölzer)

- **Geräusche unterscheiden anhand von Materialien der Lehrmittelverlage zur auditiven Wahrnehmung:** menschliche Geräusche (Husten, Niesen, Lachen, Weinen usw.), Fahrzeuggeräusche, Geräusche aus dem Haushalt, Tiergeräusche, Musikinstrumente, Arbeitsgeräusche usw.
- **Geräusche imitieren.**
- **Unterscheidung ein – viele:** Im Rücken des Kindes wird das Tamburin einmal oder mehrmals angeschlagen. Das Kind imitiert den Rhythmus.

- **Unterscheidung hoch – tief:** Zum Einsatz kommen zwei unterschiedlich gestimmte Klangstäbe (z.B. c und c'). Beim Erklingen des tiefen Klangstabes gehen Kind und Bezugsperson in die Hocke, beim Erklingen des hohen Klangstabes steigen beide auf die Langbank. Dann führt das Kind nach erfolgtem Ton die entsprechende Bewegung möglichst ohne Unterstützung durch den Betreuer aus.

  Eine Erweiterung dieser Übung ist die Kombination mit grafischen Elementen. Hoher Ton und tiefer Ton werden auf jeweils einer Karte grafisch dargestellt. Das Kind sucht sich nach dem akustischen Ereignis die entsprechende Karte aus.
- **Unterscheidung lang – kurz:** Zum Einsatz kommen Blasinstrumente, kurzes und langes Seilstück und entsprechend gestaltete Symbolkarten. (Vorgehensweise s. vorhergehenden Punkt.)
- **Rhythmus unterscheiden, Silbigkeit erkennen:** Zum Einsatz kommen verschiedene Schlag- und Blasinstrumente sowie die menschliche Stimme. Angeboten werden unterschiedliche einfache Rhythmen, das Kind reproduziert den wahrgenommenen Rhythmus, z.B.: ba, ba; ba, ba – ba; ba – ba, ba; ba, ba, ba.
- **zwei Tierlaute unterscheiden:** In der originalen Begegnung lernen die Kinder Tierlaute kennen und verknüpfen diese mit dem entsprechenden Tier. In der Fördereinheit werden die Originallaute eingespielt, das Kind nimmt eine Tierfigur oder Bildkarte und steckt sie in eine Schachtel, die mit demselben Bild gekennzeichnet ist. Analog wird mit dem zweiten Tierlaut verfahren. Dann folgen die Geräusche abwechselnd.
- **mehrere Tierlaute unterscheiden:** Gelingt die vorher genannte Übung, wird die Anzahl unterschiedlicher Tierlaute Schritt für Schritt erhöht. Anstelle der Bildkarten können später nur noch Platzhalter, z.B. Muggelsteine, in die mit entsprechenden Tierbildern markierten Schachteln gesteckt werden.
- **zwei Lautmalereien unterscheiden:** Kind und Bezugsperson spielen die bekannten Tiere und verwenden dabei die entsprechenden Lautmalereien. Bei den Hörübungen spricht die Bezugsperson die Lautmalerei zunächst mit Blickkontakt zum Kind, später ohne Blickkontakt. Das Kind verfährt darauf mit der Bildkarte wie oben beschrieben. Dann wird die zweite Lautmalerei in den Mittelpunkt gestellt. Später soll das Kind die im Wechsel gegebenen Lautmalereien erkennen. Meist sind die Kinder auch vom Rollentausch begeistert. Sie geben das akustische Signal und die Bezugsperson hört und agiert mit dem Bildmaterial. Eine Erweiterung dieser Übung stellt die Verwendung von Plüschtieren, die

auf Druck den entsprechenden Tierlaut reproduzieren, dar. Mögliche Arbeitsschritte sind:
- mehrere Lautmalereien unterscheiden,
- mehrere Lautmalereien unterscheiden und Inhalt gebärden,
- mehrere Lautmalereien unterscheiden und lautlich imitieren,
- Verbindung von Lautmalerei und Wort,
- Spiel mit den Tieren.

Der Schwerpunkt liegt dabei nicht mehr auf den Lautmalereien sondern auf den tatsächlichen Begriffen, z. B. „Bitte hol den Hund!", „Die Katze ist im Korb.", „Die Kuh ist im Stall.", „Das Pferd ist im Stall."

23.6 Schlussbemerkung

Der aufgeführte Übungskatalog ist eine Beispielsammlung und kann bei Weitem keinen Anspruch auf Vollständigkeit erfüllen.

Notwendigkeit der individuellen Förderung

Jedes Kind ist eine eigene Persönlichkeit, hat besondere Vorlieben, Fähigkeiten und Fertigkeiten, spricht unterschiedlich auf ein Angebot an und bedarf daher einer ganz individuellen Förderung. Der Frühförderer und Lehrer wird in dieser Arbeit ständig in puncto Kreativität herausgefordert. Der beschriebene Übungskatalog sollte daher von jedem Anwender dem von ihm zu fördernden Kind angepasst und für dieses individuell erweitert werden. Übungen zur Symbolstufe sind in der bestehenden Literatur zum Thema Hörerziehung (vgl. Löwe 1990, Ding/Horsch 1986) bereits in vielfältigster Weise beschrieben worden und bieten eine umfangreiche Quelle bei der Erstellung eines individuellen Förderplanes.

24 Hörenlernen mit hörgeschädigten Eltern

Von Annette Leonhardt

24.1 Hintergrund

Während hörende Kinder die Fähigkeit zum bewussten Hören weitgehend durch indirektes Lernen erwerben, müssen beim hörgeschädigten Kind zunächst erst die Aufmerksamkeit und das Interesse für akustische Erscheinungen (darin eingeschlossen ist die Lautsprache) wachgerufen werden. Die durch das Neugeborenen-Hörscreening möglich gewordene frühzeitige Versorgung mit Hörgeräten (3./4. Lebensmonat) und mit Cochlea Implantaten (um das erste Lebensjahr) schaffen die technischen Voraussetzungen für den Hör- und somit Sprachlernprozess. Dieser vollzieht sich im Alltag der Kleinkinder und ist in dem für die jeweilige Familie typischen Tagesablauf eingebettet. Die Eltern (aber auch weitere Bezugspersonen) spielen dabei eine große Rolle, da vorrangig sie es sind, die die Kinder zum Hören anleiten und motivieren.

Hörenlernen mit hörenden und gehörlosen Eltern

Hörenden Eltern gelingt das meist intuitiv. Sie verfügen über vielfältige Möglichkeiten, ihrem Kind Anregungen zu geben – sei es durch Zuspruch, aufmerksam machen auf Geräusche oder durch bewusstes Schaffen von Dialogsituationen (Horsch 2004).

Sind die Eltern selbst hörgeschädigt, schränken sich die Möglichkeiten dazu ein: Viele akustische Erscheinungen aus der Umwelt können sie selber nicht wahrnehmen und folglich auch nicht ihr Kind darauf aufmerksam machen. Die liebevolle Ansprache dem Säugling gegenüber erfolgt bei hochgradig hörgeschädigten Eltern auf andere Weise als bei hörenden Eltern. Setzen sie beispielsweise Stimme und (gesprochene) Sprache ein – um das Kind auditiv zu stimulieren – sind diese gegenüber Hörenden verändert. Beides, also Stimme und Sprache, können zu laut oder zu leise sein und sind oftmals unmelodisch. Nicht selten ist die Sprache der Eltern durch einen harten Stimmeinsatz gekennzeichnet (Fengler 1990).

Da in jüngerer Zeit immer mehr hörgeschädigte Eltern ihr eigenes hochgradig hörgeschädigtes Kind mit CI versorgen lassen, soll nachfolgend das Besondere an dieser Situation näher beleuchtet werden. Es handelt sich hier um eine zahlenmäßig kleine Gruppe, wenn man bedenkt, dass 90% der aus Partnerschaften Gehörloser (hochgradig Hörgeschädigter) entstammenden Kinder hörend sind (Krüger 1991, 29). Das bedeutet im Umkehrschluss, dass gehörlose (bzw. hochgradig hörgeschädigte) Paare nur zu etwa 10% gehörlose Kinder haben.

erste CI-Versorgung gehörloser Kinder gehörloser Eltern

Als Anfang 1993 erstmalig die Idee einer CI-Versorgung von gehörlosen Kindern gehörloser Eltern an die Ärzte und Pädagogen herangetragen wurde – es handelte sich um den Fall der CI-Versorgung einer kompletten Familie, nämlich die der drei- und siebenjährigen Kinder sowie deren Eltern – reagierten beide Berufsgruppen verunsichert. Niemand konnte sich vorstellen, wie eine Rehabilitationsmaßnahme mit Eltern zu gestalten ist, die den Hörlern- und Sprachlernprozess ihrer Kinder nur begrenzt begleiten können. Letztlich wagte man diesen Schritt, da

- die hörenden Großeltern, die gehörlosen Eltern und die gehörlosen Kinder in einem gemeinsamen Lebensraum wohnten und durch die hörenden Großeltern der Zugang zur hörenden Welt gesichert schien und
- aus der Überlegung heraus, dass die CI-Versorgung der Eltern in erster Linie aus sozialen Gründen erfolgte, um für die Kinder eine den Eltern ähnliche Situation zu schaffen. Dabei war von Anfang an klar, dass der Nutzen für die Eltern begrenzt bleiben wird (Begall 1995, 2011).

24.2 Hörgeschädigte Eltern

Das Thema hörgeschädigte Eltern hat in den letzten Jahrzehnten reges Interesse gefunden. Während sich ältere Darstellungen mit Hörgeschädigten als Eltern beschäftigen (z.B. Fengler 1990, Gotthardt-Pfeiff 1991), orientieren sich jüngere Untersuchungen auf die Entwicklung der hörenden Kinder dieser Eltern. So legte Grüner (2004) eine Arbeit zur Sprachentwicklung von hörenden Vorschulkindern vor und Funk (2004) befasste sich schwerpunktmäßig mit der Eltern-Kind-Beziehung. In beiden Erhebungen standen die hörenden Kinder der hochgradig hörgeschädigten Eltern im Mittelpunkt. Im Ergebnis dieser Untersuchungen lässt sich festhalten, dass die hörenden Kinder hörgeschädigter Eltern eine angemessene Hör- und Sprachentwicklung durchlaufen, wenn genügend entwicklungsförderliche Hör- und Sprachangebote zur Verfügung stehen (z. B. durch frühen Kindergartenbesuch, guten und häufigen Kontakt zu hörenden Bezugspersonen wie Großeltern, Tanten, Spielkameraden oder durch die tägliche Betreuung durch eine Tagesmutter). Diese Hör- und (Laut-)Sprachangebote reichen den (normal-)hörenden Kindern in den meisten Fällen aus, um eine normgerechte Sprache zu entwickeln.

neue Gruppe

Während es hochgradig hörgeschädigte Eltern mit hörenden und mit hörgeschädigten Kindern schon immer gab, kommt in jüngster Zeit die Gruppe der hörgeschädigten Eltern mit CI-Kindern hinzu. Sie steigt langsam, aber kontinuierlich an (vgl. Leonhardt 2008).

24.3 Hörgeschädigte Eltern und CI-Kinder

Hörende Eltern werden zum Zeitpunkt der Diagnose der Gehörlosigkeit ihres Kindes nahezu immer erstmalig mit dem Phänomen Gehörlosigkeit konfrontiert und reagieren entsprechend verunsichert. Gehörlose Eltern hingegen erleben die Gehörlosigkeit ihres Kindes weit weniger problematisch als hörende Eltern. Sie verfügen über die Erfahrung, dass man auch mit Gehörlosigkeit ein sinnerfülltes und reichhaltiges Leben führen kann. Auch können sie über Gebärden von Anfang an ungehindert mit ihrem gehörlosen Kind kommunizieren. Dennoch lassen zunehmend mehr hochgradig hörgeschädigte Eltern ihr eigenes hörgeschädigtes Kind mit Cochlea Implantaten versorgen.

Warum CI?

Die Motive sind vielfältig:

- Ein wesentlicher Aspekt ist die Optimierung der Lebensqualität und der Zukunftschancen für das Kind. Die Eltern hoffen auf einen erleichterten Hör-Sprech-Sprachlernprozess und auf umfassendere Kompetenzen im Bereich des Hörens und Sprechens. Diese sollen dem Kind die zukünftige Lebensbewältigung erleichtern.
- Die gehörlosen Eltern hoffen auf eine verbesserte Beschulungsmöglichkeit. Sie beobachten den deutlichen Rückgang der Anzahl der gehörlosen Schüler an den Förderzentren, Förderschwerpunkt Hören in den letzten Jahren. Klassen für Gehörlose – sofern sie überhaupt als eigenständige Klassen noch bestehen – werden jahrgangsübergreifend organisiert. In diesen lernen oftmals auch gehörlose Schüler mit weiteren Behinderungen. Die hörgeschädigten Eltern be-

zweifeln, dass ihr Kind unter diesen Umständen eine angemessene Bildung und Förderung erfährt; zugleich vermuten sie, dass ihr Kind (ohne CI-Versorgung) die Anforderungen eines Unterrichts mit schwerhörigen Schülern nicht wird bewältigen können.

- Sie haben die Hoffnung auf wohnortnahe, inklusive Beschulung. Den eigenen Schulbesuch noch in Erinnerung – der häufig mit einer Internatsunterbringung während der Schulwoche verbunden war – wünschen sie für ihr Kind eine Beschulung im Wohnumfeld. Es soll im Kreis der Familie aufwachsen.
- Das Hören erfährt eine allgemeine Wertschätzung. Obwohl die hochgradig hörgeschädigten Eltern nicht oder nur über sehr eingeschränkte eigene Erfahrungen mit dem Hören verfügen, können sie sich vorstellen, dass Hören das Leben bereichert (z.B. Hören von Musik, ungehindertere Kommunikation mit Hörenden, Erleben der akustischen Umwelt).
- Nicht zuletzt besteht auch die Sorge vor späteren Vorwürfen des Kindes, ihm etwas vorenthalten zu haben, was möglich gewesen wäre.

Betrachtet man vergleichend die Anfänge der CI-Versorgung von Kindern hörender Eltern mit derjenigen von hörgeschädigten Eltern, so zeigen sich deutliche Parallelen, die lediglich zeitversetzt abliefen.

Vergleich hörende/ hörgeschädigte Eltern

Hörende Eltern

Als Ende der 1980er Jahre erstmalig die Möglichkeit zur Implantation junger gehörloser Kinder bestand, wagten nur wenige Eltern diesen Schritt. Sie taten das nach reiflicher Überlegung, Aussprache mit Freunden, Bekannten und Fachleuten sowie tiefgründiger Auseinandersetzung.

Die Eltern begleiteten den Rehabilitationsprozess ihres Kindes und damit den Hör-, Sprech- und Sprachlernprozess hoch motiviert und hoch interessiert. Während in den ersten Jahren häufig auch Grundschul- und Vorschulkinder implantiert wurden, lassen die Eltern nun – vor dem Hintergrund inzwischen vorliegender Erfahrungen – das Kind in den ersten zwei Lebensjahren implantieren. Die beidseitige Versorgung ist Standard.

Hörgeschädigte Eltern

Anfang der 1990er Jahre kam es zu ersten Versorgungen gehörloser Kinder gehörloser Eltern. Während die erste derartige Versorgung von den (hörenden) Großeltern motiviert war, waren die folgenden der Wunsch der Kinder selbst (Wittasek 2000, Kugler 2011). Es handelte sich dabei um Kindergarten- und jüngere Grundschulkinder. Sie hatten das CI bei Spiel- und Klassenkameraden kennengelernt und äußerten selbst den Wunsch nach CI-Versorgung. Es folgten die von gehörlosen Eltern völlig in Eigeninitiative eingeleiteten und vorangetriebenen frühzeitigen Versorgungen. Vergleichbar mit den ersten Implantationen von Kindern hörender Eltern handelte es sich um hoch motivierte und sehr engagierte Eltern, die nach reiflicher Überlegung und gründlicher Auseinandersetzung diesen Schritt gingen. Das durchschnittliche Implantationsalter entspricht heute dem der Kinder von hörenden Eltern. Der Trend geht ebenfalls zur bilateralen Versorgung.

Unterschiede

Auch wenn diese Entwicklungen so vergleichbar scheinen, gehen die Eltern in emotionaler und psychischer Hinsicht völlig unterschiedliche Wege. Mit der CI-Versorgung des Kindes wollen die hörenden Eltern das (gehörlose) Kind näher „an sich heranholen“ – es soll hören wie sie; es soll sein wie sie. Für die gehörlosen Eltern stellt sich die Situation völlig anders dar: Sie geben das Kind in eine hörende (akustische) Welt, die sie nicht kennen bzw. mit der sie nur eingeschränkte Erfahrungen haben. Es ist eine Welt, in der sie das Kind nur bedingt begleiten können.

24.4 Therapeuten

Die Betreuung und Förderung eines implantierten Kindes gehörloser bzw. hochgradig hörgeschädigter Eltern stellt sich für den Therapeuten bzw. Hörgeschädigtenpädagogen anders dar als die von hörenden Eltern. Allein die Tatsache, dass die Zahl der hörgeschädigten Eltern mit einem gehörlosen Kind deutlich geringer ist als die der hörenden Eltern, bringt es mit sich, dass diese in den CICs seltener vorsprechen. Folglich liegen auch weniger Erfahrungen vor. Hinzu kommt die oft erschwerte Kommunikation mit den Eltern, die in Beratungsphasen auch den Einbezug eines Gebärdensprachdolmetschers erforderlich macht. Bauer und Vogel (2009) verweisen auch auf die kulturellen Unterschiede zwischen Hörenden und Gehörlosen, die die pädagogische Arbeit beeinflussen.

kulturspezifisches Verhalten

Dazu gehört:

- Aufmerksamkeit wird mitunter durch Körperkontakt zu erreichen versucht (z.B. durch Anfassen, Berühren, Antippen des Gesprächspartners, Bewegen der Hand vor dem Gesicht des Hörenden, um Blickkontakt zu erreichen, oder Beenden eines Gesprächs durch Abbruch des Blickkontaktes),
- unterschiedliche Auffassungen von Humor,
- plötzliches Betreten des Raumes ohne anzuklopfen.

Elternberatung

Der Hörende muss sich auf die besondere Gesprächssituation einstellen. Er muss sein Anliegen gut strukturieren, die Aussagen klar und eindeutig formulieren, langsam und deutlich sprechen, sich vergewissern, ob der Hörgeschädigte verstanden hat und selbstverständlich die Absehbedingungen einhalten. In Beratungssituationen ist ein Gebärdensprachdolmetscher notwendig, um dem Gehörlosen das Verstehen zu sichern. Für die Gespräche mit den gehörlosen bzw. hörgeschädigten Eltern ist mehr Zeit einzuplanen. Dem Therapeuten muss die Besonderheit der Gesprächssituation bewusst sein: Gehörlose und hochgradig hörgeschädigte Eltern befinden sich in einer anderen Situation als hörende Eltern, für die es oftmals selbstverständlich ist, durch das CI ihr Kind in die Welt der Hörenden (der sie selbst angehören) zu holen. Ein besonders einfühlsamer Umgang mit den gehörlosen bzw. hochgradig hörgeschädigten Eltern ist wichtig.

24.5 Großeltern

Hörenden Bezugspersonen – in den meisten Fällen sind es die hörenden Großeltern, daher wird sich nachfolgend auf diese beschränkt – kommt bei der CI-Versorgung von Kindern gehörloser bzw. hochgradig hörgeschädigter Eltern eine bedeutende Rolle zu. Oftmals läuft ein großer Teil der Rehabilitation mit ihrer Unterstützung ab. Sie stellen das tägliche Hör- und Lautsprachangebot sicher und können unterstützend und begleitend wirken.

besondere Situation

Eltern und Großeltern befinden sich hier gleichermaßen in einer besonderen Situation: Die Eltern müssen und wollen ein Stück weit Verantwortung an die Großeltern abgeben. Sie wissen, dass nach einer CI-Versorgung ihres Kindes Anforderungen auf sie zukommen, denen sie als Eltern nicht in vollem Umfang gerecht werden können (z. B. die auditive Kontrolle von technischen Hilfen, normgerechte Lautsprachangebote, das Kind auf spontane Hörereignisse aus der Umwelt aufmerksam machen oder mit dem Kind in einen lautsprachlichen Dialog treten).

Auf der anderen Seite befinden sich die (hörenden) Großeltern des Kindes. Sie wollen (und sollen) sich in den Rehabilitationsprozess einbringen. Sie wünschen sich etwas für ihr Enkelkind, was sie ihrem eigenen Kind nicht geben konnten. Dabei besteht die Gefahr, dass sie überagieren und, in bester Absicht gemeint, Entscheidungen übernehmen wollen, die den Eltern zustehen.

Einbeziehung der Großeltern

Dennoch verweisen Bauer und Vogel (2009, 59) darauf, dass der Einbezug der Großeltern ausgesprochen hilfreich und sogar nötig sein kann. Dabei darf aber keine Dominanz der Großeltern entstehen. Von Seiten des CICs müssen die Eltern im Mittelpunkt stehen. Sie sind die Ansprechpartner und tragen die Verantwortung für das Kind. Bei den gehörlosen bzw. hochgradig hörgeschädigten Eltern dürfen sich nicht Gefühle der Bevormundung, Machtlosigkeit, Unfähigkeit und Abhängigkeit einstellen.

weiterer Aspekt

Bauer und Vogel (2009, 59) machen noch auf einen weiteren Aspekt aufmerksam: Die heutige Elterngeneration ging zu einer Zeit in die Schule, in der der Einsatz von Laut- und/oder Gebärdensprache heftig diskutiert wurde, die Erkennung eines Hörschadens deutlich später als heute erfolgte und der Stand der Rehabilitation und Förderung nicht heutigen Möglichkeiten entsprach. Häufig fehlte es zwischen Eltern und Kind an geeigneten Kommunikationssystemen. Die Eltern von damals sind heute die Großeltern. Sie sind oft noch dabei, ihre eigene Situation aufzuarbeiten. Sie müssen loslassen und einen Neuanfang wagen. Die Reha des CI-versorgten Kindes bzw. Enkelkindes bedeutet auch die Kommunikation zwischen Eltern und Großeltern neu zu definieren und dem aktuellen Erkenntnisstand anzupassen.

Aufgabe der Cochlear-Implant-Zentren ist es, ein ausgewogenes Maß zu finden, das das Engagement der Großeltern unterstützt sowie die Selbstständigkeit der Eltern fördert und sichert. Es kann sinnvoll sein, auf die Unterstützung und Beratung eines (Familien-)Psychologen zurückzugreifen.

24.6 Besonderheiten einer CI-Versorgung von Kindern hörgeschädigter Eltern

Ging man nach einer CI-Versorgung ursprünglich von einer vorwiegend lautsprachlich orientierten Reha-Phase aus, musste mit Beginn der ersten CI-Versorgungen von hörgeschädigten Kindern hochgradig hörgeschädigter Eltern ein Umdenken erfolgen.

Rolle Gebärdensprache

Es galt, in diesen Familien einerseits das Ziel einer CI-Versorgung – nämlich der Erwerb einer umfassenden Lautsprachkompetenz (in perzeptiver und rezeptiver Hinsicht) – und andererseits eine Familienkommunikation zu sichern, die allen Familienmitgliedern eine entspannte und befriedigende Kommunikation ermöglicht. Die Gebärdensprache als Muttersprache der Familie spielt eine wichtige Rolle. Folglich haben Laut- und Gebärdensprache nicht nur ihre Berechtigung im Rehabilitationsprozess, sondern sie sind notwendig, um eine ungestörte Kommunikation zwischen Kind und Eltern zu gewährleisten. Dies beeinflusst die Gestaltung der prä- und postoperativen Phase einer CI-Versorgung.

Präoperative Phase

Diagnostik und Beratung

Die präoperative Diagnostik und Beratungen müssen unter Einbeziehung eines fachkompetenten Gebärdensprachdolmetschers stattfinden. Im Rahmen dieser Beratungsgespräche werden die Eltern über die Technik, die Operation, mögliche Risiken sowie auch über Möglichkeiten und Grenzen einer CI-Versorgung informiert. Einen besonderen Schwerpunkt bildet die Kommunikation in der Familie. Die Gebärdensprache ist in diesen Familien das primäre Kommunikationsmittel und somit das emotionale Bindeglied zwischen Eltern und Kind. Diese gemeinsame Kommunikationsbasis muss auch nach der CI-Versorgung sichergestellt sein. Die Eltern dürfen (und sollen) auch nach der CI-Versorgung weiter mit ihrem Kind gebärden (Vogel 2008, 2009).

vorbereitende Maßnahmen

Bereits in dieser Phase wird gemeinsam mit den Eltern ein für alle Beteiligten tragfähiges Konzept erarbeitet. Den Beteiligten muss gegenwärtig sein, dass sie in diesem Prozess die Unterstützung von Hörenden benötigen. Hier muss geklärt werden, welche Hilfen die Familie (hörende Großeltern, Tanten, ...) bieten kann, welche weiteren Möglichkeiten bestehen (z.B. Tagesmutter) und welche Angebote in Wohnortnähe (z.B. Einrichtungen der Frühförderung, Krabbel- und Spielgruppen, Kindergärten) genutzt werden können.

Hilfreich ist der Kontakt zu gehörlosen bzw. hochgradig hörgeschädigten Eltern, deren Kind bereits mit CI versorgt ist. Die sich im Entscheidungsprozess befindenden Eltern lernen so die Erfahrungen Gleichbetroffener kennen und können diese in ihren Entscheidungen nutzen.

Postoperative Phase

Entscheiden sich die Eltern für die CI-Versorgung ihres Kindes, sind in der nachfolgenden Reha-Phase einige Besonderheiten zu beachten.

Besonderheiten der Therapie

Wichtige Impulse, Handlungsanleitungen und Hinweise zu den Besonderheiten der Therapie geben Bauer und Vogel (2009). Ihre Ausführungen werden nachfolgend in leicht modifizierter Form wiedergegeben:

- Mit anfänglichen Akzeptanzproblemen des CI-Systems durch das implantierte Kind ist zu rechnen.
- Die Entwicklung einer Freude am Hören ist bei Kindern gehörloser bzw. hochgradig hörgeschädigter Eltern häufig deutlich mühsamer als bei Kindern hörender Eltern. Da die Freude am Hören die Voraussetzung für eine uneingeschränkte Akzeptanz des CI-Systems darstellt, ist diese möglichst rasch aufzubauen.
- Das Kind braucht einen intensiveren Zugang zum Hören, da sich das Fehlen der akustischen Ausrichtung im häuslichen Milieu bemerkbar macht.
- Die Basistherapie muss engmaschiger als bei hörenden Eltern erfolgen.
- Der Therapieverlauf muss kleinschrittiger geplant werden und er muss deutlich mehr Wiederholungen aufweisen.
- Die Kinder brauchen mehr Input. Die Eltern brauchen mehr Unterstützung.
- Die Eltern müssen besonders intensiv in das Geschehen einbezogen werden. Rückmeldungen über ihr Verhalten spielen eine große Rolle.
- Eltern (Mutter) und Kind bilden eine deutlichere Einheit als das bei hörenden Eltern der Fall ist. Der natürlich genutzte Blickkontakt des Kindes zur Mutter hemmt in der Anfangszeit das Kind an der Möglichkeit, sich auf den Höreindruck einzulassen.

- Es sind Absprachen zur Verwendung von Laut- und Gebärdensprache zu treffen (z.B. in welcher Situation kommt welche Sprache zum Einsatz).
- In der Therapiesituation sind die äußeren Absehbedingungen (Lichtverhältnisse, Blendfreiheit) konsequent einzuhalten, um den Eltern die Teilhabe zu sichern.
- Es ist ein intensiver Austausch mit dem (hörenden) Förderumfeld am Heimatort zu sichern. Hilfreich kann ein Elternbuch sein, in dem alle Informationen der beteiligten Fördereinrichtungen eingetragen werden.

Schon daraus wird deutlich, dass die Basistherapie aufwendiger ist als bei Kindern hörender Eltern. Das fehlende tägliche Lautsprachangebot muss durch Hörende sichergestellt werden. Dem Cochlear-Implant-Zentrum kommt die Aufgabe eines Koordinators zu. Es verwaltet alle relevanten Informationen, sichert den Informationsfluss zwischen den Beteiligten und begleitet das Kind und die Familie.

Kommunikativ-sprachliche Förderung

Erwartungen an die Pädagogen

Der Hör-, Sprech- und Sprachlernprozess steht aus Sicht der hochgradig hörgeschädigten Eltern in erster Linie in Verantwortung der CI-Zentren bzw. der Hörgeschädigtenpädagogen, u.a. mit dem Argument, dass sie selbst diesen Prozess nur eingeschränkt unterstützen und kontrollieren können. Die Angebote der CI-Zentren zur kommunikativ-sprachlichen Förderung werden durch die der Frühförderung, des Kindergartens und der Schule ergänzt. Bei Besuch eines allgemeinen oder integrativen Kindergartens oder der allgemeinen Schule kommen Begleitdienste hinzu.

Aufgabe der Eltern

Den Eltern kommt die Aufgabe zu, den (mit Cochlea Implantat versorgten) Kindern zielgerichtet Kontakte zu Hörenden zu organisieren, z.B. durch den Besuch von Spielgruppen und/oder eines Kindergartens, durch Begegnungsmöglichkeiten mit Kindern im Wohnumfeld oder wöchentliche Verwandtenbesuche. Sie sind verantwortlich dafür, dass ein ausreichender Kontakt zur hörenden Umwelt stattfindet.

Innerhalb der Familien ist in den meisten Fällen die Gebärdensprache die Familiensprache. Zu beobachten ist auch, dass die Eltern mit den Kindern in Abhängigkeit von ihren eigenen Kompetenzen sowohl in Laut- als auch Gebärdensprache kommunizieren. Das Erlernen der Lautsprache erfolgt durch hörende Bezugspersonen. Der situationsabhängige, zusätzliche Einsatz der Gebärdensprache hilft besonders in der Anfangsphase, Kommunikationsbarrieren für das Kind zu vermeiden.

24.7 Ausblick

Die Zahl der hörgeschädigten Eltern, die ihr hörgeschädigtes Kind mit CI versorgen lassen, wächst. Heute haben die Kinder hörgeschädigter Eltern im Durchschnitt das gleiche Implantationsalter wie die der hörenden Eltern. Das deutet darauf hin, dass sich die hörgeschädigten jungen Erwachsenen bereits vor der Geburt eines Kindes sehr intensiv mit dem Thema auseinandergesetzt haben (Leonhardt 2008). Gezeigt hat sich ebenso, dass ablehnend getroffene Entscheidungen nach der Geburt eines gehörlosen bzw. hochgradig hörgeschädigten Kindes neu überdacht werden.

Studienlage

Erste Studien belegen, dass Cochlea-implantierte Kinder von gehörlosen bzw. hochgradig hörgeschädigten Eltern die gleiche Sprachentwicklung zeigen wie die von hörenden Eltern, wenn genügend die Sprachentwicklung fördernde Angebote zur Verfügung stehen. Etwa ein Drittel dieser Kinder besucht allgemeine Einrichtungen; zwei Drittel eine Einrichtung für Hörgeschädigte (jeweils bezogen auf Kindergarten und Schule) (Vogel 2008, 2009).

Die Cochlear-Implant-Zentren Deutschlands haben heute mehr oder weniger umfangreiche Erfahrungen mit der Rehabilitation von Kindern hörgeschädigter Eltern. Die umfassendsten liegen gegenwärtig – 2011 – im CIC Schleswig-Kiel und im CIC Freiburg vor.

Schlusswort

Aktuelle Veränderungen in der Frühförderung hörgeschädigter Kinder und mögliche Auswirkungen

Von Annette Leonhardt

Mit der Einführung des universellen Neugeborenen-Hörscreenings zum 01.01.2009 ist man dem Wunsch nach einer möglichst frühen Diagnose angeborener Hörschäden einen entscheidenden Schritt näher gekommen. Die Umsetzung und Durchführung des flächendeckenden Neugeborenen-Hörscreenings wurde von allen Personengruppen (Eltern, Betroffene, Pädagogen und Ärzte) gleichermaßen gefordert und getragen. Die Etablierung des Neugeborenen-Hörscreenings war erklärtes Ziel aller – unbeeinflusst von den fachlichen Auffassungen der sich einer Diagnose anschließenden pädagogischen Frühförderung und Rehabilitation.

vorhandene Hörkapazitäten optimal nutzen

Gleiche Einigkeit besteht über die Notwendigkeit und den Sinn, vorhandene Hörkapazitäten optimal auszunutzen. Dieses führt zu einer Lebensbereicherung. Während sich das Hören bei einem (normal) hörenden Kind beiläufig entwickelt, muss es beim hörgeschädigten, insbesondere beim hochgradig hörgeschädigten Kind gezielt initiiert werden. Dies geschieht, indem das Kind bewusst auf das Hören aufmerksam gemacht wird. Das Aufmerksammachen auf Klänge und Geräusche ist einer der ersten Schritte im Rahmen der Hörerziehung. Hörerziehung – also das möglichst umfassende Ausnutzen vorhandener Hörkapazitäten – ist Bestandteil jeglicher Förderung, unabhängig davon, welchen Förderansatz die Eltern sich für ihr Kind wünschen und in Anspruch nehmen oder nach welchem der Pädagoge arbeitet. Das Verstehen von Lautsprache und das Erlernen dieser auf imitativem Weg stehen im Vordergrund des Hörenlernens. Hören hat aber auch Orientierungs- und Alarmierungsfunktion, die die Alltags- und Lebensgestaltung erleichtern und erweitern. So kann es für eine hochgradig hörgeschädigte Person bereichernd sein, wenn sie Geräusche aus der Umgebung wahrnimmt und sich zu diesen hinwenden kann. Dies ermöglicht eine umfassendere Erfahrung und Auseinandersetzung mit der Umwelt.

Was verändert sich in der Frühförderung?

Wir blicken in Deutschland auf über 50 Jahre Erfahrungen mit der Frühförderung zurück. Während es in der Anfangszeit um die Etablierung von Frühförderung ging, hat sie sich heute zu einem flächendeckenden, hoch spezialisierten Angebot entwickelt. Die Frühförderung von heute findet in den meisten Fällen – aber nicht ausschließlich – unter dem Dach der Pädagogisch-Audiologischen Beratungsstellen statt, die wiederum eine Teileinrichtung der Förderzentren, Förderschwerpunkt Hören sind. (Zu den Aufgaben der Pädagogisch-Audiologischen Beratungsstellen s. Kap. 13 und Leonhardt 2010.).

Frühförderung heute

Die Frühförderung war seither immer wieder Veränderungen und Weiterentwicklungen unterworfen. Die aktuell augenscheinlichsten Veränderungen in der Frühförderung sind die gestiegene Anzahl der zu betreuenden Kinder – in den einzelnen Einrichtungen ist ein Zuwachs von 10 bis 20% zu verzeichnen (Leonhardt/Wendels 2007) – und dass Eltern mit immer jüngeren Kindern vorstellig werden.

Folgen des Neugeborenen-Hörscreenings

Die Frühförderung beginnt heute im Säuglingsalter. Beides sind unmittelbare Auswirkungen des universellen Neugeborenen-Hörscreenings: Da die Kinder heute in einem wesentlich jüngeren Alter diagnostiziert werden, werden die Eltern mit ihren Kindern sehr viel früher in den entsprechenden Einrichtungen vorstellig, was zu einer längeren Verweildauer in der Frühförderung und somit zu einer größeren Bedeutung führt.

Informiertheit der Eltern

Eine weitere wesentliche Veränderung hat die Frühförderung dahingehend erfahren, dass die Eltern heute eine völlig andere Informiertheit zeigen. Von der ehemals wichtigsten Informationsquelle Frühförderin (Ludwig 2004) nutzen Eltern heute sehr umfassend das Internet zur Informationsgewinnung. Die Autonomie und der Handlungsspielraum der Eltern haben sich dadurch enorm ausgedehnt. Das Internet birgt aber auch die Gefahr in sich, dass Eltern auf unseriöse, unsachliche oder unkorrekte Informationen stoßen, die es nachfolgend in der Frühförderung zu besprechen gilt. Insgesamt zeigt sich jedoch, dass die Auseinandersetzung mit der Hörschädigung und die Entscheidungsfindung (z. B. gegenüber einer gewünschten Fördermethode oder gegenüber einer hörtechnischen Versorgung) eigenverantwortlicher und selbstsicherer bewerkstelligt werden.

frühe Diagnosen

Erste Erfahrungen mit der sehr frühen Diagnose haben gezeigt, dass der Diagnoseschock der Eltern von im Rahmen des Neugeborenen-Hörscreenings diagnostizierten Kindern mit dem von später diagnostizierten Kindern vergleichbar ist. Die Eltern haben jedoch nicht das Gefühl, etwas verpasst zu haben, was ihnen hätte auffallen müssen, oder ihrem Kind gegenüber nicht aufmerksam und sorgsam genug gewesen zu sein. Psychische Entlastung erfahren sie auch dadurch, dass sich der sehr junge Säugling zunächst altersentsprechend entwickelt und keine Abweichungen zu anderen Säuglingen zeigt. Durch die frühe Diagnose haben Eltern heute zudem mehr Zeit, sich auf die Auswirkungen einer Hörschädigung sowie auf deren Behandlung einzustellen.

technische Versorgung

Die frühen Diagnosen und die sich unmittelbar anschließenden Versorgungen der Säuglinge mit Hörgeräten (Kap. 7) eröffnen ihnen sehr früh das Wahrnehmen auditiver Stimuli. Die Kinder bleiben damit weitestgehend an der natürlichen Hörentwicklung angeschlossen, was ihnen im Vergleich zu früher neue (der Altersnorm angepasstere) Entwicklungsverläufe eröffnet. Bei hochgradig hörgeschädigten Kindern entscheiden sich die meisten Eltern vergleichsweise zügig für die Cochlea Implantation (Kap. 8). Die inzwischen vorliegenden Ergebnisse von Langzeitstudien und Erfahrungen helfen den Eltern bei der Entscheidungsfindung.

Elternarbeit

Der Schwerpunkt der Frühförderung hat sich in diesem sehr jungen Alter der Kinder von einer Arbeit mit dem Kind zu einer Arbeit mit den Eltern entwickelt. Im Vordergrund steht die Beratung der Eltern und der Aufbau bzw. Erhalt der Eltern-Kind-Beziehung. Die Frühförderinnen kommen heute zu einem Zeitpunkt in die Familie, in der innerhalb der Familie gerade neue Beziehungen geknüpft werden. Die Familie muss das neugeborene Kind aufnehmen, vorhandene Strukturen modifizieren und der neuen Situation anpassen. In diese Phase der Familien‚neu'bildung kommt nun noch die Frühförderin hinzu, was eine weitere Anpassung erfordert. Alle Beteiligten müssen neue Beziehungen eingehen: Die Eltern mit dem Kind und der Frühförderin sowie die Frühförderin mit den Eltern und dem Kind.

Beziehung Frühförderin/Eltern

Durch den frühzeitigen Eintritt der Familien in die Frühförderung ist die Dauer der Betreuung länger, sodass auch die Vertrautheit zwischen Eltern und Frühförderin wächst. Letztere steht hier vor der Aufgabe, ein gesundes Maß an Abgrenzung von der Familie zu finden und gleichzeitig den

Vertrauensaufbau zu den Eltern und dem Kind zu bewerkstelligen. Als problematisch erweist sich, wenn Frühförderin und Eltern nicht harmonieren, da aufgrund des beschränkten Angebotes an hörgeschädigtenspezifischer Frühförderung sich den Eltern keine oder kaum Ausweichmöglichkeiten eröffnen.

Zeitabläufe

Die frühen Diagnosen und raschen Interventionen bringen es zudem mit sich, dass die Eltern – ohnehin im 1. Lebensjahr des Kindes durch dessen Wach- und Schlafrhythmus sowie Wickeln, Füttern usw. in enge zeitliche Abläufe eingebunden und zu denen nun noch gehäuft Arztbesuche, Termine zur Hörgeräteanpassung, Frühfördertermine und unter Umständen eine Cochlea-Implantat-Versorgung mit den anstehenden Voruntersuchungen, Krankenhausaufenthalt und den ersten Reha-Terminen hinzukommen – nur wenig Zeit finden, sich mit der Behinderung ihres Kindes auseinanderzusetzen. Dies scheint sich auf einen späteren Zeitpunkt zu verlagern, nämlich wenn sich erste Fragen nach dem passenden Kindergarten stellen oder die Einschulung ansteht.

Qualifikation der Frühförderinnen

Nach wie vor steht in Deutschland kein speziell für die Frühförderung hörgeschädigter Kinder qualifiziertes Personal zur Verfügung. Das erstaunt, wenn man sich die Vielzahl der Aufgaben und die interdisziplinären Erfordernisse vergegenwärtigt. In der Frühförderung werden die Weichen für das zukünftige Leben der hörgeschädigten Kinder gestellt. Die Anforderungen an das System Frühförderung sind immens gestiegen. Es reicht bei Weitem nicht mehr aus, dass die Frühförderin das Kind fördert und die Eltern berät, sondern sie muss sich als gleichberechtigter Partner in das interdisziplinär ausgerichtete Team qualifiziert einbringen. Zu fordern sind Weiterbildungs- und Qualifizierungsmöglichkeiten, aber insbesondere auch eine grundständige Ausbildung für diese wichtige Arbeit.

Studium

Erste Ansätze gibt es im Rahmen der neuen Bachelor- und Masterstudiengänge, die sich neben den Lehramtsstudiengängen an einzelnen Universitäten etablieren konnten. Aber auch hier sind weitere Vertiefungen und Spezialisierungen für die pädagogische Arbeit in der sehr frühen Lebensphase notwendig.

Bezug zur UN-Behindertenrechtskonvention

Artikel 26 UN-Konvention

Fragen zum frühen Hören von geburtshörgeschädigten Kindern fallen in den Bereich der Habilitation und Rehabilitation. Dazu trifft der Artikel 26 des Gesetzes zu dem Übereinkommen der Vereinten Nationen vom 13. Dezember 2006 über die Rechte der Menschen mit Behinderungen (2008) klare Aussagen:

„**(1)** Die Vertragsstaaten treffen wirksame und geeignete Maßnahmen, einschließlich durch die Unterstützung durch andere Menschen mit Behinderungen, um Menschen mit Behinderungen in die Lage zu versetzen, ein Höchstmaß an Unabhängigkeit, umfassende körperliche, geistige, soziale und berufliche Fähigkeiten sowie die volle Einbeziehung in alle Aspekte des Lebens und die volle Teilhabe in allen Aspekten des Lebens zu erreichen und zu bewahren. Zu diesem Zweck organisieren, stärken und erweitern die Vertragsstaaten umfassende *Habilitations- und Rehabilitationsdienste und -programme*, insbesondere auf dem Gebiet der Gesundheit, der Beschäftigung, der Bildung und der Sozialdienste, und zwar so, dass die Leistungen und Programme

a) im *frühestmöglichen Stadium* einsetzen und auf einer *multidisziplinären* Bewertung der individuellen Bedürfnisse und Stärken beruhen;

b) die Einbeziehung in die Gemeinschaft und die Gesellschaft in allen ihren Aspekten sowie die Teilhabe daran unterstützen, freiwillig sind und Menschen mit Behinderungen so *gemeindenah* wie möglich zur Verfügung stehen, auch in ländlichen Gebieten.

(2) Die Vertragsstaaten fördern die Entwicklung der *Aus- und Fortbildung für Fachkräfte und Mitarbeiter und Mitarbeiterinnen in Habilitations- und Rehabilitationsdiensten.*

(3) Die Vertragsstaaten fördern die Verfügbarkeit, die Kenntnis und die Verwendung *unterstützender Geräte und Technologien,* die für Menschen mit Behinderungen bestimmt sind, für die Zwecke der Habilitation und Rehabilitation“

(Gesetz zu dem Übereinkommen der Vereinten Nationen … (2008); Hervorhebungen durch die Autorin).

Ausblick

Obwohl die Gehörlosen- und Schwerhörigenpädagogik im Vergleich zu anderen sonderpädagogischen Fachrichtungen niemals in ihrer Geschichte eine enge Schulpädagogik war – stets wurden die Schwerhörigen, Gehörlosen und Ertaubten über die Lebensspanne gesehen – ist es in den letzten Jahren zu einer deutlichen Akzentuierung in Richtung Frühförderung gekommen. Die frühen Hilfen – seien sie technischer, medizinischer oder pädagogischer Art – haben die Entwicklungschancen für geburtshörgeschädigte und frühzeitig von einer Hörschädigung betroffene Kinder deutlich verbessert. Auch hörgeschädigte Kinder mit besonderen Entwicklungsbedingungen (Kap. 21 bis 24) partizipieren davon.

Durch veränderte Wünsche, aber auch wachsende Ansprüche seitens der Eltern sowie durch gesellschaftliche und politische Forderungen, die sich beispielsweise aus der Konvention der Vereinten Nationen über die Rechte der Menschen mit Behinderungen ergeben, wird sich weiterer Handlungsbedarf ableiten. Beispielhaft verwiesen sei auch auf den Paragraph 24 „Bildung“ der UN-Konvention, der eine inklusive Schule fordert. Aussagen zu Schulen für Hörgeschädigte (oder für Kinder und Jugendliche mit anderen Behinderungen) werden nicht getroffen.

Die technischen sowie naturwissenschaftlichen Neuerungen auf der einen Seite und der bilinguale Förderansatz auf der anderen Seite sind heute nicht konkurrierende, sondern gleichwertige Angebote, in die das Eröffnen von Hörmöglichkeiten integriert ist. Sie bieten die Möglichkeiten, das einzelne Kind nach seinen individuellen Bedürfnissen zu fördern. Ebenso sollen Eltern das ihren Wünschen und Vorstellungen passende Angebot für ihr Kind auswählen können.

Literatur

Adriani, M., Maeder, P., Meuli, R. et al. (2003): Sound Recognition and Localization in Man: Specialized Cortical Networks and Effects of Acute Circumscribed lesions. Experimental Brain Research 153, 591–604

Ahissar, M., Hochstein, S. (2004): The Reverse Hierarchy Theory of Visual Perceptual Learning. Trends in Cognitive Sciences 8, 10, 457–464

Alain, C., Arnott, S. R., Hevenor, S., Graham, S., Grady, C. (2001): "What" and "where" in the Human Auditory System. Proceedings of the National Academy of Sciences 98, 12301–12306

Altenmüller, E. (2006): Musikwahrnehmung und Amusien. In: Karnath, H.-O., Thier, P. (Hrsg.): Neuropsychologie. 2. Aufl. Springer, Heidelberg, 425–434

American Academy of Pediatrics, Joint Committee on Infant Hearing (2007): Year 2007 Position Statement: Principles and Guidelines for Early Hearing Detection and Intervention Programs. Pediatrics 120, 898–921

–, Task Force on Newborn and Infant Hearing (1999): Newborn and Infant Hearing Loss: Detection and Intervention. Pediatrics 103, 527–530

Amitay, S., Irwin, A., Moore, D. (2006): Discrimination Learning Induced by Training with Identical Stimuli. Nature Neuroscience 9, 1446–1448

Antonovsky, A. (1997): Salutogenese. Zur Entmystifizierung der Gesundheit. DGVT-Verlag, Tübingen

Archbold, S. M., Nikolopoulos, T. P., Tait, M., O'Donoghue, G. M., Lutman, M. E., Gregory, S. (2000): Approach to Communication, Speech Perception and Intelligibility after Paediatric Cochlear Implantation. British Journal of Audiology 34, 257–264

Arndt, S., Aschendorff, A., Schild, C., Beck, R., Maier, W., Laszig, R., Birkenhäger, R. (2010a): A Novel Dominant and a de novo Mutation in the GJB2 Gene (connexin-26) Cause Keratitis-Ichthyosis-Deafness Syndrome: Implication for Cochlear Implantation. Otology & Neurotology 31, 210–215

–, Laszig, R., Beck, R., Schild, C., Maier, W., Birkenhäger, R., Kroeger, S., Wesarg, T., Aschendorff, A. (2010b): Spectrum of Hearing Disorders and their Management in Children with CHARGE Syndrome. Otology & Neurotology 31, 67–73

Aschendorff, A., Laszig, R., Maier, W., Beck, R., Schild, C., Birkenhäger, R., Wesarg, T., Kröger, S., Arndt, S. (2009): Kochleaimplantat bei Innenohrfehlbildungen. HNO 57, 533–41

–, Klenzner, T., Laszig, R. (2005): Deafness after Bacterial Meningitis: An Emergency for early Imaging and Cochlear Implant Surgery. Otolaryngology, Head and Neck Surgery 133, 995–996

Bailey, P. J., Snowling, M. J. (2002): Auditory Processing and the Development of Language and Literacy. British Medical Bulletin, 63, 135–146

Balzer, B., Rolli, S. (1979): Sozialtherapie mit Eltern Behinderter. Orientierungen für eine Konzeption im Rahmen eines psychohygienischen Gemeindeprogramms. 2. Aufl. Beltz, Weinheim/Basel

Bandura, A. (1997): Self Efficacy: The Exercise of Control. Freeman, New York

Barker, D. H., Quittner, A. L., Fink, N. E., Eisenberg, L. S., Tobey, E. A., Niparko, J. K., CDaCI Investigative Team (2009): Predicting Behavior Problems in Deaf and Hearing Children: The Influences of Language, Attention, and Parent-Child Communication. Dev Psychopathol 21, 373–392

Bates, E. (1976): Language and Context: The Acquisition of Pragmatics. Academic Press, New York

Batliner, G. (2008): Praxis der Frühförderung im ersten Lebensjahr. Sprache – Stimme – Gehör 32, 2008, 3, 26–29

– (2001): Hörgeschädigte Kinder spielerisch fördern: Ein Elternbuch zur frühen Hörerziehung. Ernst Reinhardt, München/Basel

Bauer, N., Vogel, A. (2009): Basistherapie bei CI-versorgten Kindern gehörloser bzw. hochgradig hörgeschädigter Eltern: Besonderheiten und Grenzen. In: Leonhardt, A., Vogel, A.: Gehörlose Eltern und CI-Kinder-Management und Support. Median, Heidelberg, 53–60

Baumann, U. (1995): Ein Verfahren zur Erkennung und Trennung multipler akustischer Objekte. Dissertation TU München

–, Schorn, K. (2001): Früherkennung kindlicher Hörschäden. Visuelle und automatische Verfahren im Vergleich. HNO 49, 118–125

Bavelier, D., Newport, E. L., Hall, M. L., Supalla, T., Boutla, M. (2006): Persistent Difference in Short-Term Memory Span between Sign and Speech: Implications for Cross-Linguistic Comparisons. Psychol Sci 17, 1090–1092

BDH – Berufsverband Deutscher Hörgeschädigtenpädagogen (2008): Pädagogische Audiologie. Friedberg. Eigenverlag

Becker, C. (2010): Lesen und Schreiben Lernen mit einer Hörschädigung. Unterstützte Kommunikation 1, 17–21

– (2009): Narrative Competences of Deaf Children in German Sign Language. Sign Language & Linguistics Vol. 12, 2, 113–160

Begall, K. (2011): CI-Versorgung einer ganzen Familie – unterschiedliche Erwartungen und Erfolge. Schnecke 22, 72, 26

– (1995): Versorgung Gehörloser mit dem Cochlea Implant. Stiftung zur Förderung körperbehinderter Hochbegabter, Vaduz, 59–90

Békésy, G. von (1956): Current Status of Theories of Hearing. Science 123, 779–783

Bergemalm, P. O., Hennerdal, S., Persson, B., Borg, E. (2009): Perception of the Acoustic Environment and Neuroimaging Findings: A report of Six Cases with a History of Closed Head Injury. Acta Oto-Laryngologica 129, 801–808

Berlin, C. I., Hood, L. J., Wilensky, D., Mattingly, K. R., Taylor-Jeanfreau, J., Keats, B. J., John, P. S., Montgomery, E., Shallop, J. K., Russell, B. A., Frisch, S. A. (2010): Multi-Site Diagnosis and Management of 260 Patients with Auditory Neuropathy/Dys-Synchrony (Auditory Neuropathy Spectrum Disorder). Int J Audiol 1, 30–43

Birnholz, J., Benacerraf, B. (1983): The Development of Fetal Hearing. Science 222, 516–518

Bischoff, S., Bischoff, C., Horsch, U. (2004): Dialog in zwei Sprachen? Zur Entwicklung von Gebärden- und Lautsprache als simultane Erwerbsprozesse. In: Horsch, U. (Hrsg.): Frühe Dialoge. Früherziehung hörgeschädigter Säuglinge und Kleinkinder. Ein Handbuch. Verlag hörgschädigte kinder, Hamburg, 191–198

Blauert, J. (1997): Spatial Hearing – Revised Edition. The MIT Press, Cambridge

Bloom, L. (1970): Language Development: Form and Function in Emerging Grammar. The MIT Press, Cambridge

Böhme, G. (2006): Auditive Verarbeitungs- und Wahrnehmungsstörungen. Huber, Bern

Böttcher, P., Bogner, B. (2010a): HICEN Projekt, Modul 1, Neugeborenen-Hörscreening. In: http://www.hicen.eu/modulauswahl/, 29.01.2012

–, Gramß, C., Hofmann, B., Neumann, K. (2010b): TEOAE auffällig, AABR unauffällig – Warnung oder Entwarnung? In: Gross, M., am Zehnhoff-Dinnesen, A. (Hrsg.): Aktuelle phoniatrisch-pädaudiologische Aspekte Band 18. Universitätsklinikum Münster, Münster, 11–13

–, Gramß, C., Euler, H. A., Neumann, K. (2009): Kostenanalyse des universellen Neugeborenen-Hörscreenings für Kliniken am Beispiel Hessens. HNO 57, 21–28

Braun, A. (1969): Hören als Lernproblem für resthörige Kinder im Vorschulalter und Schulalter. hörgeschädigte kinder, Kettwig/Ruhr

Brezinka, C., Lechner, T., Stephan, K. (1997): Der Fetus und der Lärm. Gynäkologisch-geburtshilfliche Rundschau 37, 119–129

Bronfenbrenner, U. (1975): Is Early Intervention Effective? In: Friedlander, B. Z., Steritt, G. M., Kirk, G. E. (Eds.): Exeptional Infant. Brunner/Mazel, New York, 449–475

Brooks-Gunn, J., Hearn, P. (1982): Early Intervention and Developmental Dysfunktions: Implications for Pediatrics. Advances in Pediatrics 29, 497–527

Brown, R. (1973): A First Language. The MIT Press, Cambridge

Brunner, R., Nöldeke, I. (2001): Das Ohr. 2. Aufl. Thieme, Stuttgart/New York

Bundeselternverband gehörloser Kinder e. V. (2009): Kasimir mit Gebärdensprache. Original Kasimir-Geschichten in DGS und LBG Version. Karin Kestner, Guxhagen (Video-DVD)

Bundesgemeinschaft der Eltern und Freunde hörgeschädigter Kinder e. V. (2006): „Früh“erkennung?: Memorandum zum Stand der Erkennung und Förderung hörgeschädigter Kleinkinder in der Bundesrepublik Deutschland, 6. aktual. Aufl. Eigenverlag, Hamburg

Bundesministerium für Gesundheit (2008): Bekanntmachung eines Beschlusses des Gemeinsamen Bundesausschusses über eine Änderung der Kinder-Richtlinien: Einführung eines Neugeborenen-Hörscreenings vom 19. Juni 2008. http://www.g-ba.de/downloads/39-261-681/2008-06-19-Kinder-%C3%B6rscreening_BAnz.pdf, 29.01.2012

Carner, M., Colletti, L., Shannon, R., Cerini, R., Barillari, M., Mucelli, R. P., Colletti, V. (2009): Imaging in 28 Children with Cochlear Nerve Aplasia. Acta Otolaryngol 4, 458–461

Cerini, R., Faccioli, N., Cicconi, D., Schenal, G., Cugini, C., Giarbini, N., Colletti, V., Pozzi Mucelli, P. (2006): Role of CT and MRI in the Preoperative Evaluation of Auditory Brainstem Implantation in Patients with Congenital Inner Ear Pathology. Radiol Med. 7, 978–988

Chartrand, J. P.,Peretz, I., Belin, P. (2008): Auditory Recognition Expertise and Domain Specificity. Brain Research 1220, 191–198

Chilla, S., Rothweiler, M., Babur, E. (2010): Kindliche Mehrsprachigkeit. Grundlagen – Störungen – Diagnostik. Ernst Reinhardt, München/Basel

Chklovskii, D. B., Mel, B. W., Svoboda, K. (2004): Cortical Rewiring and Information Storage. Nature 431, 782–788

Clark, G. M. (1977): An Evaluation of Per-Scalar Cochlear Electrode Implantation Techniques (A Histological Study in Cats). Journal of Laryngology and Otology 91, 185–199

–, Krantz, H. G., Minas, H., Nathar, J. M. (1975): Histopathological Findings in Cochlear Implants in Cats. Journal of Laryngology and Otology 89, 495–504

Clark, M. (2009): Interaktion mit hörgeschädigten Kindern: Der Natürliche Hörgerichtete Ansatz in der Praxis. Ernst Reinhardt, München/Basel

Clarke, S., Thiran, A. B., Maeder, P., Adriani, M., Vernet, O., Regli, L., Cuisenaire, O., Thiran, J.-P. (2002): What and Where in Human Audition: Selective Deficits Following Focal Hemispheric Lesions. Experimental Brain Research 147, 8–15

Cohen, N. L., Hoffman, R. A. (1991): Complications of Cochlear Implant Surgery in Adults and Children. Annals of Otology, Rhinology and Laryngology 100, 708–711

Colletti, L., Zoccante, L. (2008): Nonverbal Cognitive Abilities and Auditory Performance in Children Fitted with Auditory Brainstem Implants: Preliminary Report. Laryngoscope 8, 1443–1448

Colletti, V. (2006): Auditory Outcomes in Tumor vs. Nontumor Patients Fitted with Auditory Brainstem Implants. Adv. Otorhinolaryngol 64, 167–185

–, Carner, M., Miorelli, V., Guida, M., Colletti, L., Fiorino, F. (2004a): Auditory Brainstem Implant in Posttraumatic Cochlear Nerve Avulsion. Audiol Neurootol 4, 247–255

–, Carner, M., Miorelli, V., Guida, M., Colletti, L., Fiorino, F. (2004b): Auditory Brainstem Implant as a Salvage Treatment after Unsuccessful Cochlear Implantation. Otol Neurootol 4, 485–496, discussion 496

–, Shannon, R., Carner, M., Veronese, S., Colletti, L. (2010): Complications in Auditory Brainstem Implant Surgery in Adults and Children. Otol Neurootol 4, 558–564

–, Schannon, R. V. (2005): Open Set Speech Perception with Auditory Brainstem Implant? Laryngoscope 11, 1947–1948

–, Carner, M., Carner, M., Veronese, S., Colletti, L. (2009): Outcome from Surgery for Vestibular Schwannomas in Children. Otol Neurootol 5, 614–618

Cragg, B. G. (1975): The Development of Synapses in the Visual System of the Cat. J Comp Neurol. 160, 147–166

Cruttenden, A. (1970): A Phonetic Study of Babbling. Br. J. Disord. Commun. 5, 110–117

Cummins, J. (2000): Language, Power and Pedagogy: Bilingual Children in the Crossfire. Multilingual Matters, Clevedon

Davis, M. H., Johnsrude, I. S. (2007): Hearing Speech Sounds: Top-down Influences on the Interface between Audition and Speech Perception. Hear. Res. 229, 132–147

Daw, N. W. (1994): Mechanisms of Plasticity in the Visual Cortex. The Friedenwald Lecture. Invest Ophthalmol Vis Sci 35, 4168–4179

Dawes, P., Bishop, D. (2009): Auditory Processing Disorder in Relation to Developmental Disorders of Language, Communication and Attention: A Review and Critique. International Journal of Language & Communication Disorders 44, 440–465

de Boysson-Bardies, B., Sagart, L., Durand, C. (1984): Discernible Differences in the Babbling of Infants According to Target Language. J Child Lang 11, 1–15

DeCasper, A., Spence, M. (1986): Prenatal Maternal Speech Influences Newborns' Perception of Speech Sounds. Infant Behavior and Development 9, 133–150

–, Prescott, P. (1984): Human Newborns' Perception of Male Voices: Preference, Discrimination, and Reinforcing Value. Developmental Psychobiology 17, 5, 481–491

–, Sigafoos, A. (1983): The Intrauterine Heartbeat: A Potent Reinforcer for Newborns. Infant Behavior and Development 6, 19–25

–, Fifer, W. P. (1980): Of Human Bonding: Newborns Prefer their Mothers' Voices. Science 208, 1174–1176

Dehaene-Lambertz, G., Dehaene, S., Hertz-Pannier, L. (2002): Functional Neuroimaging of Speech Perception in Infants. Science 298, 2013–2015

Deutsches Institut für Normung e.V., DIN 18041 (2004): Hörsamkeit in kleinen bis mittelgroßen Räumen. Beuth, Berlin

Deutsches Taubblindenwerk gGmbH (Hrsg.) (Redaktion: Hennies, J., Lemke-Werner, G.) (2008): Brücke zur Welt. Hannover Kirchrode

Diller, G. (2010): Bilingualismus bei hörgeschädigten Kindern. In: http://www.hicen.eu/modulauswahl, 29.01.2012

– (2009a): (Re)habilitation nach Versorgung mit einem Kochleaimplantat. HNO 57, 649–656

– (2009b): Hörgerichtete Früherziehung und Förderung in der Praxis. Frühförderung interdisziplinär 28, 2009, 4, 169–178

– (Hrsg.) (2000): Hörgerichtetheit in der Praxis. Heidelberg, Edition S

Ding, H., Horsch, U. (1986): Materialien zur Früherziehung hörgeschädigter Kinder. Julius Groos, Heidelberg

Downie, A. L. S., Jakobson, L. S., Frisk, V. (2002): Auditory Temporal Processing Deficits in Children with Periventricular Injury. Brain and Language 80, 208–225

Dunst, C. J., Snyder, S. W., Mankinen, M. (1989): Efficacy of Early Intervention. In: Wang, M. C., Reynolds, M. C., Walberg, H. J. (Eds.): Handbook of Special Education. Research and Practice, Vol. 3. Pergamon Press, Oxford, 259–294

Dye, M. W., Hauser, P. C., Bavelier, D. (2009): Is Visual Selective Attention in Deaf Individuals Enhanced or Deficient? The Case of the Useful Field of View. PLoS ONE 4, e5640

Eimas, P., Siqueland, E., Jusczyk, P., Vigorito, J. (1971): Speech Perception in Infants. Science 171, 303–306

Eisenberg, L. S., Johnson, K. C., Martinez, A. S., DesJardin, J. L., Stika, C. J., Dzubak, D., Mahalak, M. L., Rector, E. P. (2008): Comprehensive Evaluation of a Child with an Auditory Brainstem Implant. Otol Neurootol 2, 251–257

–, Shannon, R. V., Martinez, A. S., Wygonski, J., Boothroyd, A. (2000): Speech Recognition with Reduced Spectral Cues as a Function of Age. J Acoust Soc Am 107, 2704–2710

Elliott, L. L. (1979): Performance of Children Aged 9 to 17 Years on a Test of Speech Intelligibility in Noise Using Sentence Material with Controlled Word Predictability. J Acoust Soc Am 66, 651–653

–, Connors, S., Kille, E., Levin, S., Ball, K., Katz, D. (1979): Children's Understanding of Monosyllabic Nouns in Quiet and in Noise. J Acoust Soc Am 66, 12–21

Emmorey, K. (2002): Language, Cognition and the Brain. Lawrence Erlbaum Associates, Mahwah, New Jersey/London

Erber, N. (1982): Auditory Training. Alexander Graham Bell Association for the Deaf, Washington

Evans, E. F. (1992): Auditory Processing of Complex Sounds: An Overview. Philos. Trans R. Soc Lond B Biol Sci 336, 295–306

Evans, E. F. (1978): Place and Time Coding of Frequency in the Peripheral Auditory System. Audiol. 17, 369–420

Fallon, J. B., Irvine, D. R., Shepherd, R. K. (2009): Cochlear Implant Use Following Neonatal Deafness Influences the Cochleotopic Organization of the Primary Auditory Cortex in Cats. J Comp Neurol 512, 101–114

Fastl, H., Zwicker, E. (2007): Psychoacoustics – Fact and Models. 3rd Ed. Springer, Berlin/Heidelberg/New York

Fayad, Jn., Brackmann, D. E., Otto, S. R. (2006): Auditory Brainstem Implants: Surgical Aspects. Adv Otorhinolaryngol 64, 144–153

Feistle, S. (1991): Hörerziehung mit mehrfachbehinderten hörgeschädigten Kindern unter Berücksichtigung der sensomotorischen Phase. In: Bund Deutscher Taubstummenlehrer (Hrsg.): Arbeitstagung für Hörerziehung. Tagungsbericht 1990/1991. Friedberg, 132–137

Fengler, J. (1990): Hörgeschädigte Menschen. Kohlhammer, Stuttgart

Forbes, H., Forbes, H. (1927): Fetal Sense Reaction: Hearing. Journal of Comparative and Physiological Psychology 7, 353–355

Förster, B. (2010): „Warum kommst du am Donnerstag und nicht mehr am Mittwoch?". Reflexionen über die Arbeit mit Vorschulkindern in Gebärdensprache. hörgeschädigte kinder – erwachsene hörgeschädigte (hk) 47, 1, 37–41

Forum besser HÖREN (o. J.): Moderne Hörsysteme

Fryauf-Bertschy, H., Tyler, R. S., Kelsay, D. M., Gantz, B. J., Woodworth, G. G. (1997): Cochlear Implant Use by Prelingually Deafened Children: The Influences of Age at Implant and Length of Device Use. J Speech Lang Hear Res 40, 183–199

Funk, H. (2004): Das nicht-gehörte Kind. Die Entfaltung des Selbst von hörenden Kindern mit hochgradig hörgeschädigten Eltern. Brandes & Apsel, Frankfurt a. M.

Gantz, B., Tyler, R. S., Abbas, P., Tye-Murray, N., Knutson, J. F., Mc Cabe, B. F., Lansing, C., Brown, C., Woodworth, G., Hinrichs, J., Kuk, F. (1988): Evaluation of Five Different Cochlear Implant Designs: Audiologic Assessment and Predictors of Performance. Laryngoscope 98, 1100–1106

Gaupp, R. (1912): Psychologie des Kindes. Teubner, Leipzig

Gelman, S. R., Wood, S., Spellacy, W. N., Abrams, R. M. (1982): Fetal Movements in Response to Sound Stimulation. American Journal of Obstetrics and Gynecology 143, 484–485

Gerhardt, K., Abrams, R. (1996): Fetal Hearing: Characterization of the Stimulus and Response. Seminars in Perinatology 20, 11–20

Gesetz zu dem Übereinkommen der Vereinten Nationen vom 13. Dezember 2006 über die Rechte von Menschen mit Behinderungen (2008): http://www.un.org/Depts/german/uebereinkommen/ar61106-dbgbl.pdf, 01.02.2012

Gesetz zur Gleichstellung behinderter Menschen, §4 Barrierefreiheit (2010): In: http://www.gesetze-im-internet.de/bgg/_4.html, 01.02.2012

Gibson, E. (2003): The World is so Full of a Number of Things. On Specification and perceptual learning. Ecological Psychology 15, 4, 283–287

Goldin-Meadow, S. (2003): The Resilience of Language. Hove: Psychology Press, New York

Goldstein, E. B. (2008): Wahrnehmungspsychologie. 7. Aufl., Spektrum Verlag, Heidelberg

Goodwyn, S., Acredolo, L., Brown, C. (2000): Impact of Symbolic Gesturing on Early Language Development. Journal of Nonverbal Behavior 24, 81–103

Gotthardt-Pfeiff, U. (1991): Gehörlosigkeit in Ehe und Familie. Neckar GmbH, Villingen-Schwenningen

Govaerts, P. J., De Beukelaer, C., Daemers, K., De Ceulaer, G., Yperman, M., Somers, T., Schatteman, I., Offeciers, F. E. (2002): Outcome of Cochlear Implantation at Different Ages from 0 to 6 Years. Otology & Neurotology 23, 885–890

Grandori, F. (1998): European Consensus Statement on Neonatal Hearing Screening. The Journal of Laryngology and Otology 112, 1219

Granier-Deferre, C., Lecanuet, J. P. , Cohen, H., Busnel, M. C. (1985): Feasibility of Prenatal Hearing Test. Acta Otolaryngol. Suppl. 421, 93–101

Grüner, B. (2004): Die Sprachentwicklung hörender (Vorschul-) Kinder hochgradig hörgeschädigter bzw. gehörloser Eltern. Dr. Kovač, Hamburg

Günther, K.-B., Hänel-Faulhaber, B., Hennies, J. (2009): Bilinguale Frühförderung hochgradig hörgeschädigter Kinder – Entwicklungstheoretische Grundlagen und frühpädagogische Bildungspraxis. Frühförderung interdisziplinär 28, 4, 179–186

Hargens, J. (1995): Kurztherapie und Lösungen – Kundigkeit und respektieren. Familiendynamik 20(1), 32–43

Hattiangadi, N., Pillion, J. P., Slomine, B., Christensen, J., Trovato, M. K. Speedie, L. J. (2005): Characteristics of Auditory Agnosia in a Child with Severe Traumatic Brain Injury: A Case Report. Brain and Language 92, 12–25

Hegemann, T. (2004): Interkulturelle Kompetenz in Beratung und Therapie. In: Radice von Wogau, J., Eimmermacher, H., Lanfranchi, A. (Hrsg.): Therapie und Beratung von Migranten. Systemisch-interkulturell denken und handeln. Beltz, Weinheim/ Basel, 79–91

Hintermair, M. (2009): Was Kinder mit einer Hörbehinderung in der Frühförderung für ihre interaktive Welterschließung brauchen. Frühförderung interdisziplinär 28, 158–168

– (2008): Neugeborenen-Hörscreening (NHS) und Behinderungsverarbeitung von Eltern früh erfasster Kinder. Zeitschrift für Heilpädagogik 59, 183–189

– (2007): Prevalence of Socioemotional Problems in Deaf and Hard of Hearing Children in Germany. American Annals of the Deaf 152, 3, 320–330

– (2004): Frühe Interaktion, Bindungsentwicklung und Hörschädigung. dfgs-forum 12, 37–53

– (2002): Kohärenzgefühl und Behinderungsverarbeitung. Eine

empirische Studie zum Belastungs-Bewältigungserleben von Eltern hörgeschädigter Kinder. Median, Heidelberg

–, Tsirigotis, C. (2004): Ressourcendiagnostik in der Hörgeschädigtenpädagogik. Hörgeschädigtenpädagogik 58, 2004, 5, 186–195

–, Tsirigotis, C. (Hrsg.)(2008): Wege zu Empowerment und Ressourcenorientierung in der Zusammenarbeit mit hörgeschädigten Menschen. Median, Heidelberg

–, Lehmann-Tremmel, G. (2003): Wider die Sprachlosigkeit. Beratung und Förderung von Familien mit gehörlosen Kindern unter Einbeziehung von Gebärdensprache und gehörlose Fachkräften. Wissenschaftliche Begleitdokumentation des Modellprojekts „GIB ZEIT". Signum, Hamburg

Holtmaat, A., Svoboda, K. (2009): Experience-Dependent Structural Synaptic Plasticity in the Mammalian Brain. Nat Rev Neurosci 10, 647–658

Holzinger, D. (2006): Chancen Hörgeschädigter auf eine erfolgreiche schulische Entwicklung. In: www.barmherzige-brueder.at/content/site/linz/medizin/cheers_studie/index.html, 02.02.2012

Holzinger, D., Fellinger, J., Hunger, B., Beitel, C. (2007): Gebärden in Familie und Schule. Ergebnisse der CHEERS-Studie in Oberösterreich. Das Zeichen 77, 444–453

Horn, D. L., Pisoni, D. B., Miyamoto, R. T. (2006): Divergence of Fine and Gross Motor Skills in Prelingually Deaf Children: Implications for Cochlear Implantation. Laryngoscope 116, 1500–1506

Horsch, U. (2010): Frühe Erziehung hörgeschädigter Kinder als dialogisch fundierten Bildungsprozess begreifen. Frühförderung Interdisziplinär 29, 2010, 2, 73–81

– (2008): Dialog und Bildung in der Vorsprachlichkeit – Zur Situation hörgeschädigter Kinder in der Frühpädagogik. Sprache – Stimme – Gehör 32, 1, 18–25

– (2007): Der ununterbrochene Dialog. Spektrum Hören 1, 6–11

– (Hrsg.) (2004): Frühe Dialoge. Früherziehung hörgeschädigter Säuglinge und Kleinkinder. hörgeschädigte Kinder gGmbH, Hamburg

–, Scheele, A., Roth, J. (2007): Frühe Dialoge – auch bei taubblinden Kindern? Hörgeschädigtenpädagogik, 211–215

–, Weber, C. (1997): Stress-Belastung und -Bewältigung: Eine Untersuchung zur Situation von Eltern mit einem Cochlear-implantierten Kind. In: Leonhardt, A. (Hrsg.): Das Cochlear Implant bei Kindern und Jugendlichen. Ernst Reinhardt, München/Basel, 63–79

Hoth, S. (2009): Das universelle Hörscreening von Neugeborenen. Ein Problem mit vielen Dimensionen. HNO 57, 1, 5–8

–, Neumann, K. (2006): Das OAE-Handbuch. Otoakustische Emissionen in der Praxis. Thieme, Stuttgart

Houston, D. M., Miyamoto, R. T. (2010): Effects of Early Auditory Experience on Word Learning and Speech Perception in Deaf

Children with Cochlear Implants: Implications for Sensitive Periods of Language Development. Otology & Neurotology, Sep 2

Jaehne, M., Malzan, S., Neuhäuser, G. (1995): Frühförderung aus Sicht der Eltern und kindlicher Entwicklung. Frühförderung interdisziplinär 14, 11–17

Jahn, A. F., Santos-Sacchi, J. (1988): Physiology of the Ear. Raven Press, New York

Janjua, F., Woll, B., Kyle, J. (2002): Effects of Parental Style of Interaction on Language Development in Very Young Severe and Profound Deaf Children. International Journal of Pediatric Otorhinolaryngology 64, 193–205

Janssen, M., Rødbroe, I. (2007): Communication and Congenital Deafblindness, Booklet II: Contact and Social Interaction. Viataal, The Netherlands.

Jewett, D. L., Williston, J. S. (1971): Auditory Evoked Far Fields Averaged from the Scalps of Humans. Brain 94, 681–696

Johnson, J. L., White, K. R., Widen, J. E., Gravel, J., James, M., Kennalley, T., Maxon, A. B., Spivak, L., Sullivan-Mahoney, M., Vohr, B., Weirather, Y., Holstrum, W. (2005): A Multicenter Evaluation of how many Infants with Permanent Hearing Loss Pass a Two-Stage Otoacoustic Emissions/Automated Auditory Brainstem Response Hearing Screening Protocol. Pediatrics 116, 663–672

Joint Committee on Infant Hearing (2000): Year 2000 Position Statement: Principles and Guidelines for Early Hearing Detection and Intervention Programs. American Journal of Audiology 9, 9–29

– (1994): Position Statement. ASHA 2, 27–33

Jusczyk, P. W. (2002): Some Critical Developments in Acquiring Native Language Sound Organization during the First Year. Ann. Otol. Rhinol. Laryngol. Suppl. 189, 11–15

Kaga, M., Shindo, M., Kaga, K. (2000): Long-Term Follow-Up of Auditory Agnosia as a Sequel of Herpes Encephailits in a Child. Journal of Child Neurology 15, 626–629

Kandler, K., Clause, A., Noh, J. (2009): Tonotopic Reorganization of Developing Auditory Brainstem Circuits. Nat Neurosci 12, 711–717

Kennard, M. A. (1938): Reorganization of Motor Function in the Cerebral Cortex of Monkeys Deprived of Motor and Premotor Areas in Infancy. J Neurophysiol 1, 477–496

Kestner, K. (1999): Tommys Gebärdenwelt 1. Karin Kestner, Guxhagen (CD-ROM und Begleitbuch)

Kestner, K. (2009): Das große Wörterbuch der Deutschen Gebärdensprache. Karin Kestner, Guxhagen (DVD)

Kisilevsky, B., Hains, S., Lee, K., Xie, X., Huang, H., Ye, H., Zhang, K., Wang, Z. (2003): Effects of Experience on Fetal Voice Recognition. Psychological Science 14, 220–224

Klatte, M. (2009): Wirkung von Akustik in Kindertagesstätten. In: Fraunhofer Institut für Bauphysik IBP (2009): Lärmschutz für kleine Ohren – Leitfaden zur akustischen Gestaltung von Kindertagesstätten. Umweltministerium Baden-Württemberg, http://www.um.baden-wuerttemberg.de/servlet/is/57334/Leitfaden_zur_akustischen_Gestaltung_von_Kindertagesstaetten.pdf, 02.02.2012

Klatte, M., Hellbrück, J., Seidel, J., Leistner, Ph. (2010): Effects of Classroom Acoustics on Performance and Well-Being in Elementary School Children: A Field Study. Environment & Behavior 42, 5, 659–692

Klatte, M., Lachmann, Th. (2009): Viel Lärm um´s Lernen. Akustische Bedingungen in Klassenräumen und ihre Bedeutung für den Unterricht. In: Arnold, R., Schüßler, I., Müller, H.-J. (Hrsg.): Grenzgänge(r) der Pädagogik. Schneider, Hohengehren, 141–156

Klein, S. K., Kurtzberg, D., Brattson, A., Kreuzer, J. A., Stappels, D. R., Dunn, M. A., Rapin, I., Vaughan, H. G. Jr. (1995): Electrophysiologic Manifestations of Impaired Temporal Lobe Auditory Processing in Verbal Auditory Agnosia. Brain & Language 51, 383–405

Klinke, R. (1998): Hören lernen: Die Notwendigkeit frühkindlicher Hörerfahrungen. In: Leonhardt, A. (Hrsg.): Ausbildung des Hörens – Erlernen des Sprechens. Luchterhand, Neuwied, 77–96

Klinke, R., Kral, A., Heid, S., Tillein, J., Hartmann, R. (1999): Recruitment of the Auditory Cortex in Congenitally Deaf Cats by Long-Term Cochlear Electrostimulation. Science 285, 1729–1733

Koester, L. S., Papoušek, H., Smith-Gray, S. (2000): Intuitive Parenting, Communication, and Interaction with Deaf Infants. In: Spencer, P., Erting, C. J., Marschark, M. (Eds.): The Deaf Child in the Family and at School. Lawrence Erlbaum, Mahwah, NJ, 55–71

Koo, D., Crain, K., LaSasso, C., Eden, G. F. (2008): Phonological Awareness and Short-Term Memory in Hearing and Deaf Individuals of Different Communication Backgrounds. Ann N Y Acad Sci 1145, 83–99

Korsten, S., Wansing, G. (2000): Qualitätssicherung in der Frühförderung. Planungs- und Gestaltungshilfen zum Prozess der Qualitätsentwicklung. modernes lernen, Dortmund

Kral, A. (2009): [Early Hearing Experience and Sensitive Developmental Periods.]. HNO 57, 9–16

– (2007): Unimodal and Crossmodal Plasticity in the "Deaf" Auditory Cortex. Int J Audiol 46, 479–493

–, Tillein, J., Heid, S., Klinke, R., Hartmann, R. (2006b): Cochlear implants: cortical plasticity in congenital deprivation. Prog Brain Res 157, 283–313

–, Hartmann, R., Tillein, J., Heid, S., Klinke, R. (2001): Delayed maturation and sensitive periods in the auditory cortex. Audiol Neurootol 6, 346–362

–, Pallas, S. L. (2010): Development of the Auditory Cortex. In: The Auditory Cortex (Schreiner, C. E., Winer, J. A., eds.) pp 443–464. Springer, New York

–, Hartmann, R., Tillein, J., Heid, S., Klinke, R. (2002): Hearing after congenital deafness: central auditory plasticity and sensory deprivation. Cereb Cortex 12, 797–807

–, Tillein, J., Heid, S., Hartmann, R., Klinke, R. (2005): Postnatal Cortical Development in Congenital Auditory Deprivation. Cereb. Cortex 15, 552–562

–, O'Donoghue, G. M. (2010): Profound deafness in childhood. N Engl J Med 363, 1438–1450

–, Hartmann, R., Klinke, R. (2006a): Recruitment of the auditory cortex in congenitally deaf cats. In: Reprogramming the Cerebral Cortex (Lomber, S. G., Eggermont, J. J., eds.), pp 191–210. Oxford Univ Press Oxford, New York

–, Tillein, J., Hubka, P., Schiemann, D., Heid, S., Hartmann, R., Engel, A. K. (2009): Spatiotemporal patterns of cortical activity with bilateral cochlear implants in congenital deafness. J Neurosci 29, 811–827

–, Eggermont, J. J. (2007): What's to lose and what's to learn: Development under auditory deprivation, cochlear implants and limits of cortical plasticity. Brain Res. Rev. 56, 259–269

Krüger, M. (1991): Häufigkeitsstatistische und demographische Angaben zum Personenkreis hörgeschädigter Menschen. In: Jussen, H., Claußen, W. H.: Chancen für Hörgeschädigte. Ernst Reinhardt, München/Basel, 25–30

Kugler, L. (2011): Junge erwachsene CI-Träger mit gehörlosen Eltern – eine Fallstudie. Bachelorarbeit zur Erlangung des B. Sc. Prävention, Integration und Rehabilitation bei Hörschädigung (unveröffentlicht)

Kuhl, P., Rivera-Gaxiola, M. (2008): Neural Substrates of Language Acquisition. Annu Rev Neurosci 31, 511–534

Largo, R. (2009): Babyjahre. 3. Aufl. Piper, München/Zürich

Laszig, R., Aschendorff, A., Beck, R., Schild, C., Kröger, S., Wesarg, T., Arndt, S. (2009): Langzeitergebnisse nach Kochleaimplantat-Versorgung bei Kindern. HNO 57, 657–662

Leake, P. A., Snyder, R. L., Hradek, G. T. (2002): Postnatal Refinement of Auditory Nerve Projections to the Cochlear Nucleus in Cats. J Comp Neurol 448, 6–27

Lecanuet, J.-P. (1996): Prenatal Auditory Experience. In: Deliège, I., Sloboda, J. (Eds.): Musical Beginnings. Oxford University Press, Oxford, 3–34

Lecanuet, J.-P. (1998): Foetal responses to auditory and speech stimuli. In: Slater, A. (Ed.): Perceptual Development. Hove: Psychology Press, 317–355

Lee, C. T., Brown, C. A., Hains, S. M., Kislevsky, B. S. (2007): Fetal Development: Voice Processing in Normotensive and Hypertensive Pregnancies. Biological Research in Nursing 8, 272–282

Lehnhardt, E. (1993): Intracochleäre Plazierung der Cochlear-Implant-Elektroden in soft surgery technique. HNO 41, 356–359

Lenarz, M., Lim, H. H., Patrick, J. F., Anderson, D. J., Lenarz, T. (2006): Electrophysiological Validation of a Human Prototype Auditory Midbrain Implant in a Guinea Pig Model. J Assoc Res Otolaryngol 4, 383–398

Lenarz, T., Lim, H., Joseph, G., Reuter, G., Lenarz, M. (2009a): [Central Auditory Prosthesis]. HNO 6, 551–562, Review

–, Stöver, T., Buechner, A., Lesinski-Schiedat, A., Patrick, J., Pesch, J. (2009b): Hearing Conservation Surgery Using the Hybrid-L Electrode. Results from the First Clinical Trial at the Medical University of Hannover. Audiology & Neurootology 14 Suppl. 1, 22–31

–, Lim, H. H., Reuter, G., Patrick, J. F., Lenarz, M. (2006): The Auditory Midbrain Implant: A New Auditory Prosthesis for Neural Deafness-Concept and device description. Otol Neurootol 6, 838–843

Leonhardt, A. (2010): Einführung in die Hörgeschädigtenpädagogik. 3., neu bearb. und erw. Aufl. Ernst Reinhardt, München/Basel

Leonhardt, A. (2008): Gehörlose Eltern und CI. Schnecke 19, 59, 12–15

Leonhardt, A., Wendels, S. (2007): Auf zu neuen Ufern – wie das Neugeborenenhörscreening die Frühförderung hörgeschädigter Kinder verändert. In: Sonderpädagogische Förderung 52, 1, 87–98

Lesinski-Schiedat, A., Frohne, C., Illg, A., Rost, U., Matthies, C., Battmer, R. D., Samii, M., Lenarz, T. (2000): Auditory Brainstem Implant in Auditory Rehabilitation of Patients with Neurofibromatosis Type 2: Hannover programme. J Laryngol Otol Suppl 27, 15–17

Leuninger, H. (2000): Mit den Augen lernen: Gebärdenspracherwerb. In: Grimm, H. (Hrsg.): Enzyklopädie der Psychologie VI: Sprachentwicklung. Hogrefe, Göttingen, 229–270

Lewis, T. L., Maurer, D. (2005): Multiple Sensitive Periods in Human Visual Development: Evidence From Visually Deprived Children. Dev. Psychobiol. 46, 163–183

Lieven, E. (1994): Crosslinguistic and Crosscultural Aspects of Language Adressed to Children. In: Gallaway, C., Richards, B. (Hrsg.): Input and Interaction in Language Acquisition. Cambridge University, Cambridge 56–73

Löhle, E., Frischmuth, S., Holm, M., Becker, L., Flamm, K., Laszig, R., Beck, C., Lehnhardt, E. (1999): Speech Recognition, Speech Production and Speech Intelligibility in Children with Hearing Aids versus Implanted Children. International Journal of Pediatric Otorhinolaryngology 47, 165–169

Lomber, S. G., Meredith, M. A., Kral, A. (2010): Cross-Modal Plasticity in Specific Auditory Cortices Underlies Visual Compensations in the Deaf. Nat Neurosci 13, 1421–1427

Löwe, A. (1996): Hörerziehung für hörgeschädigte Kinder. Geschichte – Methoden – Möglichkeiten. Edition Schindele, Heidelberg

– (1992): Hörgeschädigtenpädagogik international. Geschichte – Länder – Personen – Kongresse; eine Einführung für Eltern, Lehrer und Therapeuten hörgeschädigter Kinder. Ed. Schindele, Heidelberg

– (1990): Hörenlernen im Spiel. Wissenschaftsverlag Spiess, Berlin

Ludwig, K. (2004): Untersuchungen zur Qualität der pädagogischen Frühförderung hörgeschädigter Kinder in Bayern Dissertation, LMU München: Fakultät für Psychologie und Pädagogik unter http://edoc.ub.uni-muenchen.de/2567/, 02.02.2012

Luz, N. P. (1985): Auditory Evoked Responses in the Human Fetus. II. Modifications Observed During Labor. Acta Obstetrica Gynecologica Scandinavica 64, 213–22

Masataka, N. (2006): Development of Communicative Behaviour as a Precursor of Spoken Language in Hearing Infants, with Implications for Deaf and Hard-Of-Hearing Infants. In: Spencer, P. E., Marschark, M. (Eds.): Advances in the Spoken Language Development of Deaf and Hard-Of-Hearing Children. Oxford University Press, Oxford, 42–63

Mattock, K., Amitay, S., Moore, D. R. (2010): Auditory Development and Learning. In: Moore, D. R. (Ed.): The Oxford Handbook of Auditory Science: Hearing. Oxford University Press, Oxford, 297–325

McCreery, D. B. (2008): Cochlear Nucleus Auditory Prostheses. Hearing Research 1–2, 64–73

Mehler, J., Jusczyk, P., Lambertz, G., Halsted, N., Bertoncini, J., Amiel-Tison, C. (1988): A Precursor of Language Acquisition in Young Infants. Cognition 29, 143–178

Meier, S. (2009): Hörsystemanpassung bei Säuglingen: Empfehlungen für die praktische Arbeit des Pädakustikers. In: Referate des 54. Internationalen Hörgeräteakustiker-Kongresses EUHA-Jahrestagung (CD), Herausgeber: Europäische Union der Hörgeräteakustiker e.V., Mainz

Metzger, W. (1936/1975): Gesetze des Sehens. Herausgegeben von der Senckenbergischen Naturforschenden Gesellschaft zu Frankfurt am Main. 3. Aufl. Verlag Dietmar Klotz, Frankfurt a. M.

Michelson, R. P. (1975): Cochlear Implants. Journal of Laryngology and Otology 90, 441–444

Mommertz, E. (2002): Muss es im Unterricht immer so laut sein? In: Huber, L., Kahlert J., Klatte, M.: Die akustisch gestaltete Schule -- Auf der Suche nach dem guten Ton. Vandenhoek & Ruprecht, Göttingen, 101–116

Moon, C., Cooper R., Fifer, W. (1993): Two-Days-Olds Prefer Their Native Language. Infant Behavior and Development 16, 495–500

Morford, J. P. (2004): Der Altersfaktor im Gebärdenspracherwerb: Eine Neuinterpretation. Das Zeichen 66, 85–88

Morishita, H., Hensch, T. K. (2008): Critical Period Revisited: Impact on Vision. Curr Opin Neurobiol 18, 101–107

Morrongiello, B. A. (1988): Infants' Localization of Sounds in the Horizontal Plane: Estimates of the Minimum Audible Angle. Dev. Psychol. 24, 8–13

Mrsic-Flogel, T. D., Schnupp, J. W., King, A. J. (2003): Acoustic Factors Govern Developmental Sharpening of Spatial Tuning in the Auditory Cortex. Nat Neurosci 6, 981–988

Muir, D., Abraham, W., Forbes, B., Harris, L. (1979): The Ontogenesis of an Auditory Localization Response From Birth to Four Months of Age. Can. J. Psychol. 33, 320–333

Müller, M. (2009): Frühförderung und Sprachentwicklung von durch das Neugeborenenhörscreening hörauffällig gewordenen Säuglingen. mbv, Berlin

Nafstad, A., Rødbroe, I. (1999): Co-Creating Communication. Dronninglund, Denmark. Deutsche Übersetzung (2002): Co-Creating Communication. In Gemeinsamkeit sich entwickelnde Kommunikation. Arbeitskreis „Kommunikation" in der AGTB. Deutsches Taubblindenwerk (Hrsg.), Hannover

National Institutes of Health (1993): Early Identification of Hearing Impairment in Infants and Young Children. NIH Consensus Statement 1993 Mar 1–3; 11, 1–24

Nelson, H. D., Bougatsos, C., Nygren, P. (2008): Universal Newborn Hearing Screening: Systematic Review to Update the 2001 U.S. Preventive Services Task Force Recommendation, AHRQ Publication No. 08-05117-EF-1. Evidence Synthesis 62, Bethesda

Neumann, K., Gross, M., Böttcher, P., Euler, H. A., Spormann-Lagodzinski, M., Polzer, M. (2006): Effectiveness and Efficiency of a Universal Newborn Hearing Screening in Germany. Folia Phoniatrica et Logopaedica 58, 440–455

Neumann, K., Nawka, T., Wiesner, T., Hess, M., Böttcher, P., Gross, M. (2009): Grundlagen der Qualitätssicherung eines universellen Neugeborenen-Hörscreenings – Empfehlungen der Deutschen Gesellschaft für Phoniatrie und Pädaudiologie. HNO 57, 17–20

Niehoff, J.-U. (2006): Sozialmedizin systematisch. 2. Aufl. UNI-MED, Bremen

Nikolopoulos, T. P., Archbold, S. M., Wever, C. C., Lloyd, H. (2008): Speech Production in Deaf Implanted Children with Additional Disabilities and Comparison with Age-Equivalent Implanted Children without Such Disorders. International Journal of Pediatric Otorhinolaryngology 72, 1823–1828

Northern, J. L., Downs, M. P. (2002): Hearing in Children. Lippincott Williams & Wilkins, Baltimore, 29

O'Tuama, L. A., Urion, D. K., Janicek, M. J., Treves, S. T., Bjornson, B., Moriarty, J. M. (1992): Regional Cerebral Perfusion in Landau-Kleffner Syndrome and Related Childhood Aphasias. Journal of Nuclear Medicine 33, 1758–1765

Oller, D. K., Eilers, R. E., Steffens, M. L., Lynch, M. P., Urbano, R. (1994): Speech-Like Vocalizations in Infancy: An Evaluation of Potential Risk Factors. J. Child Lang 21, 33–58

Otto, S. R., Waring, M. D., Kuchta, J. (2005): Neural Response Telemetry and Auditory/Nonauditory Sensations in 15 Recipients of Auditory Brainstem Implants. J Am Audiol 4, 219–227

Oxenham, A., Wojtczak, M. (2010): Frequenz Selectivity and Masking. In: Plack, C. (Ed.): The Oxford Handbook of Auditory Science. Hearing. Oxford University Press, Oxford, 5–44

Papoušek, M. (2001): Vom ersten Schrei zum ersten Wort. Huber, Bern

Peiper, A. (1925): Sinnesempfindungen des Kindes vor seiner Geburt. Monatsschrift für Kinderheilkunde 29, 237–241

Peretz, I., Hyde, L.-H. (2003): What is Specific to Music Processing? Insights From Congenital Amusia. Trends in Cognitive Sciences 7, 362–367

Peterson, G. E., Barney, H. L. (1952): Control Methods Used in a Study of Vowels. J Acoust Soc Am 24, 175–184

Pettito, L. A., Katerelos, M. Levy, B. G., Gauna, K., Tétreault, K., Ferraro, V. (2001): Bilingual Signed and Spoken Language Acquisition from Birth: Implications for the Mechanism Underlying Early Bilingual Language Acquisition. Journal of Child Language 28, 453–496

–, Marentette, P. F. (1991): Babbling in the manual mode. Evidence for the ontogeny of language. Science 251, 1493–1496

Pinard, M., Chertkow, H., Black, S., Peretz, I. (2002): A Case Study of Pure Word Deafness: Modularity in Auditory Processing? Neurocase 8, 40–55

Pöhle, K.-H. (1990): Methodik der Hörerziehung und der rhythmisch-musikalischen Erziehung bei Gehörlosen und bei Schwerhörigen. Lehrbrief, Berlin

Polster, M. R., Rose, S. B. (1998): Disorders of Auditory Processing: Evidence for Modularity in Audition. Cortex 34, 47–65

Ponton, C. W., Eggermont, J. J. (2001): Of Kittens and Kids: Altered Cortical Maturation following Profound Deafness and Cochlear Implant Use. Audiol Neurootol 6, 363–380

Poulsen, C., Picton, T. W., Paus, T. (2007): Age Related Changes in Transient and Oscillatory Brain Responses to Auditory Stimulation in Healthy Adults, 19–45 Years Old. Cerebral Cortex 17, 1454–1467

Preisler, G., Tvingstedt, A.-L., Ahlström, M. A. (2002): A Psychosocial Follow-Up Study of Deaf Preschool Children Using Cochlear Implants. Child: Care, Health & Development 28, 5, 403–418

Prekop, J. (1980): Förderung der Wahrnehmung. Geistige Behinderung 2, 49–65, 3, 21–40, 4, 41–60

Pressman, L. J., Pipp-Siegel, S., Yoshinaga-Itano, C., Deas, A. (1999): Maternal Sensitivity Predicts Language Gain in Preschool Children who are Deaf and Hard of Hearing. Journal of Deaf Studies and Deaf Education Vol. 4, 4, 294–304

Probst, R. (2008): Anatomie und Physiologie des Ohres. In: Probst, R., Grevers, G., Iro, H. (Hrsg.): Hals-Nasen-Ohren-Heilkunde. 3. Aufl. Thieme, Stuttgart/New York, 144–153

Ptok, M. (2000): Otoakustische Emissionen, Hirnstammpotentiale, Tonschwellengehör und Sprachverständlichkeit bei auditorischer Neuropathie. HNO 48, 28–32

Querleu, D., Renard, X., Boutteville, C., Crépin, G. (1989): Hearing by the Human Fetus? Seminars in Perinatology 13, 430–433

–, Renard, X., Versyp, F., Paris-Delrue, L., Crépin, G. (1988): Fetal Hearing. European Journal of Obstetrics & Gynecology and Reproductive Biology, 29, 191–212

Ray, W. (1932): A preliminary Study of Fetal Conditionning. Child Development 3, 173–177

Renzelberg, G. (2008): Die Beratungsstelle für pädagogische Audiologie – Von der Vision zur Realität. Sonderbeilage hk 4, 1–19

– (2004): Was ist eine „Pädagogisch-Audiologische Beratungsstelle"? Empirische Bestandsaufnahme einer hörgeschädigtenpädagogischen Einrichtung. E-Book. In: www.renzelberg.de/PAB, 02.02.2012

Ruben, R. J. (1997): A Time Frame of Critical/Sensitive Periods of Language Development. Acta Oto-Laryngol. 117, 202–205

Ruhe, C. (2010): Klassenraumgestaltung für die Integrative Beschulung hörgeschädigter Kinder, 4f. In: http://www.taubertundruhe.de/fileadmin/taubertundruhe/images/images_content/downloads/text_klassenraumakustik.pdf, 02.02.2012

Russell, I. J., Sellick, P. M. (1983): Low Frequency Characteristics of Intracellulary Recorded Receptor Potentials in Mammalian Hair Cells. J. Physiol. 338, 179–206

Rüter, M. (2004): Die Rolle der Elternsprache im frühen Spracherwerb. Sprache – Stimme – Gehör 28, 1, 29–36

Sanna, M., Khrais, T., Guida, M., Falcioni, M. (2006): Auditory Brainstem Implant in a Child with Severely Ossified Cochlea. Laryngoscope 9, 1700–1703

Schäfke, I. (2005): Untersuchungen zum Erwerb der Textproduktionskompetenz bei hörgeschädigten Schülern. Signum, Hamburg

Schiffman, H. R., Lore, R., Passafiume, J., Neeb, R. (1970): Role of Vibrissae for Depth Perception in the Rat (Rattus norvegicus). Anim Behav 18, 290–292

Schindler, R. A., Merzenich, M. M. (1974): Chronic Intracochlear Electrode Implantation: Cochlear Pathology and Acoustic Nerve Survival. Annals of Otology 83, 202–215

Schulprogramm des Bildungszentrums für Taubblinde (2008, überarbeitete Fassung), Hannover

Seidel, J., Weber, L., Leistner, Ph. (2006): Lärm in der schulischen Umwelt und kognitive Leistungen von Grundschulkindern. Fraunhoferinstitut für Bauphysik IBP, Stuttgart, IBP-Mitteilung 33 (2006)

Sennaroglu, L., Colletti, V., Manrique, M., Laszig, R., Offeciers, E., Saeed, S., Ramsden, R., Sarac, S., Freeman, S., Andersen, H. R.,

Zarowski, A., Ziyal, I., Sollmann, W. P., Kaminsky, J., Bejarano, B., Atas, A., Sennaroglu, G., Yucel, E., Sevinc, S., Colletti, L., Huarte, A., Henderson, L., Wesarg, T., Konradsson, K. (2011): Auditory Brainstem Implantation in Children and Non-Neurofibromatosis Type 2 Patients: A Consensus Statement. Otol Neurootol 2, 187–191

–, Ziyal, I., Atas, A., Sennaroglu, G., Yucel, E., Sevinc, S., Ekin, M. C., Sarac, S., Atay, G., Ozgen, B., Ozcan, O. E., Belgin, E., Colletti, V., Turan, E. (2009): Preliminary Results of Auditory Brainstem Implantation in Prelingually Deaf Children with Inner Ear Malformations Including Severe Stenosis of the Cochlear Aperture and Aplasia of the Cochlear Nerve. Otol Neurootol 6, 708–715

Sharma, A., Gilley, P. M., Dorman, M. F., Baldwin, R. (2007): Deprivation-Induced Cortical Reorganization in Children with Cochlear Implants. Int J Audiol 46, 494–499

–, Dorman, M. F., Kral, A. (2005): The Influence of a Sensitive Period on Central Auditory Development in Children with Unilateral and Bilateral Cochlear Implants. Hear. Res. 203, 134–143

Shinn-Cunningham, B. G., Best, V. (2008): Selective Attention in Normal and Impaired Hearing. Trends in Amplification 12, 283–299

Siebeck, A. (2007): Die Zufriedenheit von Eltern hörgeschädigter Kinder mit dem Angebot der Pädagogisch-Audiologischen Beratungs- und Frühförderstellen in Bayern. Dissertation, LMU München. In: http://edoc.ub.uni-muenchen.de/8129/, 02.02.2012

Simmons, F. B. (1969): Cochlear Implants. Archives of Otolaryngology 89, 87–92

Skusa, Ch. (2009): Cochlea-Implantat bei taubblinden/hörsehbehinderten Kindern und Jugendlichen. In: Lemke-Werner, G., Pittroff, H. (Hrsg.): Taubblindheit/Hörsehbehinderung – ein Überblick. edition bentheim, Würzburg, 235–254

Skuse, D. H. (1993): Extreme Deprivation in Early Childhood. In: Bishop, D., Mogford, K. (Eds.): Extreme Deprivation in Early Childhood. Erlbaum, Hillsdale, 29–46

Sohmer, H., Perez, R., Sichel, J. Y., Priner, R., Freeman, S. (2001): The Pathway Enabling External Sounds to Reach and Excite the Fetal Inner Ear. Audiol Neurootol 6, 109–116

Sohns, A. (1998): Frühförderung in Deutschland – Anspruch und Wirklichkeit. Juventa, Marburg

Sonntag, L., Wallace, R. (1935): The Movement Response of the Human Fetus to Sound Stimuli. Child Development 6, 253–258

Sozialgesetzbuch SGB (2010). Fachverlag CW Haarfeld, Essen

Speck, O. (1984): Behinderung, Eltern und spezielle pädagogische Hilfe. Vierteljahreszeitschrift für Heilpädagogik und ihre Nachbargebiete 53, 139–151

– (1983/1989): Das gewandelte Verhältnis zwischen Eltern und Fachleuten in der Frühförderung. In: Speck, O., Warnke, A. (Hrsg.): Frühförderung mit den Eltern. 2. erg. Aufl. Ernst Reinhardt, München, 13–20

Spencer, P. E. (2003): Parent-Child Interaction: Implications for Intervention and Development. In: Bodner-Johnson, B., Sass-Lehrer, M. (Eds.): The Young Deaf or Hard of Hearing Child: A family-Centered Approach to Early Education. Paul Brooks, Baltimore, 333–368

Spitzer, M. (2008): Musik im Kopf: Hören, Musizieren, Verstehen und Erleben im neuronalen Netzwerk. Schattauer, Stuttgart

Spreen, O., Risser, A. H., Edgell, D. (1995): Developmental Neuropsychology. Oxford University Press, Oxford

Stevens, J. C., Tulving, E. (1957): Estimations of Loudness by a Group of Untrained Observers. Am. J. Psychol. 70, 600–605

Strong, M., Prinz, P. M. A. (1997): Study of the Relationship Between American Sign Language and English Literacy, Journal of Deaf Studies and Deaf Education Vol. 2, 1, 37–46

Svirsky, M. A., Teoh, S. W., Neuburger, H. (2004): Development of Language and Speech Perception in Congenitally, Profoundly Deaf Children as a Function of Age at Cochlear Implantation. Audiol Neurootol 9, 224–233

Swanwick, R. (2003): Sign Bilingual Deaf Children's Writing Strategies: Responses to Different Sources for Writing. In: Gallaway, C., Young, A. (Eds.): Deafness and Education in the UK: Research Perspectives. Whurr, London, 136–150

–, Watson, L. (2005): Literacy in the Homes of Young Deaf Children: Common and Distinct Features of Spoken Language and Sign Bilingual Environments. Journal of Early Childhood Literacy 5, 53–78

Szagun, G. (2010): Einflüsse auf den Spracherwerb bei Kindern mit Cochlea Implantat: Implantationsalter, soziale Faktoren und die Sprache der Eltern. hörgeschädigte kinder – erwachsene hörgeschädigte 47, 1, 8–36

– (2008): Sprachentwicklung beim Kind. Ein Lehrbuch. 2. vollständig überarbeitete Neuausgabe. Beltz, Weinheim/Basel

– (2006): Sprachentwicklung beim Kind. Beltz, Weinheim/Basel

– (2001): Wie Sprache entsteht. Spracherwerb bei Kindern mit beeinträchtigtem und normalem Hören. Beltz, Weinheim/Basel

Tajudeen, B. A., Waltzman, S. B., Jethanamest, D., Svirsky, M. A. (2010): Speech Perception in Congenitally Deaf Children Receiving Cochlear Implants in the First Year of Life. Otology & Neurotology Sep 1

Temple, C. (1998): Developmental Cognitive Neuropsychology. Hove: Psychology Press

Terhardt, E. (2010): Akustische Kommunikation. Springer, Berlin/Heidelberg

Therien, J. M., Worwa, C. T., Mattia, F. R., de Regnier, R. A. (2004): Altered Pathways for Auditory Discrimination and Recognition Memory in Preterm Infants. Developmental Medicine & Child Neurology 46, 816–824

Thurmair, M. (1988): Behinderung in der Frühförderung. Bemerkungen zu einem Problem und seiner Geschichte. Geistige Behinderung 27, 190–199

Tiesler, G., Oberdörster, M. (2006): Lärm in Bildungsstätten. Bundesanstalt für Arbeitsschutz und Arbeitsmedizin, Dortmund

Tillein, J., Hubka, P., Syed, E., Hartmann, R., Engel, A. K., Kral, A. (2010): Cortical Representation of Interaural Time Difference in Congenital Deafness. Cereb Cortex 20, 492–506

Toh, E. H., Luxford, W. M. (2002): Cochlear and Brainstem Implantation. Neurosurg Clin N Am. 2, 317–328, vii

Traxler, C. B. (2000): The Stanford Achievement Test, 9th Ed.: National Norming and Performance Standards for Deaf and Hard-of-Hearing Students. J Deaf Stud Deaf Educ 5, 337–348

Tropea, D., van Wart, A., Sur, M. (2009): Molecular Mechanisms of Experience-Dependent Plasticity in Visual Cortex. Philos Trans R Soc Lond B Biol Sci 364, 341–355

Tsirigotis, C.(2006): Ethische Herausforderungen und interkulturelle Kompetenz in der Arbeit mit Familien hörgeschädigter Kinder aus unterschiedlichen kulturellen Kontexten. In: Hintermair, M. (Hrsg.): Ethik und Hörschädigung – Reflexionen über gelingendes Leben unter erschwerten Bedingungen in unsicheren Zeiten. Median-Verlag, Heidelberg, 141–170

– (2005a): Eigentlich sind wir immer unterwegs – systemische Gruppenarbeit mit Eltern hörgeschädigter Kinder aus unterschiedlichen kulturellen Kontexten. In: Schindler, H., Schlippe, A. v. (Hrsg.): Anwendungsfelder systemischer Praxis. Ein Handbuch. Borgmann, Dortmund, 217–234

– (2005b): „Sie hat mir einfach ihr Gehör geschenkt." Ein Beratungsprozess im Kontext von Hörschädigung und CI-Rehabilitation zwischen Intuition und Selbstorganisation. In: Hargens, J. (Hrsg.): „... und mir hat geholfen ..." Psychotherapeutische Arbeit – was wirkt? Perspektiven und Geschichten der Beteiligten. Borgmann, Dortmund, 99–121

–, Hintermair, M. (Hrsg.) (2010): Die Stimme(n) von Betroffenen. Empowerment und Ressourcenorientierung aus der Sicht von Eltern hörgeschädigter Kinder und von erwachsenen Menschen mit einer Hörschädigung. Median, Heidelberg

Uden, A. van (1980): Das gehörlose Kind, Fragen seiner Entwicklung und Förderung. Groos, Heidelberg

Uziel, A. S., Sillon, M., Vieu, A., Artieres, F., Piron, J. P., Daures, J. P., Mondain, M. (2007): Ten-Year Follow-Up of a Consecutive Series of Children with Multichannel Cochlear Implants. Otology & Neurotology 28, 615–628

van Lancker, D. R., Kreiman, J., Cummings, J. (1989): Choice Perception Deficits: Neuroanatomical Correlates of Phonagnosia. Journal of Clinical & Experimental Psychology 11, 665–674

Verlag hörgeschädigte kinder (Hrsg.) (1999): Gebärden-Lexikon. Grundgebärden 1. Für Einsteiger. hörgeschädigte kinder, Hamburg

Vignolo, L. A. (2003): Music Agnosia and Auditory Agnosia. Dissociations in Stroke Patients. Annals of the New York Academy of Sciences 999, 50–57

Vogel, A. (2009): CI-Versorgung bei Kindern gehörloser bzw. hochgradig hörgeschädigter Eltern im Cochlear Implant Centrum Schleswig-Kiel – Konzept, Erfahrungen und Ergebnisse. In: Leonhardt, A., Vogel, A.: Gehörlose Eltern und CI-Kinder – Management und Support. Median, Heidelberg, 44–52

– (2008): CI-Kinder hörgeschädigter Eltern – aktuelle Daten aus der Praxis. In: Deutsche Gesellschaft für Audiologie (Hrsg.): Tagungs-CD, 11. Jahrestagung Kiel

Volterra, V., Iverson, J. M., Castrataro, M. (2006): The Development of Gesture in Hearing and Deaf Children. In: Schick, B., Marschark, M., Spencer, P. E. (Eds.): Advances in Sign Language Development by Deaf Children. Oxford University Press, Oxford, 46–70

von Békésy, G. (1960): Experiments in Hearing. McGraw-Hill, New York

Walton, J., Gibson, W. P., Sanli, H., Prelog, K. (2008): Predicting Cochlear Implant Outcomes in Children with Auditory Neuropathy. Otol Neurootol 3, 302–309

Waltzman, S. B., Cohen, N. L., Green, J., Roland, J. T. Fr. (2002): Long-Term Effects of Cochlear Implants in Children. Otolaryngology, Head and Neck Surgery 126, 505–511

Wang, W. J., Wu, X. H., Li, L. (2008): The Dual-Pathway Model of Auditory Signal Processing. Neuroscience Bulletin 24, 173–182

Warren, F. M., Wiggins, R. H., Pitt, C., Harnsberger, H. R., Shelton, C. (2010): Apparent Cochlear Nerve Aplasia: To Implant or not to Implant? Otol Neurootol 7, 1088–1094

Warren, R. M. (1970): Perceptual Restoration of Missing Speech Sounds. Science 167, 392–393

Weiss, H. (1989a): Familie und Frühförderung. Ernst Reinhardt, München

Weiss, H. (1989b): Entwicklungen und neue Problemstellungen in der Zusammenarbeit mit den Eltern. In: Speck, O., Thurmair, M. (Hrsg.): Fortschritte der Frühförderung entwicklungsgefährdeter Kinder. Ernst Reinhardt, München, 71–96

Weiss, H., Neuhäuser, G., Sohns, A. (2004): Soziale Arbeit in der Frühförderung in der Sozialpädiatrie. Ernst Reinhardt, München

Werker, J. F., Yeung, H. H. (2005): Infant Speech Perception Bootstraps Word Learning. Trends Cogn Sci 9, 519–527

–, Tees, R. C. (1992): The Organization and Reorganization of Human Speech Perception. Annu Rev Neurosci 15, 377–402

Werner, L. A. (1996): The Development of Auditory Behavior (or what the Anatomists and Physiologists Have to Explain). Ear Hear 17, 438–446

Wie, O. B. (2010): Language Development in Children after Receiving Bilateral Cochlear Implants between 5 and 18 Months. International Journal of Pediatric Otorhinolaryngology Aug 25.

Wiesner, T., Gross, M., Nawka, T., Neumann, K., Reuter, W., Schönweiler, R. (2009): Phoniatrisch-pädaudiologischer Konsensus zu einem universellen Neugeborenen-Hörscreening in Deutschland 2.0.1. Deutsche Gesellschaft für Phoniatrie und Pädaudiologie e.V. (Hrsg.). In: http://www.dgpp.de/Profi/index_Profi.htm, 02.02.2012

Williams, R. W., Herrup, K. (1988): The Control of Neuron Number. Annu Rev Neurosci 11, 423–453

Winfield, D. A. (1983): The Postnatal Development of Synapses in the Different Laminae of the Visual Cortex in the Normal Kitten and in Kittens with Eyelid Suture. Brain Res 285, 155–169

Wittasek, N. (2000): Ein „Märchen". Schnecke 11, 28, 45

World Health Organization (2010): Neonatal and Infant Hearing Screening. Current Issues and Guiding Principles for Action. Outcome of a WHO Informal Consultation Held at WHO Head-Quarters, Geneva, Switzerland, 09.–10. November 2009. WHO, Geneva, Switzerland

Wright, B. A., Zhang, Y. (2009): A Review of the Generalization of Auditory Learning. Philosophical Transactions of the Royal Society of London – Series B. Biological Sciences 364, 301–311

Yoshinaga-Itano, C., DeConde Johnson, C., Carpenter, K., Brown Stredler, A. (2008): Outcomes of Children with Mild Bilateral Hearing Loss and Unilateral Hearing Loss. Seminars in Hearing Vol. 29, 2, 196–211

–, Sedey, A. L., Coulter, D. K., Mehl, A. L. (1998): Language of Early- and Later-Identified Children with Hearing Loss. Pediatrics 102, 1161–1171

Young, N. M. (2002): Infant Cochlear Implantation and Anesthetic Risk. Annals of Otology, Rhinology and Laryngology Suppl. 189, 49–51

Zenner, H. (1986): Motile Response in Outer Hair Cells. Hearing research 22, 83–90

Bildnachweis

Kap. 1, Abb. 2–6: Matthias Pflügner

Kap. 7, Abb. 4: Jürgen Pöttcher

Kap. 8, Abb. 1: Thomas Topp (Cochlear Deutschland GmbH & Co KG)

Kap. 20, Abb. 1: Eckert Mommertz (Müller.BBM)

Kap. 20, Abb. 2, 3: Dr. Maria Klatte (TU Kaiserslautern)

Autorinnen und Autoren

Antje Aschendorff, Prof. Dr. med., Leiterin der Sektion Cochlear Implant, Geschäftsführende Oberärztin an der HNO-Klinik der Universität Freiburg

Gisela Batliner, M. A., Klinische Linguistin, Hörgeschädigtenpädagogin, Praxis für Sprachtherapie, München

Uwe Baumann, Univ.-Prof. Dr.-Ing., Leiter des Schwerpunkts Audiologische Akustik an der Klinik für HNO-Heilkunde, Goethe-Universität Frankfurt

Claudia Becker, Univ.-Prof. Dr., Abteilung Gebärdensprach- und Audiopädagogik, Institut für Rehabilitationswissenschaften an der Humboldt-Universität zu Berlin

Siegfried Feistle, Sonderschulrektor, Privates Förderzentrum, Förderschwerpunkt Hören und weiterer Förderbedarf, Ursberg

Ulrike Girardet, Studienrätin im Förderschuldienst, MSD-Hören Oberbayern, Förderzentrum Förderschwerpunkt Hören, München/Johanneskirchen

Annerose Keilmann, Univ.-Prof. Dr. med., Leiterin des Schwerpunktes Kommunikationsstörungen der Universitätsmedizin der Johannes Gutenberg-Universität Mainz, Landesärztin für hör-, stimm- und sprachbehinderte Menschen in Rheinland-Pfalz

Andrej Kral, Univ.-Prof. Dr. Dr. med., Direktor des Instituts für Audioneurotechnologie und der Abteilung für experimentelle Otologie der HNO-Klinik, Medizinische Hochschule Hannover; „Adjunct Professor“ für Kognition und Neurowissenschaft, Universität Texas, Dallas, USA

Brigitte Lang, Studienrätin im Förderschuldienst/stellv. Schulleitung, Privates Förderzentrum, Förderschwerpunkt Hören und weiterer Förderbedarf, Ursberg

Roland Laszig, Univ.-Prof. Dr. med. Dr. h. c., Direktor der HNO-Klinik der Universität Freiburg

Thomas Lenarz, Univ.-Prof. Prof. h. c. Dr. med., Direktor der Hals-Nasen-Ohrenklinik der Medizinischen Hochschule Hannover

Annette Leonhardt, Univ.-Prof. Dr., Lehrstuhl für Gehörlosen- und Schwerhörigenpädagogik, Department für Pädagogik und Rehabilitation an der Ludwig-Maximilians-Universität München

Kirsten Ludwig, Dr., Akad. Rätin, Lehrstuhl für Gehörlosen- und Schwerhörigenpädagogik, Department für Pädagogik und Rehabilitation an der Ludwig-Maximilians-Universität München

Siegrid Meier, Hörgeräteakustikermeisterin, Dipl.-Ing., Dozentin für den Fachbereich Pädakustik an der Akademie für Hörgeräteakustik Lübeck

Mareike Müller, Dr., ehemalige Projektmitarbeiterin am Lehrstuhl für Gehörlosen- und Schwerhörigenpädagogik, Department für Pädagogik und Rehabilitation an der Ludwig-Maximilians-Universität München, Sonderschullehrerin an der Erich-Kästner-Gesamtschule in Hamburg

Katrin Neumann, Univ.-Prof. Dr. med., Leiterin der Abteilung für Phoniatrie und Pädaudiologie, Klinik für Hals-Nasen-Ohrenheilkunde, Kopf- und Halschirurgie der Ruhr-Universität Bochum

Robert Schattke, Facharzt für Hals-Nasen-Ohrenheilkunde, Penkhof

Astrid Siebeck, Dr., Lehrstuhl für Gehörlosen- und Schwerhörigenpädagogik, Department für Pädagogik und Rehabilitation an der Ludwig-Maximilians-Universität München

Christel Skusa, OStR, Taubblindenlehrerin am Bildungszentrum für Taubblinde, Hannover

Cornelia Tsirigotis, systemische Familientherapeutin und Supervisorin (IFW, SG), Kinder- und Jugendlichenpsychotherapeutin, Schulleiterin der Schule am Sommerhoffpark in Frankfurt am Main

Arno Vogel, Schwerhörigen-, Gehörlosen- und Sprachheilpädagoge, Therapeutischer Leiter des Cochlear Implant Centrums Schleswig-Kiel

Wolfgang Wirth, Dr., Wissenschaftlicher Mitarbeiter am Lehrstuhl für Gehörlosen- und Schwerhörigenpädagogik, Department für Pädagogik und Rehabilitation an der Ludwig-Maximilians-Universität München, Praxis für Psychotherapie, Schwerpunkt Hörschädigung, Ottobeuren

Josef Zihl, Univ.-Prof. Dr., Lehrstuhl für Neuropsychologie, Department für Psychologie an der Ludwig-Maximilians-Universität München

Sachwortverzeichnis

Leseprobe

Leseprobe aus

Morag Clark : Interaktion mit hörgeschädigten Kindern

Einführung

„Qualität entsteht nicht dadurch,
dass man es gut meint.“ (van Uden 1977)

In diesem Buch geht es um die Qualität von Interaktion. Fachleute, die die Bedingungen des Spracherwerbs bei hörgeschädigten Kinder verändern und höhere Standards für die pädagogische Förderung erreichen wollen, müssen erkennen, dass hohes Engagement, sorgfältige Planung und effektives Handeln zusätzlich zum guten Willen Voraussetzung sind, wenn sich eine qualitativ wirklich hochwertige Interaktion entwickeln soll. Dies beinhaltet:

- **die Fähigkeit, Interaktionen zwischen Erwachsenen und Kindern zu beobachten und zu analysieren,**
- **die Beharrlichkeit, auch unter schwierigen Bedingungen die richtige Umgebung für den Hör- und Spracherwerb zu schaffen,**
- **das Bewusstsein für die Notwendigkeit und die Annahme von Fortbildungsangeboten,**
- **die Aufmerksamkeit gegenüber Details in jedem Arbeitsbereich.**

Alle diese Faktoren sind entscheidend, wenn hohe Standards erreicht und die Qualität der Arbeit gewährleistet werden sollen.

Leseprobe

Durch die Weitergabe von Erfahrungen, die sich in vielen Förderprogrammen auf der ganzen Welt als hilfreich erwiesen haben, ist dieses Buch ein praxisnaher Ratgeber für Fachkräfte, die hörgeschädigte Kinder beim Erwerb einer flüssigen, gut verständlichen Lautsprache durch maximale Ausnützung des Hörvermögens und einer optimalen Interaktion in der Zeit des frühen Spracherwerbs begleiten wollen.

Es gibt viele verschiedene Möglichkeiten, das Problem einer Hörschädigung bei Kleinkindern anzugehen, und ebenso viele Unterschiede zwischen den Jugendlichen, die später die verschiedenen Förderprogramme verlassen. Ratschläge an die Eltern hörgeschädigter Kleinkinder und Säuglinge haben eine langfristige Auswirkung auf die Entwicklung und das spätere Leben des Kindes. Daher haben die Fachkräfte, die den ersten Kontakt zu Familien haben, die Rat suchen, wie sie am besten mit ihrem kleinen, hörgeschädigten Kind umgehen sollen, eine enorme Verantwortung für dessen Zukunft.

Fachleute erteilen im Allgemeinen Ratschläge vor dem Hintergrund der Erfahrungen, die sie selbst in ihrer persönlichen Arbeit gemacht haben. Art und Ausmaß dieser Erfahrungen variieren bei den einzelnen Fachkräften, und in einem sich so schnell entwickelnden Gebiet, stehen für den Einzelnen sehr unterschiedliche Möglichkeiten zur Verfügung, seinen Erfahrungshorizont zu erweitern. Dies trifft für viele Bereiche zu, aber für keinen so sehr wie für die frühe Förderung hörgeschädigter Kinder.

Bei der weltweiten Arbeit in zwölf verschiedenen Ländern war es erschreckend zu sehen, wie viele junge Fachkräfte in unserem Bereich keinerlei Kenntnis von den Entwicklungsmöglichkeiten hörgeschädigter Kinder haben, die ihr Restgehör in einer interaktiven Sprachlernumgebung voll ausnützen können. Wenn Kinder mit hochgradiger, bis an Taubheit grenzender Schwerhörigkeit hörge-

reinhardt
www.reinhardt-verlag.de

richtet aufwachsen, setzt die Qualität ihrer Lautsprache oft Fachleute in Erstaunen, die keine Erfahrung mit der aktiven Hörentwicklung haben. Da bekanntlich unsere Erwartungen durch unsere Erfahrungen geprägt werden, ist dies eine besorgniserregende Situation.

Möglicherweise werden Entwicklungs- und Schwellenländer – im Gegensatz zu Industrienationen – schon bald den Weg in die Zukunft weisen, weil neue Förderprogramme in diesen Ländern nicht durch die Last der Tradition früherer Methoden der Erziehung hörgeschädigter Kinder behindert werden. In der Türkei wurde beispielsweise in den 1980er und 1990er Jahren ein streng Natürlicher Hörgerichteter Lautsprachlicher Ansatz entwickelt – der erste seiner Art im gesamten Land. Dieser Ansatz wird „Natürlich“ genannt, weil er hörgeschädigten Kindern im Stadium des frühen Spracherwerbs die gleiche Umgebung wie normal hörenden Kindern anbietet. Darüber hinaus versucht er, das wie auch immer beschaffene Restgehör bestmöglich zu nutzen – er wird daher „Hörgerichtet“ genannt. Da die Kinder als Folge davon Lautsprache entwickeln, wird er außerdem als „Lautsprachlich“ bezeichnet.

In der Türkei umfasst dieses Programm für Kinder mit hochgradiger bis an Taubheit grenzender Schwerhörigkeit den gesamten Zeitraum von der Diagnostik bis zum Eintritt in die Universität. Von großer Bedeutung ist außerdem, dass ein 4-jähriges Hochschul-Weiterbildungsprogramm jedes Jahr mehr als 30 Lehrer graduiert, die intensiv in der NAO-Philosophie und deren praktischer Anwendung ausgebildet werden (Clark/Tufekcioglu 1994). Diese jungen Lehrer wundern sich immer wieder, wenn Besucher aus den Vereinigten Staaten in Begeisterung über die Erfolge des türkischen Programms ausbrechen. Ihnen fällt es schwer, anzuerkennen, dass die Türkei hier den Weg weisen kann – sie sind so daran gewöhnt, Fachwissen aus „hoch entwickelten" Ländern zu übernehmen.

Die Türkei ist keine Ausnahme. Ecuador ist eines der wirtschaftlich schwächsten Länder der Welt; und doch gibt es in der Hauptstadt Quito zwei sehr aktive hörgerichtete, lautsprachliche Programme: ein privat geführtes und eines, das selbst mit den ärmsten hörgeschädigten Kindern arbeitet. Der Fortschritt der hier geförderten Kinder hat den Anstoß dafür gegeben, dass eine ähnliche Einrichtung in Cuenca entstand – einer Stadt, die zehn Autostunden von Quito entfernt ist.

Das neue Südafrika, eine junge Demokratie, ist mit einem der erstaunlichsten Inklusionsprogramme der Welt in der Hauptstadt Pretoria wegweisend. Das „EDUPLEX", wie es genannt wird, ist so sorgfältig ausgearbeitet, dass jedem hörgeschädigten Schüler ausreichende Unterstützung zuteil wird; die Entwicklung der Kinder steigert ständig die Erwartungen sowie die Maßstäbe des Lehrkörpers, sowohl für die hörgeschädigten als auch für die normal hörenden Kinder.

Diese Erfolge wurden erst aufgrund der bedeutenden Fortschritte in der Hörgerätetechnik, der Audiologie, der Medizin und der Psycholinguistik möglich. Bevor die modernen Hörgeräte zur Verfügung standen, konnte man sich nur schwer vorstellen, dass das Restgehör hochgradig bis an Taubheit grenzend schwerhöriger Kinder – selbst bei optimaler Verstärkung – für das Erlernen einer klaren, gut verständlichen Lautsprache ausreicht. Die Aussprache, die Kinder in den früheren lautsprachlichen Programmen entwickelten, war für Fremde oft nicht verständlich; die Jugendlichen, die die Einrichtungen verließen, waren daher häufig nicht ausreichend auf das Leben in der hörenden Welt vorbereitet. Moderne Hörgeräte stehen in Großbritannien seit den späten 1950er und frühen 1960er Jahren der Allgemeinheit zur Verfügung und ihre Qualität hat von Jahr zu Jahr zugenommen. Als sie erstmals auf dem Markt erschienen, breitete sich ein grenzenloser Optimismus aus und man dachte, hörgeschädigte Kinder würden nun lernen so gut zu hören, dass sie ihr Restgehör für den Spracherwerb nutzen könnten.

Für eine große Anzahl von Kindern, selbst mit hochgradiger oder an Taubheit grenzender Schwerhörigkeit, traf dies zu. Durch das Tragen von Hörgeräten entwickelten sie eine bessere Hörfähigkeit und konnten somit die wesentlichen Sprachmerkmale wahrnehmen. Mit der Ergänzung der Hörwahrnehmungen durch Lippenlesen entwickelten viele von ihnen Sprache so wie hörende Kinder, teilweise allerdings langsamer. Für eine gleiche Anzahl von Kindern traf dies aber nicht zu. Als man die Ursachen für diese Unterschiede analysierte, zeigte sich deutlich, dass die Umgebung, in der die Hörgeräte getragen wurden, eine maßgebliche Rolle spielte.

Wenn hörgeschädigte Kinder in einem Umfeld aufwuchsen, das ihnen die gleiche sprachliche Anregung bot wie Kindern mit normalem Gehör, waren sie motiviert, die Hörgeräte zu tragen, machten Fortschritte in der Lautsprache und durchliefen dabei dieselben Stadien wie ihre hörenden Altersgenossen. Es muss aber angemerkt werden, dass einige der hörgeschädigten Kinder, trotz angemessener Verstärkung, möglicherweise doch nur reduzierte auditive Reize wahrnehmen. Als Folge davon können ihre Fortschritte in der Lautsprachentwicklung verlangsamt sein; es muss aber nicht zur Abweichung im Spracherwerb kommen, wenn die Interaktion mit dem hörgeschädigten Kind der mit einem normal hörenden entspricht.

Während der letzten 25 Jahre war ich als Beraterin in 14 Ländern auf fünf Kontinenten tätig; heute sind es noch zwölf. Interesse an meiner Arbeit zeigten Einrichtungen,

Leseprobe

die um Hilfe bei der Einführung des Natürlichen Hörgerichteten Ansatzes für die Entwicklung von Lautsprache bei hörgeschädigten Kindern baten. Anfragen kamen durch Mitarbeiter dieser Einrichtungen zustande, die eine Reihe junger Erwachsener mit hochgradiger und an Taubheit grenzender Schwerhörigkeit kennenlernten (vorwiegend durch Videoausschnitte; Clark, 1985), welche flüssig und verständlich sprechen konnten. Diese kamen aus sehr unterschiedlichen sozialen Schichten und variierten stark in ihren angeborenen Fähigkeiten und dem Grad der Hörschädigung.

Die Fachleute, die um Hilfe nachsuchten, kamen aus vielen verschiedenen Ländern. Sie waren beeindruckt von der sprachlichen Kompetenz junger Erwachsenen mit hochgradiger bis an Taubheit grenzender Schwerhörigkeit, die mit dem Natürlichen Hörgerichteten Ansatz aufgewachsen waren. In der Folge stiegen ihre Erwartungen für die Kinder, mit denen sie arbeiteten, und sie wünschten eine Schulung zu diesem Förderansatz.

Ratgeber für die Integration hörgeschädigter Kinder im Kindergarten

Gisela Batliner
Hörgeschädigte Kinder im Kindergarten
Ein Ratgeber für den Gruppenalltag
2., überarb. Aufl. 2009.
101 Seiten. 12 Abb.
(978-3-497-02115-4)

Der umfassende Ratgeber wendet sich hauptsächlich an alle, die im Regelkindergarten oder in integrativen Gruppen arbeiten. Doch auch für Eltern und alle Fachkräfte der Frühförderung ist dieses Buch eine wertvolle Hilfe.

Anschaulich schildert die Autorin Wissenswertes über Mittel- und Innenohrstörungen, Diagnostik und technische Hörhilfen. Im Hauptteil des Buches werden praktische Tipps für den Gruppenalltag gegeben. Sie erfahren, wie die Kommunikation mit dem Kind am besten klappt, was im Umgang mit den Hörgeräten und Cochlea Implantaten zu beachten ist, und wie die Zusammenarbeit mit den anderen Fachleuten gut verlaufen kann. Wichtige Bestandteile der Elternarbeit und Ratschläge für das Verfassen von Förderplänen und Entwicklungsberichten runden diesen Ratgeber ab.

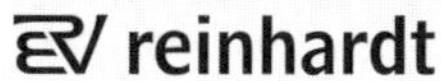

www.reinhardt-verlag.de